ISBN 3-431-02965-5

Printed in Austria 1988.

Mein Heilkräuter-Buch

APOTHEKER
MAG. PHARM. OTTO MAERTENS

Ehrenwirth
ISBN 3-431-02965-5

VORWORT

Zur Zeit von *Sebastian Kneipp* (1821 bis 1897) hatte der Ausspruch *»Gegen jedes Leiden ist ein Kraut gewachsen«* fast uneingeschränkte Gültigkeit. Mit der industriellen Entwicklung im vorigen Jahrhundert und dem Entstehen der pharmazeutischen Industrie gelang es den Medizinern und Forschern, die Erkenntnisse der Natur auszubauen und letztlich immer bessere und wirksamere Heilmittel zu entwickeln. Zum Segen der Menschheit konnten viele der früher tödlichen Seuchen und Krankheiten zum Verschwinden gebracht oder zumindestens eingedämmt werden. Die Lebenserwartung hat sich innerhalb kurzer Zeit fast verdoppelt, aber die Fortschrittgläubigkeit hat auch im großen Gebiet der Medizin die Verbindung mit der Natur beträchtlich verloren.
Sebastian Kneipp hat diese Entwicklung frühzeitig erkannt und von seiner Seelsorgetätigkeit aus war es naheliegend, daß er Kraft seiner Begabung für das natürliche Gesundheitswesen zu seinen Heilmethoden kommen mußte.
Pfarrer Kneipp hat sein Grundwissen über die natürlichen Heilverfahren mit seinen Ärzten besprochen und nach deren Diagnose die richtigen Heilweisen und die passenden Heilkräuteranwendungen vorgeschlagen.
In seinen Büchern *»Meine Wasserkur« (1888), »Rathgeber für Gesunde und Kranke« (1891), »Mein Testament« (1895) und »So sollt ihr leben!« (1897)* hat er sein Lebenswerk niedergeschrieben und auch sein Wissen über Heilpflanzen dargelegt.
Über die neuzeitliche Pflanzenheilkunde sind bereits unzählige Schriften und Bücher erschienen, welche sich fachlich und inhaltlich manchmal nicht an die botanischen und medizinischen Erkenntnisse halten und sogar mit marktschreierischen Unwahrheiten auf die Verfasser und ihre Heilslehren aufmerksam machen wollen.
Als Verfasser dieses Heilkräuterbuches habe ich mich bemüht, meine langjährigen Erfahrungen zusammenzufassen und in allgemein verständlicher Form all das zu erläutern, was in den Österreichischen Kneippblättern, in den früheren Kneipp-Magazinen, in Vorträgen, Seminaren, bei Heilkräuterwanderungen und im Unterricht gesagt wurde.
Die neuzeitliche Heilkräuterlehre ergänzt heute die weiteren Grundregeln der Kneipplehre, sowohl die *Wasserheilkunde* mit den zusätzlichen Kräuterverwendungen, die *Ernährungslehre* mit den natürlichen, pflanzlichen Lebensmitteln und Gewürzkräuter, die *Bewegungslehre* mit den Erlebnissen in der Natur, als auch die *Lebensordnung* mit unseren jüngsten Umweltschutz- und Solzialordnungen.
Deshalb soll schon im Vorwort zu den fachlichen Heilkräuterkapiteln über die *Erhaltung und richtige Nutzung der Pflanzenwelt* kurz gesprochen und das aktuelle Thema *»Radioaktivität im Pflanzenreich nach Tschernobyl«* erwähnt werden.

Der »saure Regen«, die Luftverschmutzung, die Haushaltsfeuerungen, die Industrieabgase, die Kraftfahrzeuge usw. schädigen alle Lebewesen und Pflanzen. Der Mensch erleidet Erkrankungen und der Wald stirbt. Zur Vermeidung dieser Schäden muß viel Geld aufgebracht werden, und wenn der Mensch überleben will, wird er auf weite Teile des Fortschrittes verzichten müssen. Wir mögen mit dem Wasser, der Luft und den Bodenwerten sorgsam und sparsam umgehen lernen, damit die Natur sich natürlich erneuern kann und nicht durch weitere technische Anlagen und Verwendung von naturfremden Chemiestoffen immer weiter belastet wird. Durch die Atomreaktorkatastrophe von Tschernobyl sind wir auf die Grenzen alles Machbaren aufmerksam geworden: Unvorbereitet und unwissend sind wir verunsichert! Seit dem

26. April 1986, 1 Uhr 23 Minuten, ist nun einige Zeit vergangen, und wir können auch im Pflanzenreich Bilanz ziehen: Die radioaktive Belastung im gesamten Pflanzenreich liegt weit unter dem lebensbedrohlichen bzw. gesundheitschädlichen Bereich. Früchte, Gemüse und Heilpflanzen werden von den staatlichen Untersuchungsstellen ständig nicht nur auf Schadstoffe, sondern jetzt auch auf Radioaktivität untersucht. Die zuständigen Wissenschafter haben die Strahlenbelastungen von pflanzlichen Tee- und Extraktzubereitungen untersucht. Dabei wurde festgestellt, daß bis zu 70 Prozent der ursprünglich schon nicht mehr schädlichen Strahlenmengen in den Kräuterrückständen zurückbleiben und die restlichen Mengen absolut als unbedenklich bezeichnet werden müssen. Das Selbstsammeln von Heilkräutern kann ohne Einschränkung erfolgen und der Anbau im eigenen Gemüsegarten bringt keine Nachteile durch Strahlenbelastung. Mögen wir doch nicht bedenkenlos zur gewohnten Tagesordnung übergehen und uns die Erfahrung nach Tschernobyl zu eigen machen, daß jeder von uns im Umgang mit der Natur eine ureigene Verantwortung zu tragen hat. Wenn wir danach leben und handeln, werden die kommenden Generationen noch eine grüne und gesunde Umwelt vorfinden!
In diesem Buch sind alle Erfahrungen der Kneipplehre mit den Auswirkungen auf die Heilpflanzenkunde berücksichtigt.
Der Inhalt ist wie folgt gegliedert:

Teil 1: Heilpflanzenkatalog von A bis Z
mit der Beschreibung der einzelnen Heilkräuter nach Fundort, Erntezeit, Sammlung, Trocknung, Aufbewahrung, besondere Hinweise, Inhaltsstoffe, Wirkung, Zubereitung, innerliche und allenfalls äußerliche Anwendung sowie Hinweis auf das Bild im Farbkatalog, Heilkräuter für Badezwecke, Kräutersäfte, Elixiere und Gewürzkräuter für die Küche. Vitamine in Heilkräutern werden gesondert erwähnt.

Teil 2: Heilkräutermischungen, nach Erkrankungen geordnet.
Das Sachregister am Ende des Buches gibt die Seitenhinweise für alle Pflanzennamen, Erkrankungen usw. an und erleichtert das Auffinden des zu Suchenden durch den Leser.
Dieses Buch konnte nur auf einen kleinen Teil der Pflanzen und Heilkräuter unserer großen Natur eingehen. Der Kräuterfachmann und der Apotheker können Auskunft geben über weitere Drogen, deren Selbstsammlung sowie Verwendung, Zubereitung und Aufbewahrung.

»Mein Heilkräuterbuch nach Sebastian Kneipp« möge ein Teil unserer Aufgabe sein:
Die Lehre Sebastian Kneipps vom gesunden Leben und naturgemäßen Heilen, sinngemäß erweitert, vertieft, wissenschaftlich untermauert und zeitgemäß dargestellt, allen Menschen nahezubringen.«

Mag. pharm. Otto Maertens
Heilpflanzenreferent im
Österreichischen Kneippbund

INHALT

HEILPFLANZEN-BILDER

Genaue Beschreibungen finden Sie alphabetisch geordnet im Teil 1.

Fotos: Heinz Eisl.

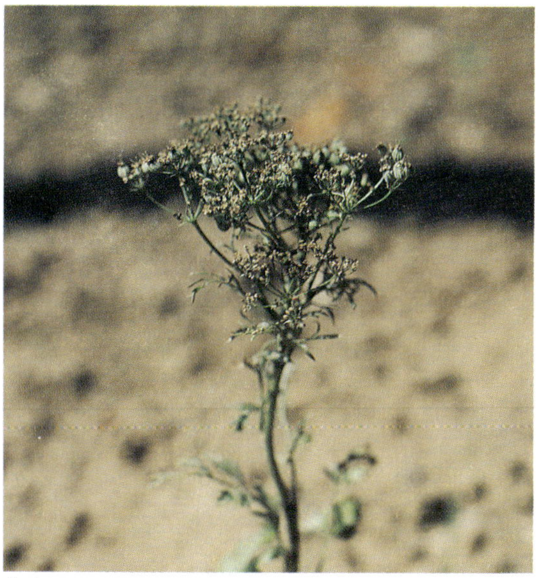

Anis

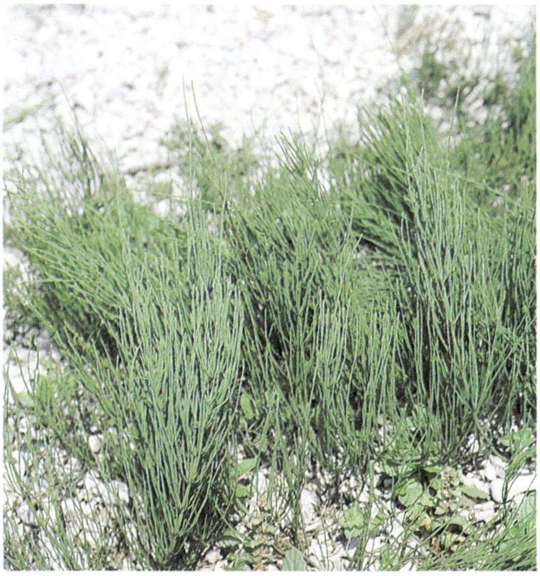

Ackerschachtelhalm

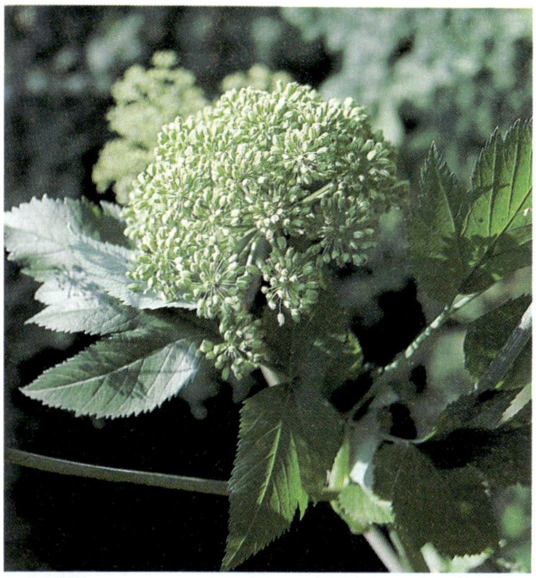

Angelika

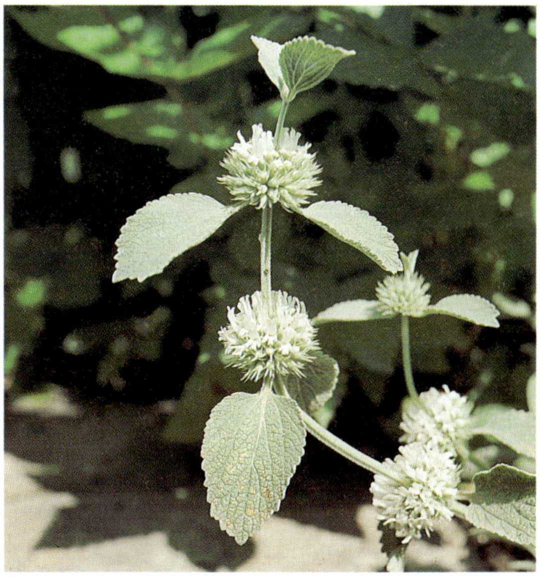

Andorn

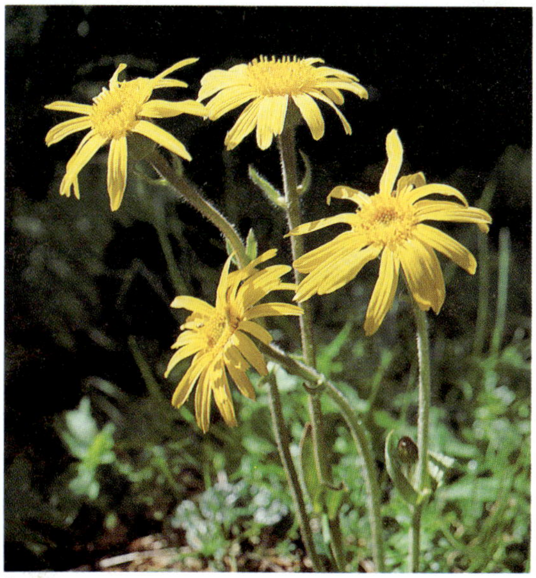

Arnika

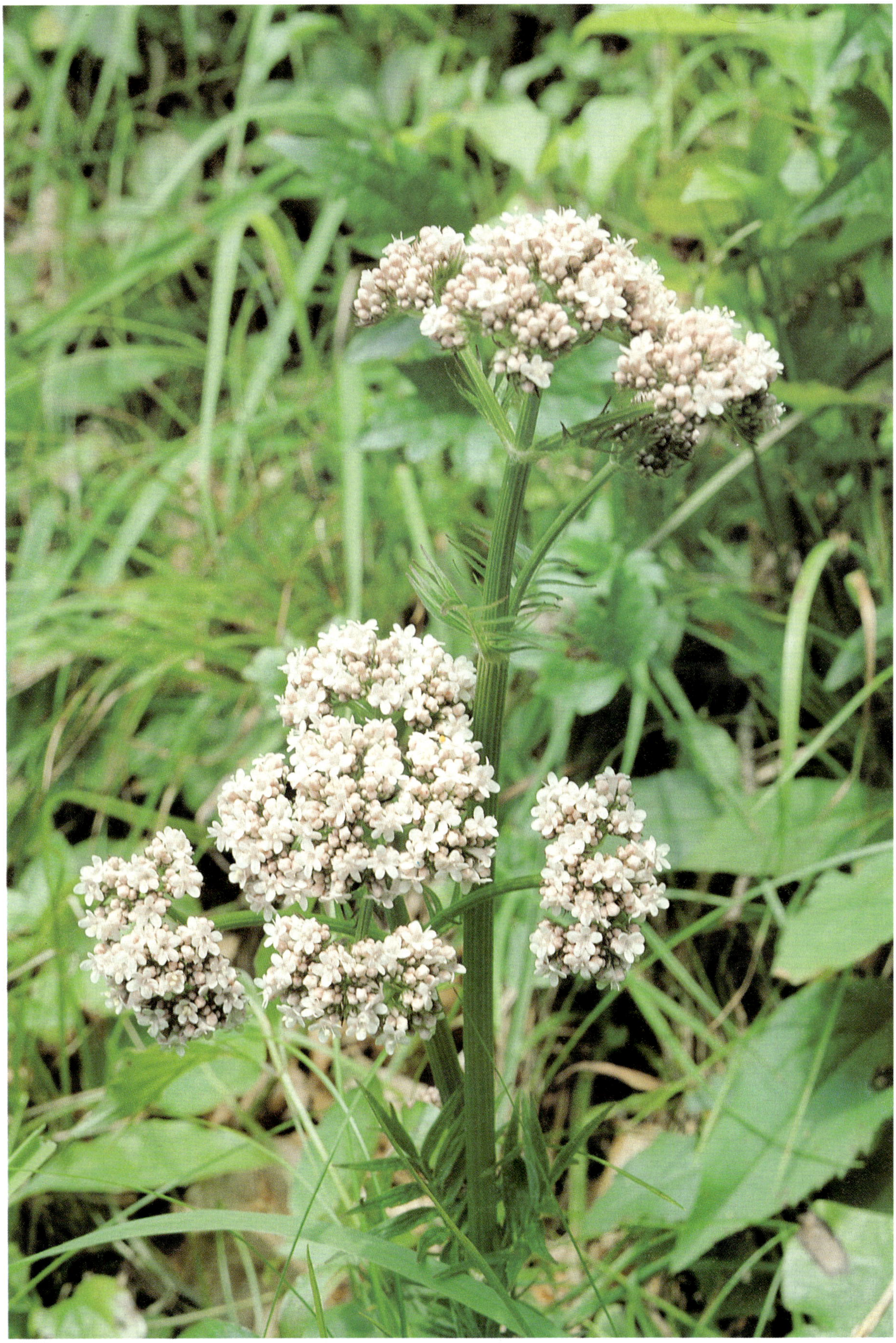
Baldrian

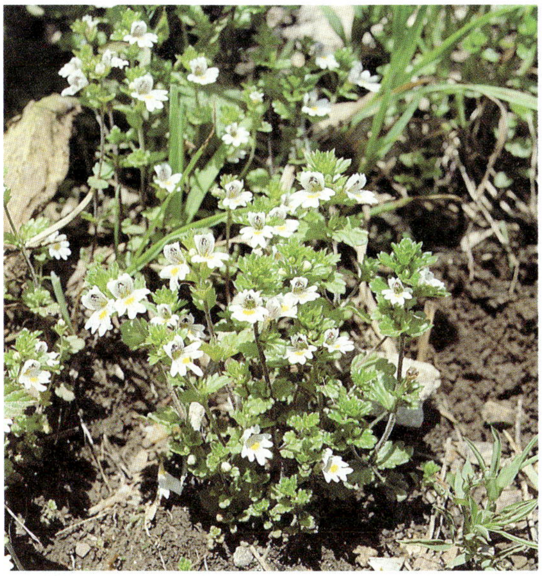
Augentrost

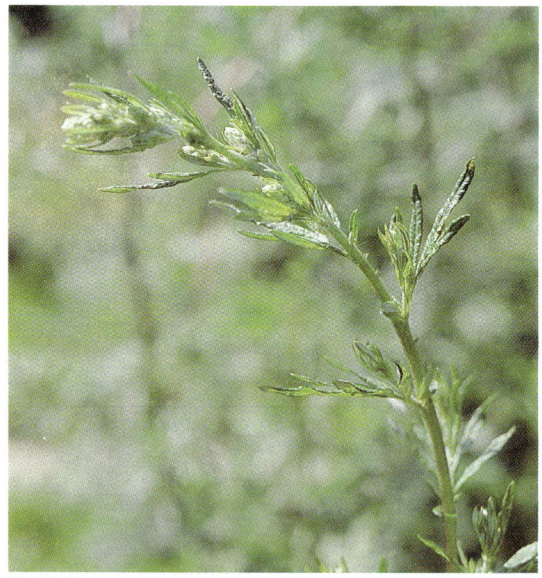
Beifuß

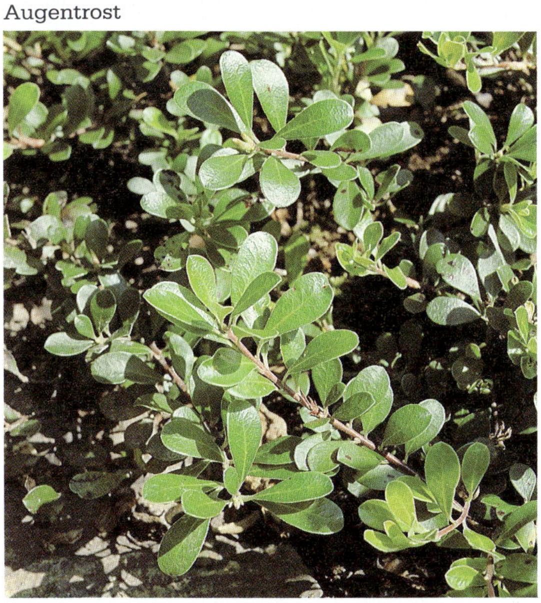
Bärentraube

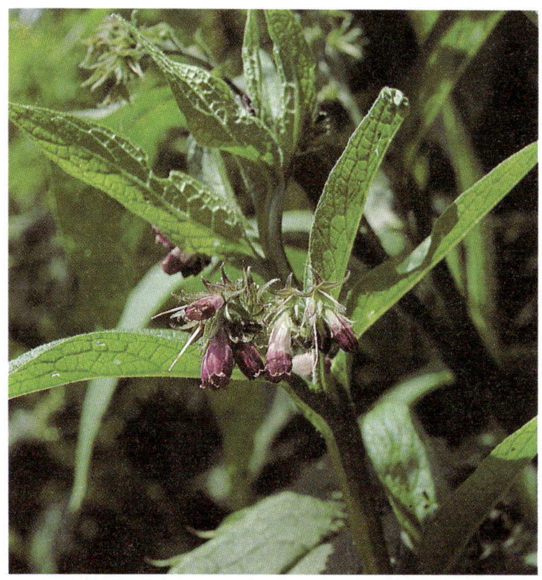
Beinwell

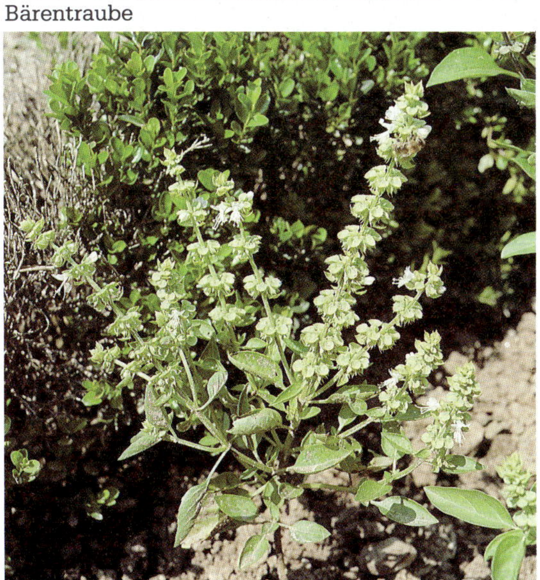
Basilikum

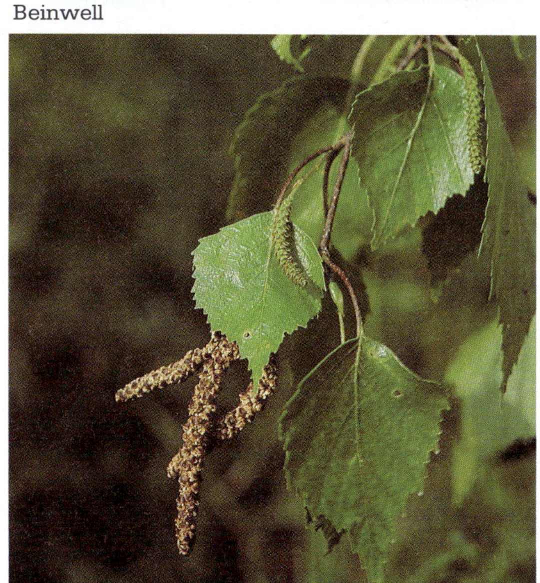
Birke

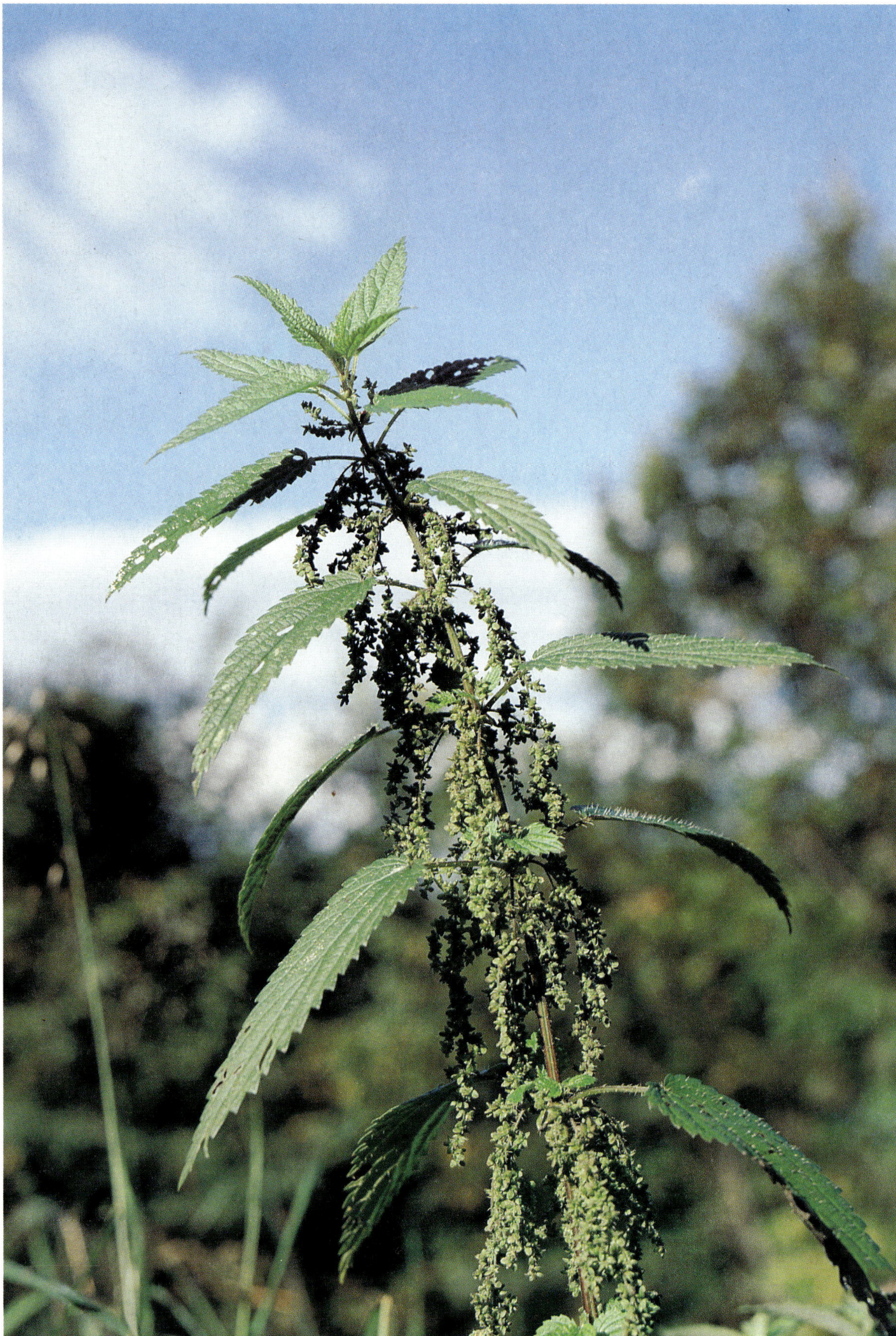

Brennessel

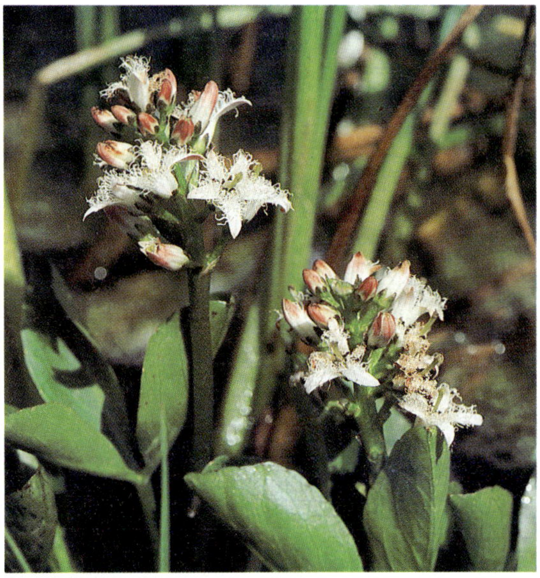
Bitterklee

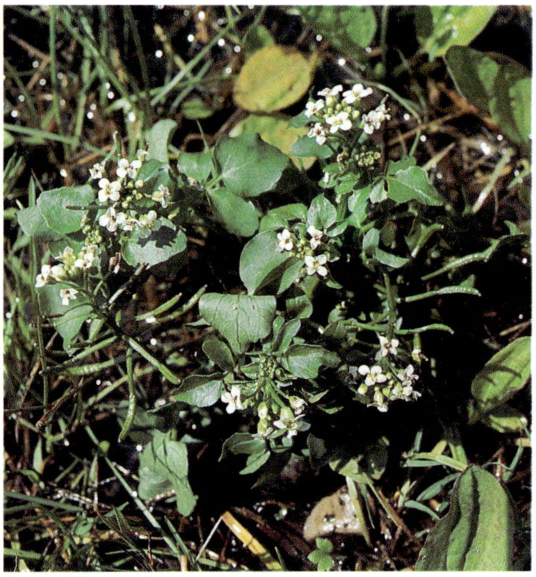
Brunnenkresse

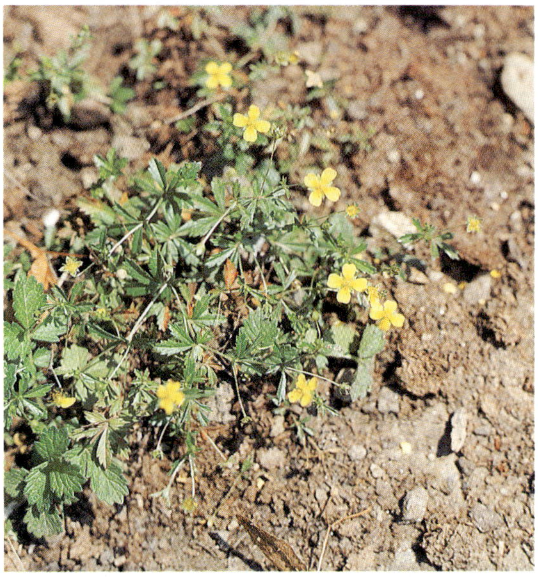
Blutwurz

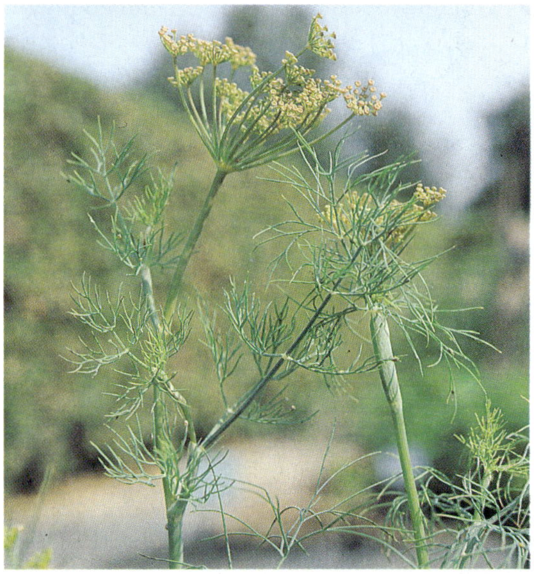
Dill

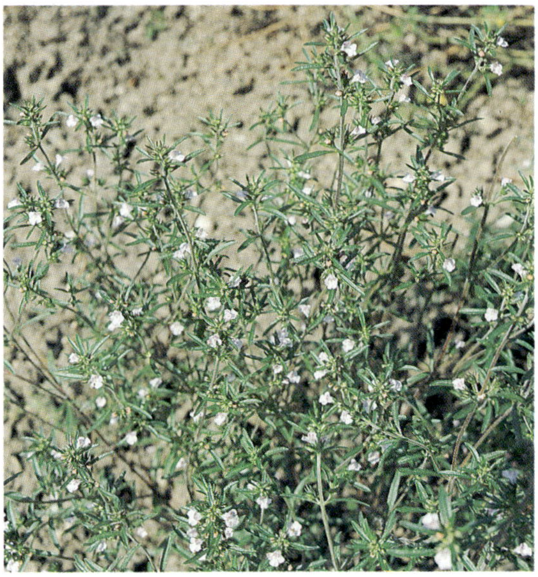
Bohnenkraut

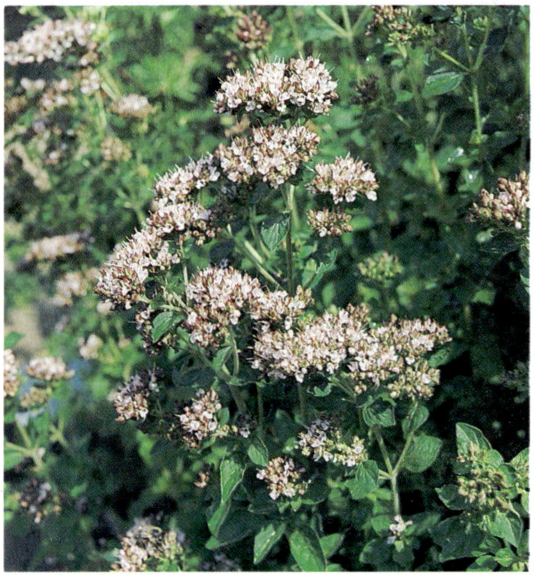
Dost

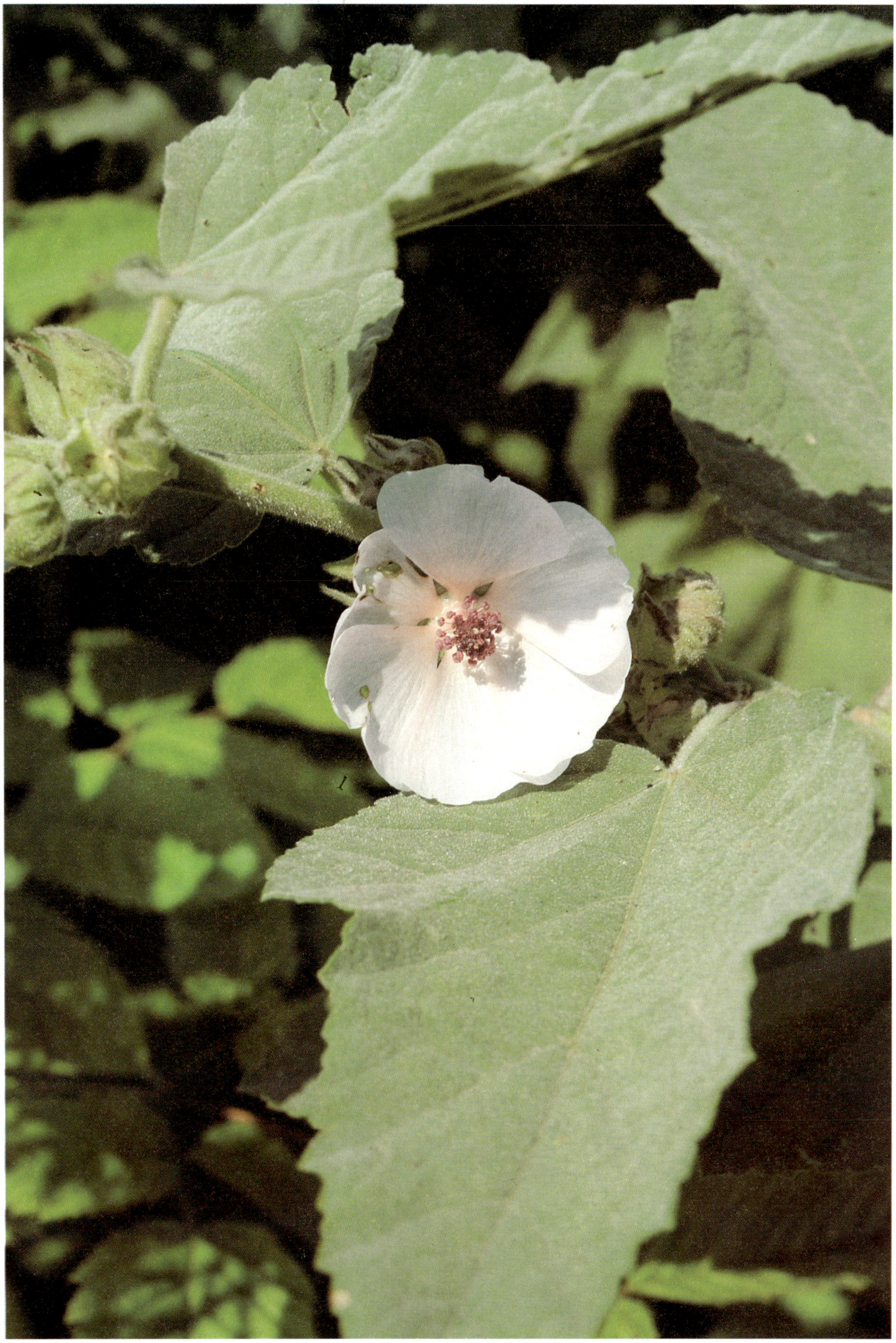

Eibisch

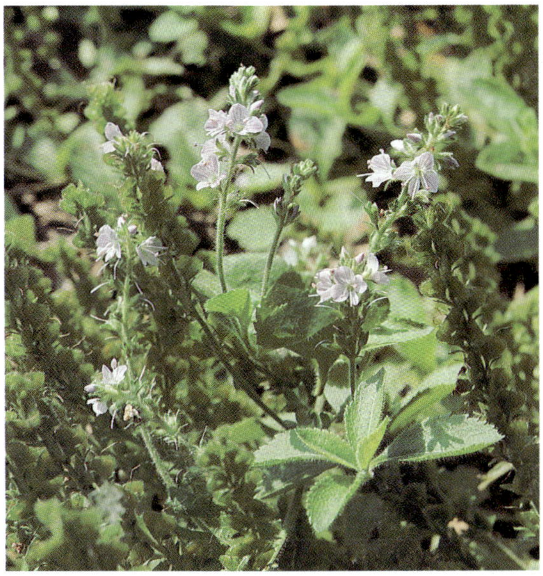
Ehrenpreis

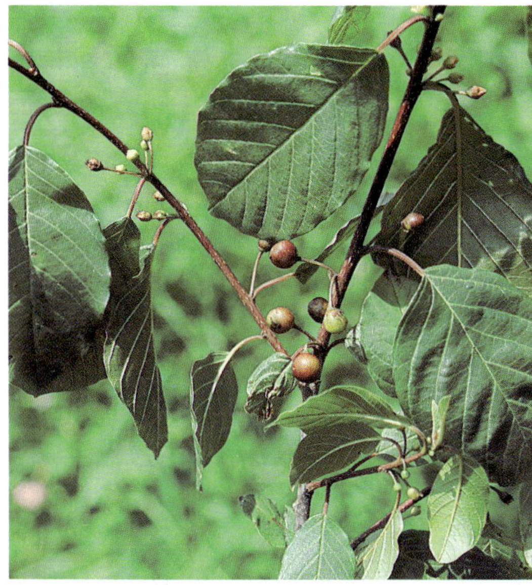
Faulbaum

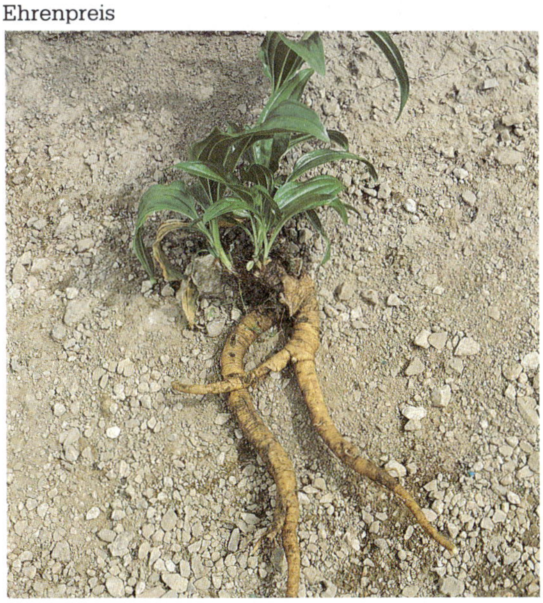
Enzianwurzel

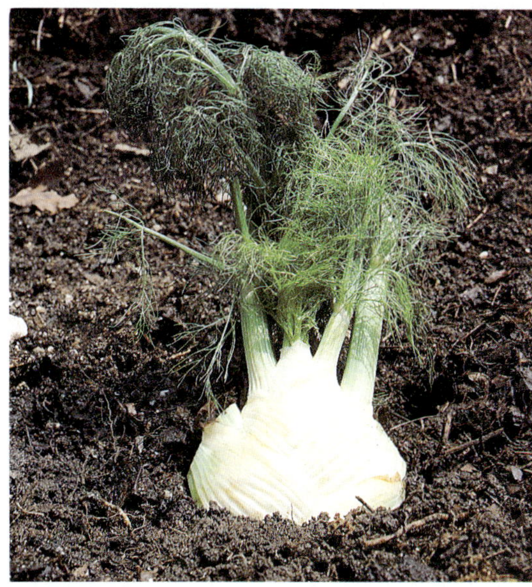
Fenchel

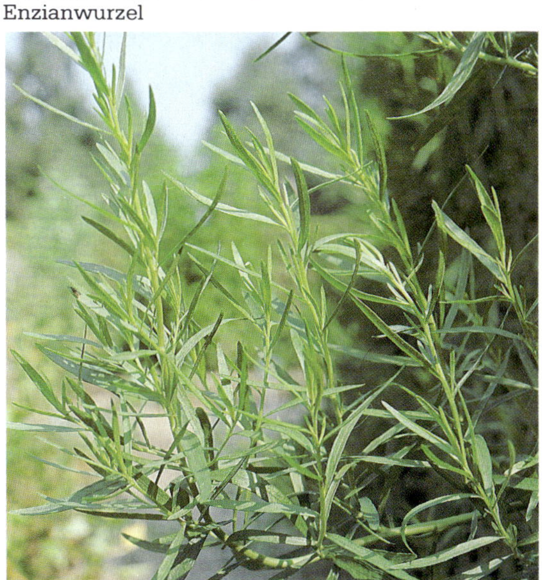
Estragon

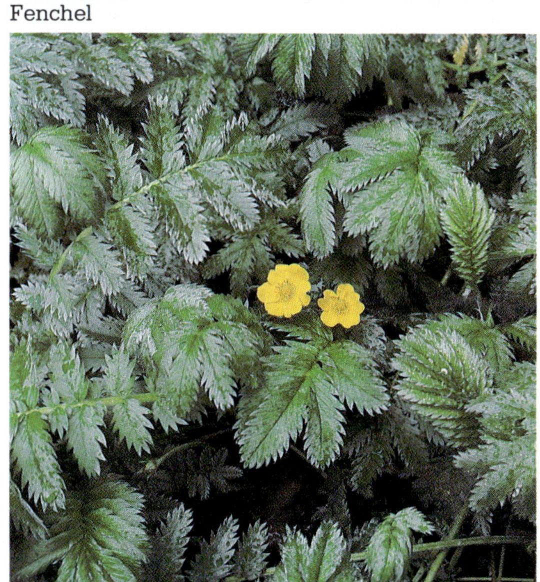
Gänsefingerkraut

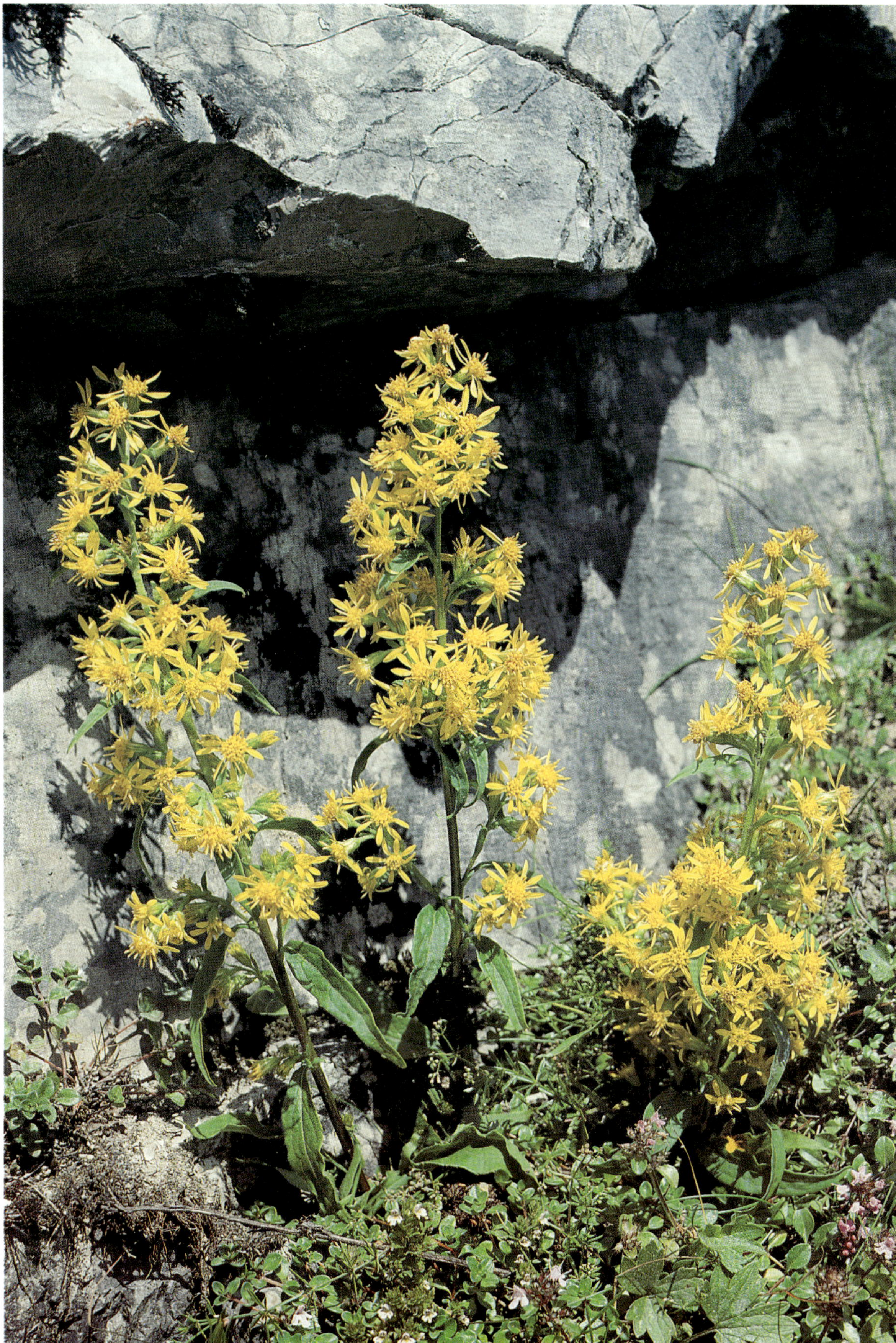

Goldrute

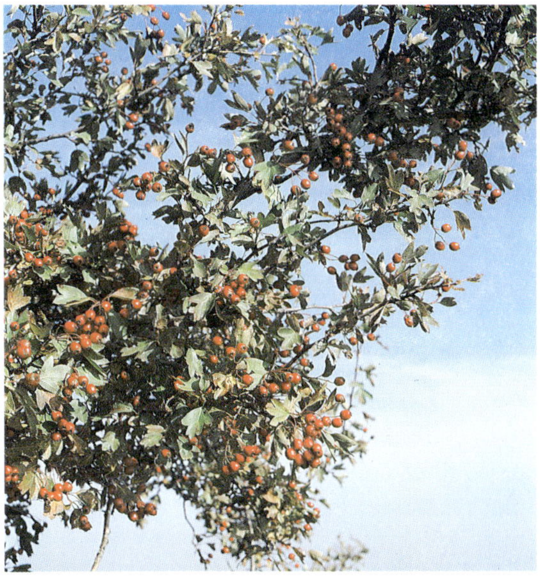
Hagebutte

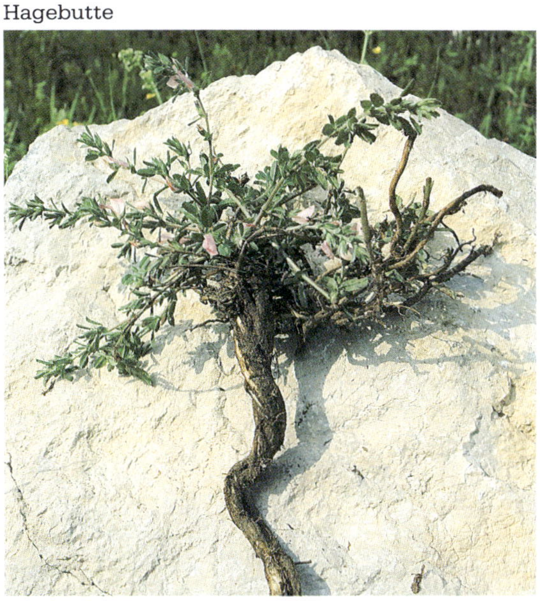
Hauhechelwurzel

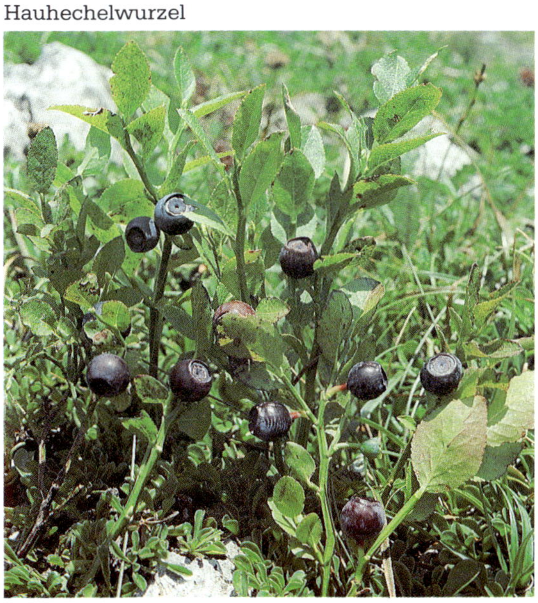
Heidelbeere

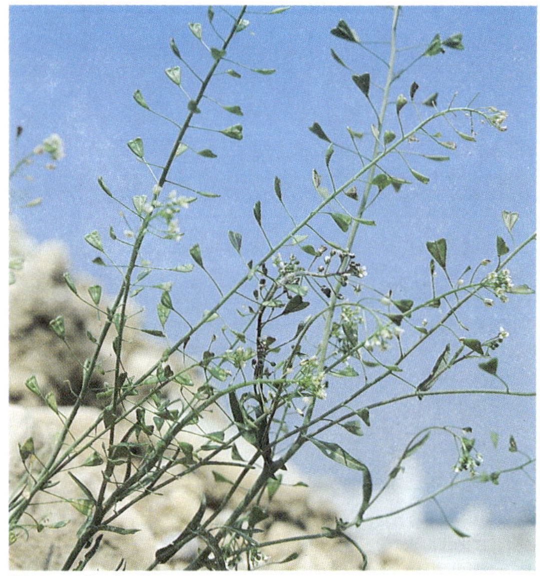
Hirtentäschelkraut

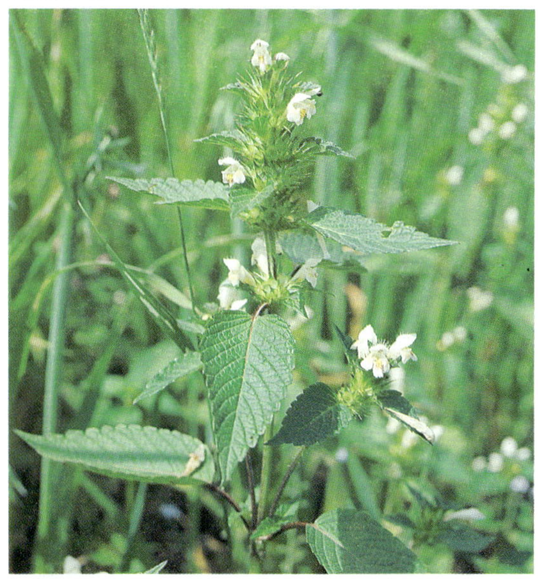
Hohlzahn

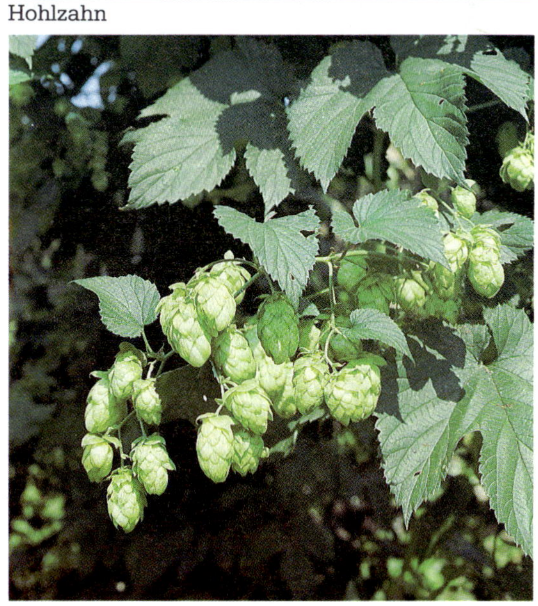
Hopfen

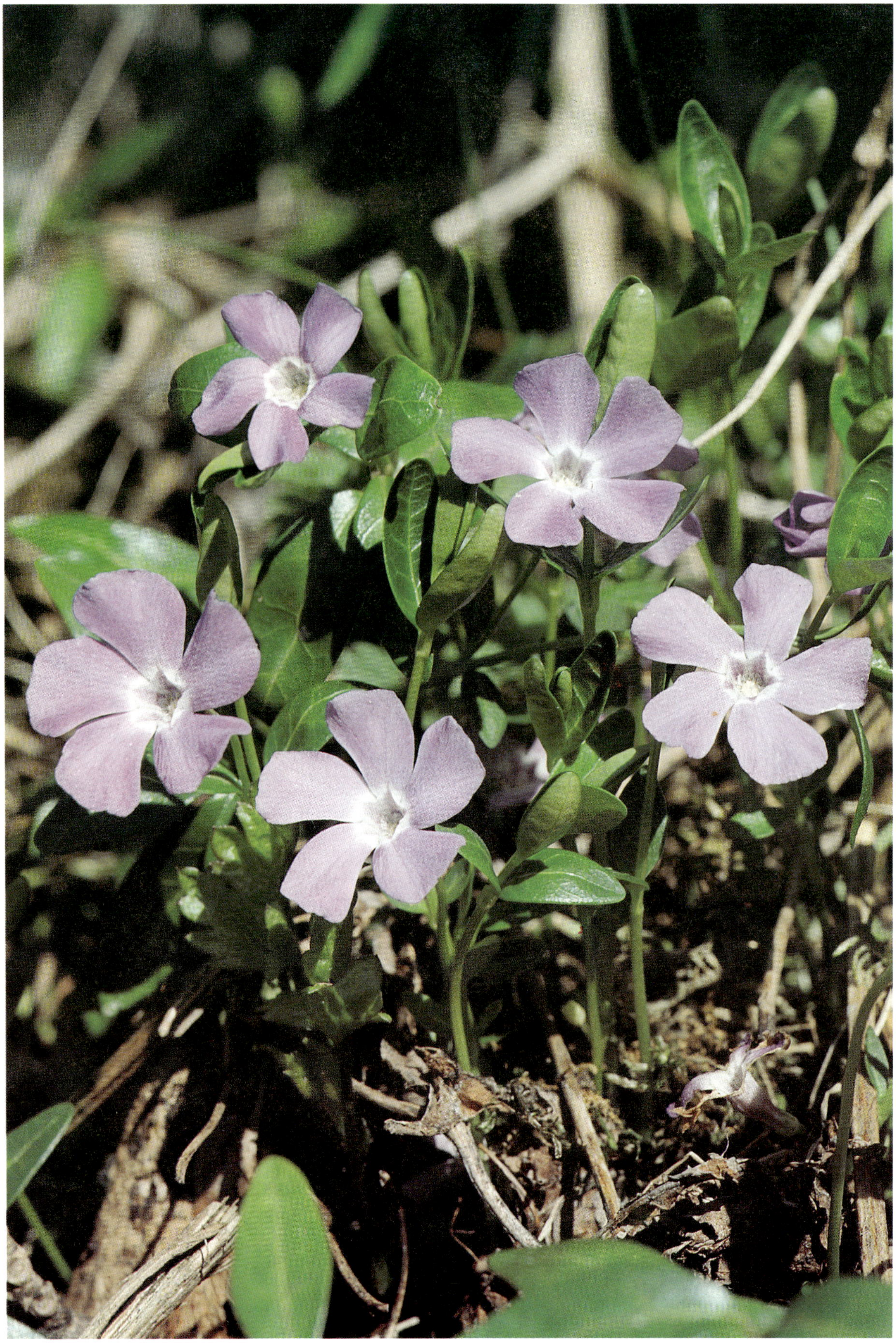
Immergrün

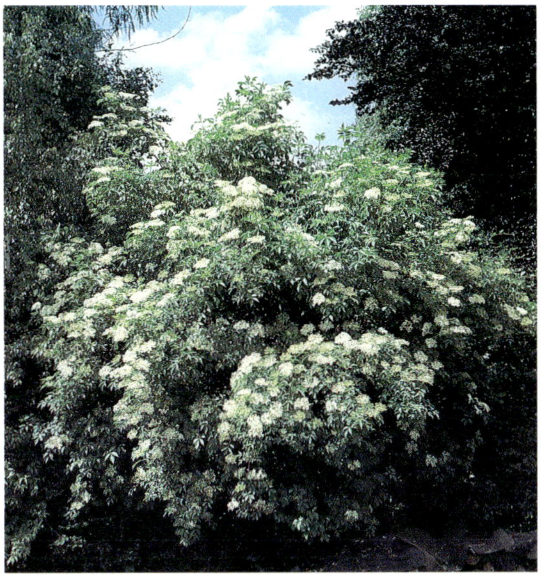
Holunder

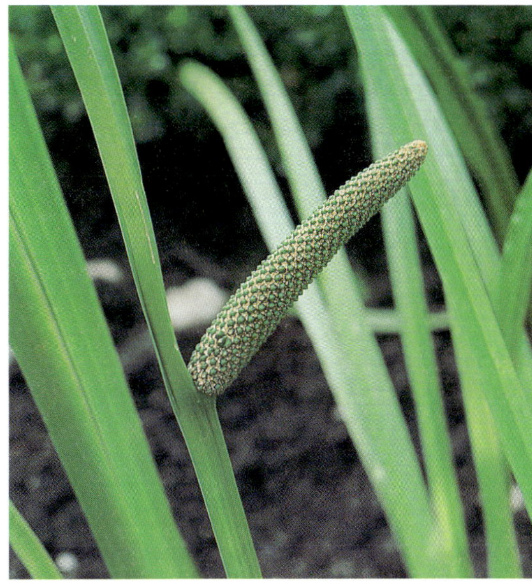
Kalmus

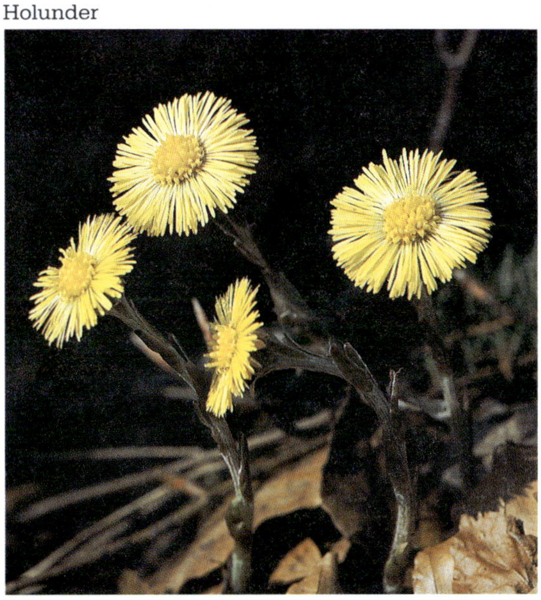
Huflattich

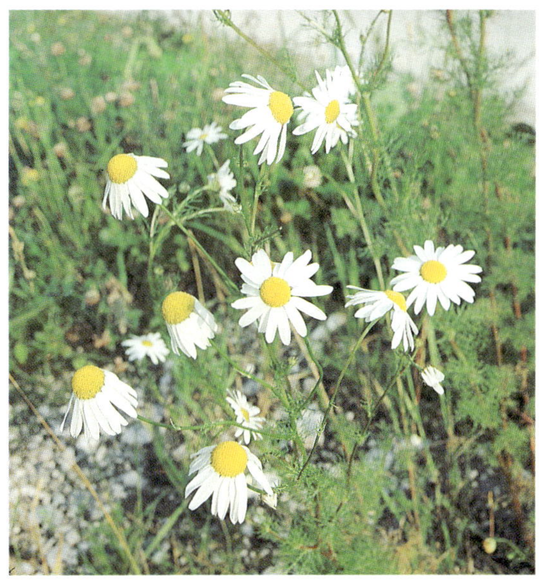
Kamille

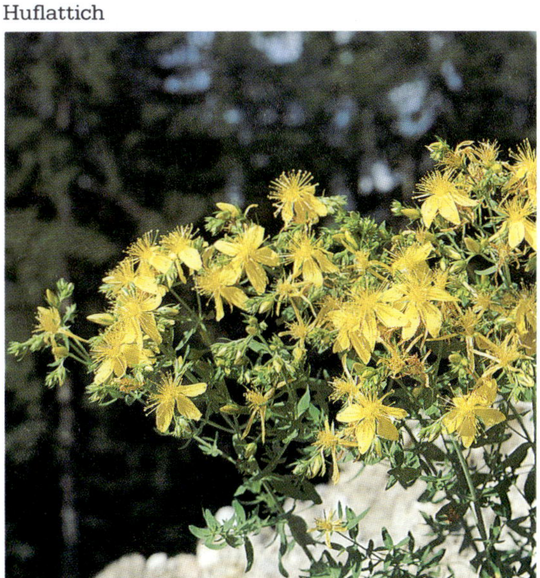
Johanniskraut

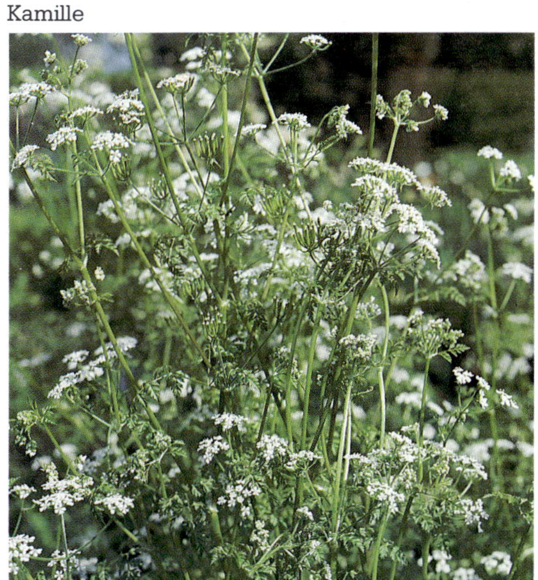
Kerbel

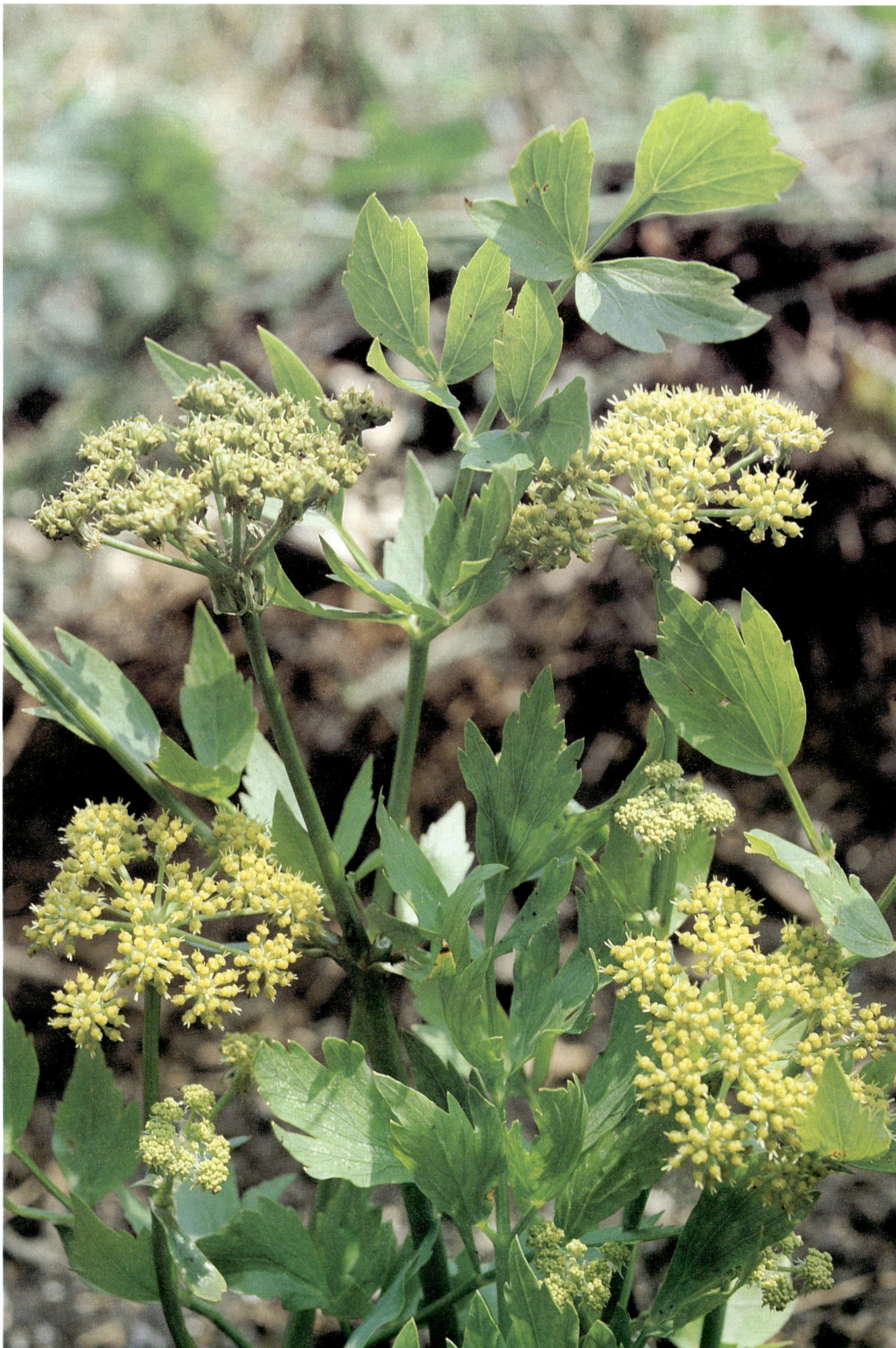

Liebstöckl

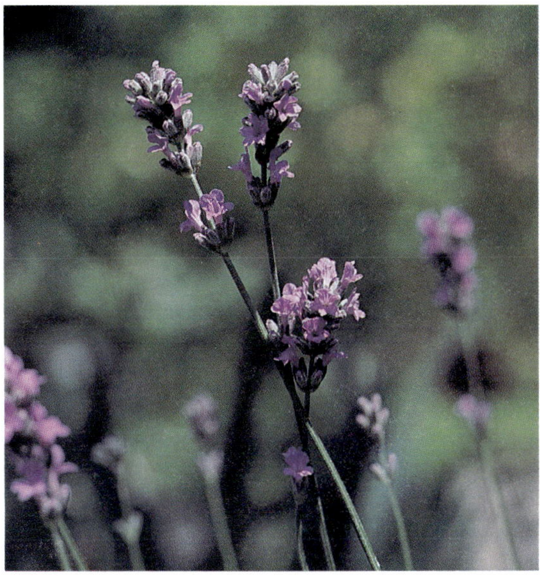
Lavendel

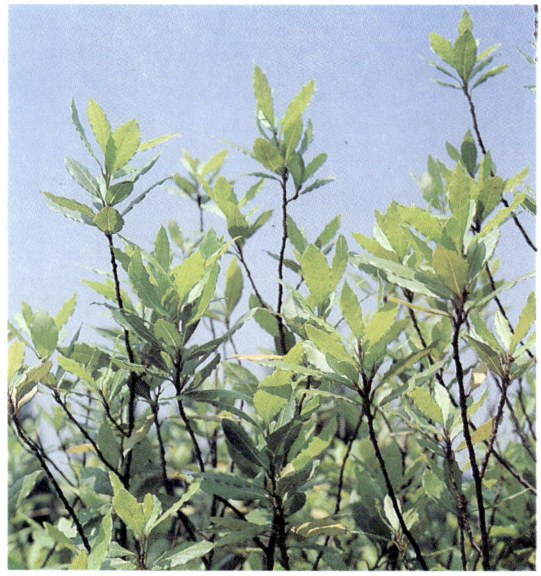
Lorbeer

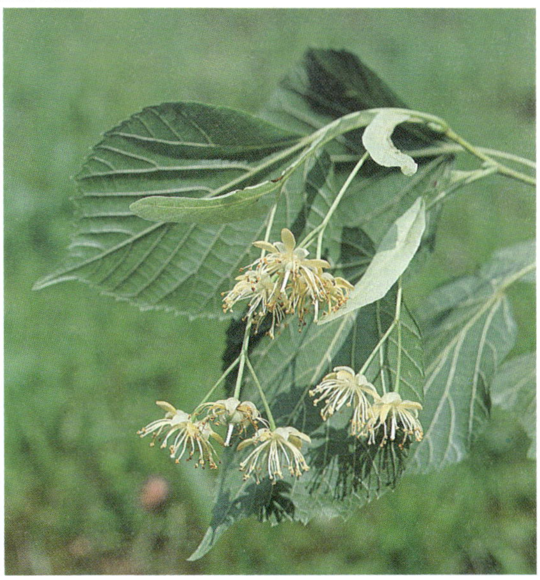
Lindenblüte

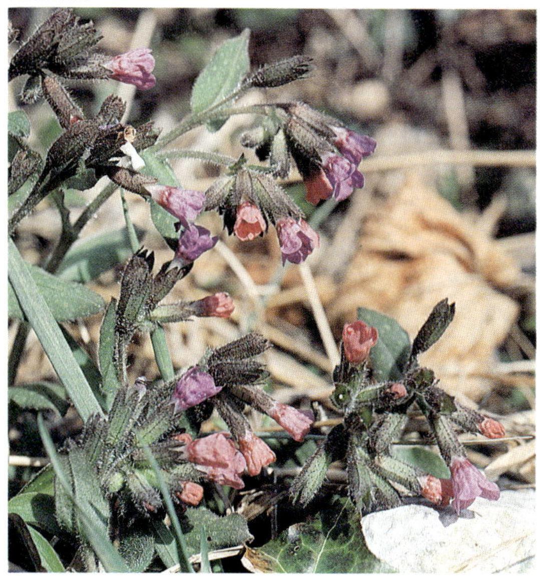
Lungenkraut

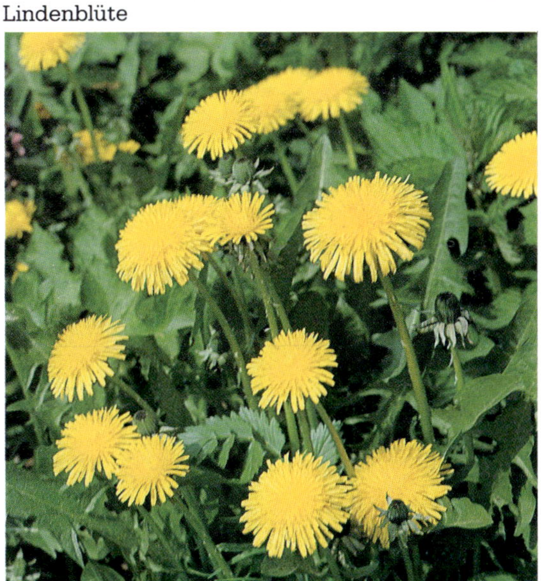
Löwenzahn

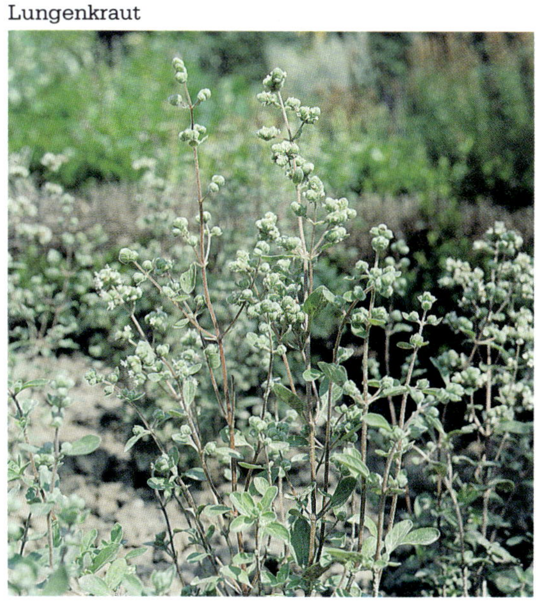
Majoran

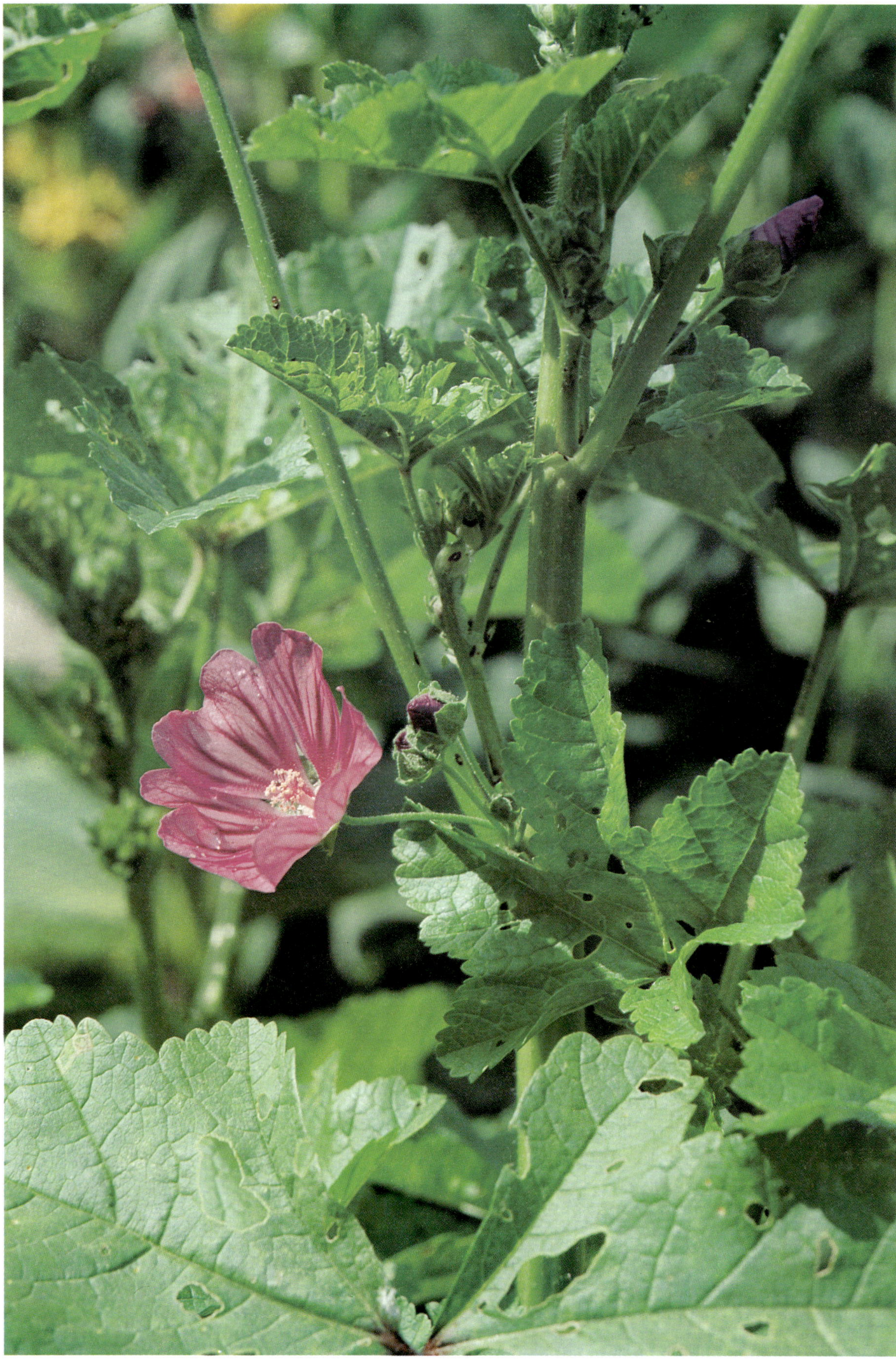

Malve

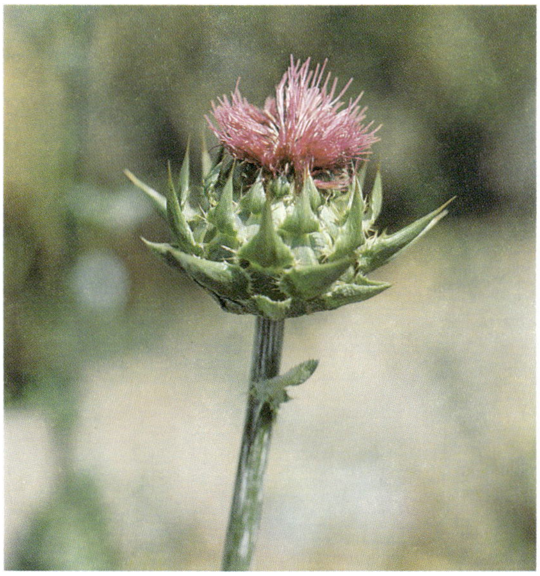

Mariendistel

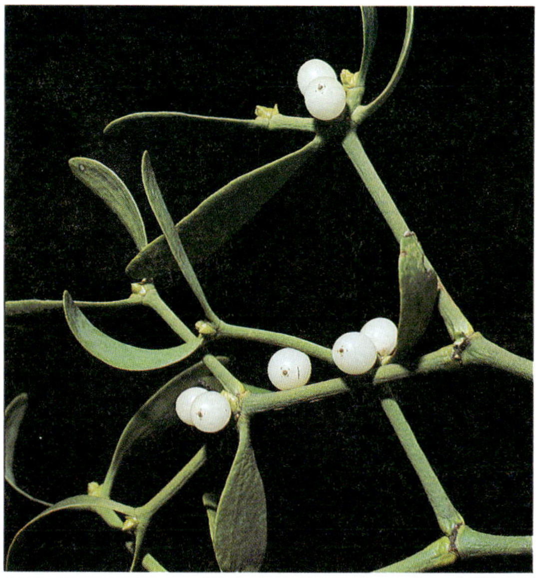

Mistel

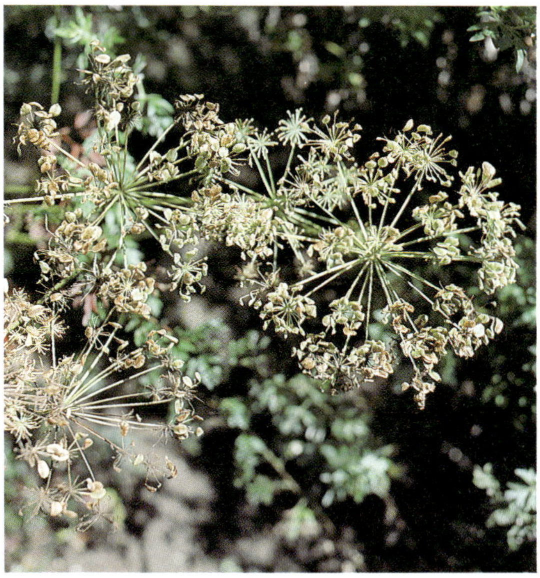

Meisterwurz

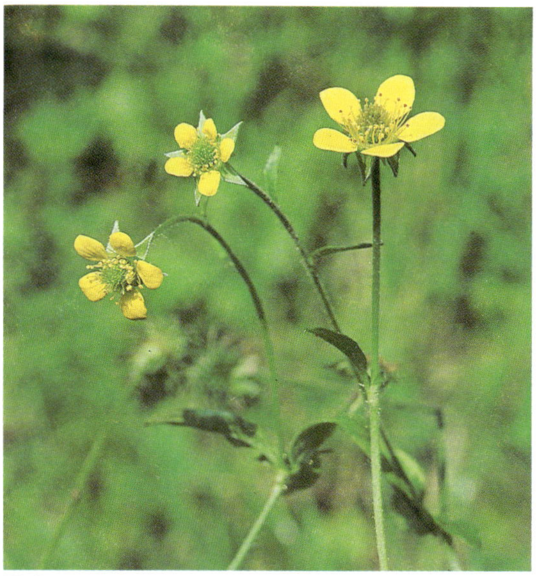

Nelkenwurz

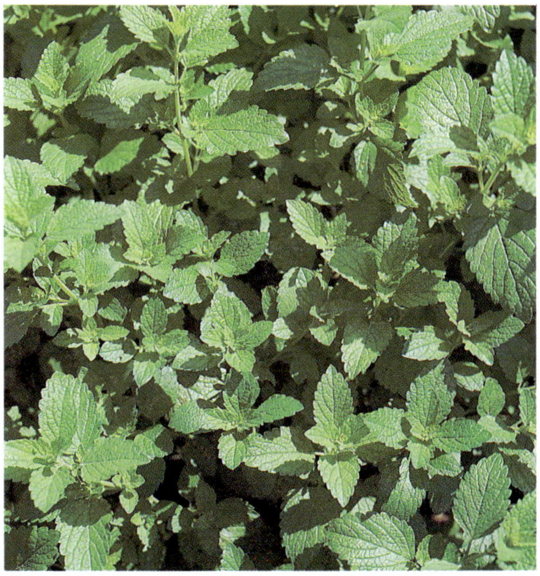

Melisse

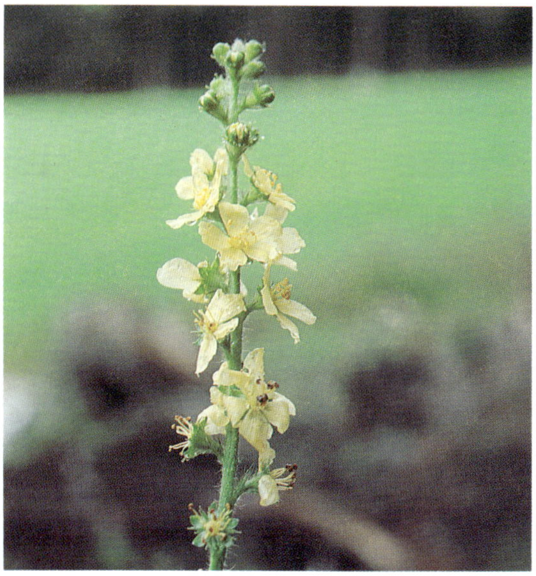

Odermennig

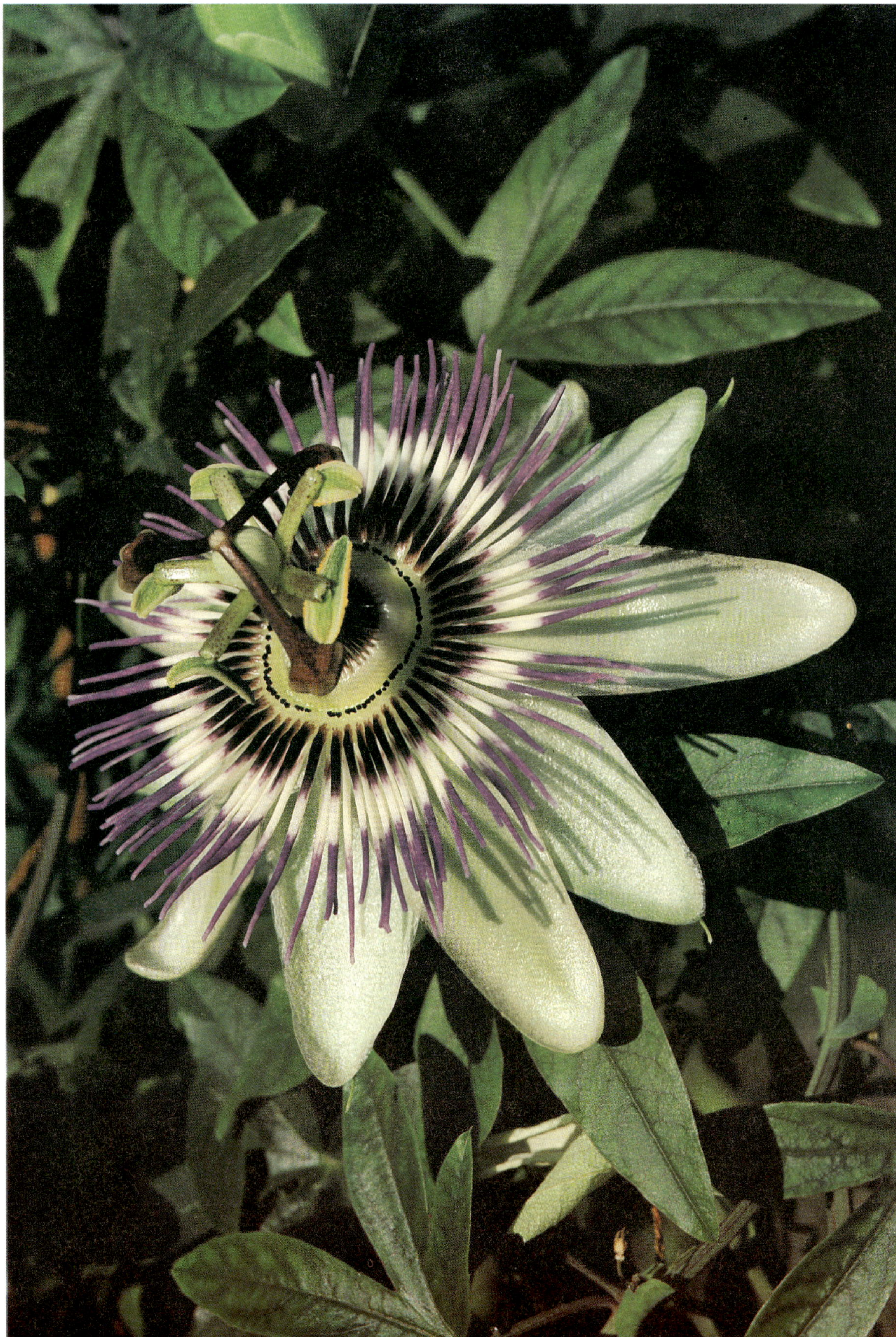
Passionsblume

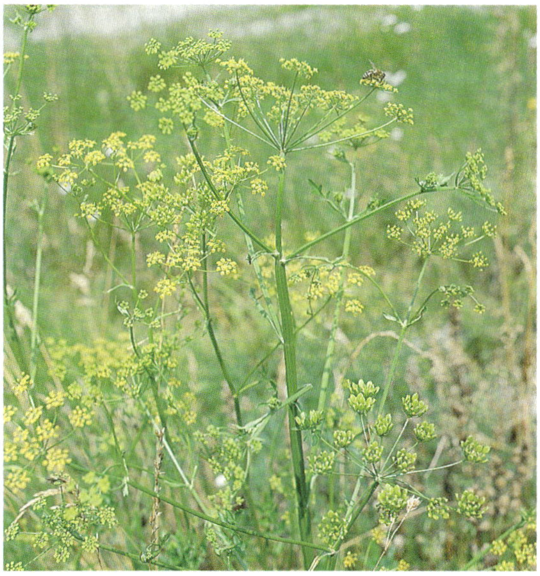
Pastinak

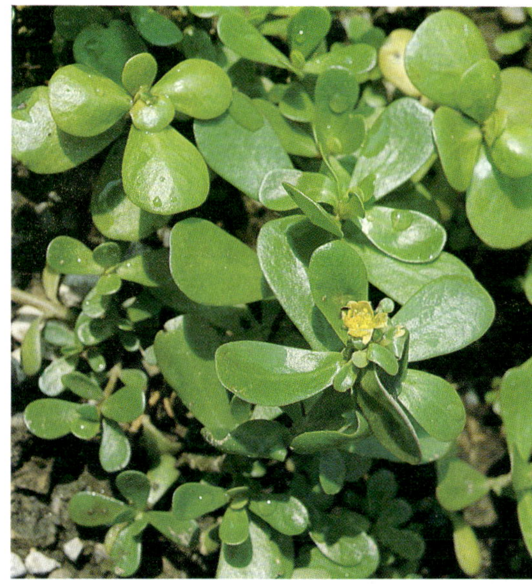
Portulak

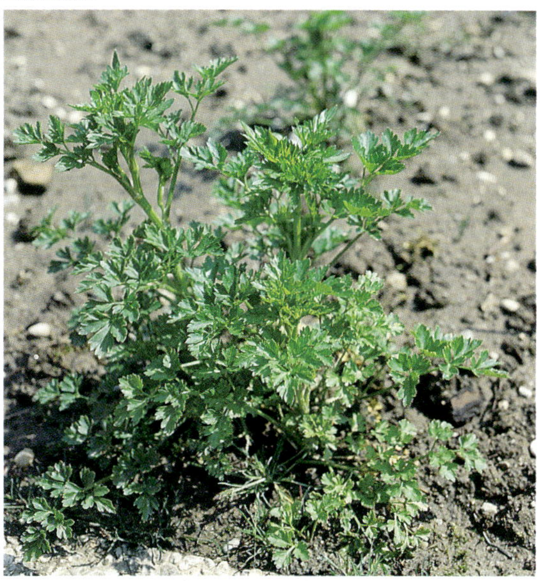
Petersilie

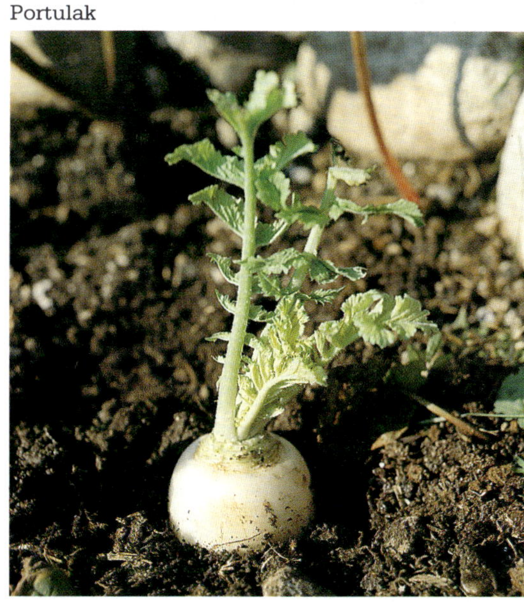
Rettich

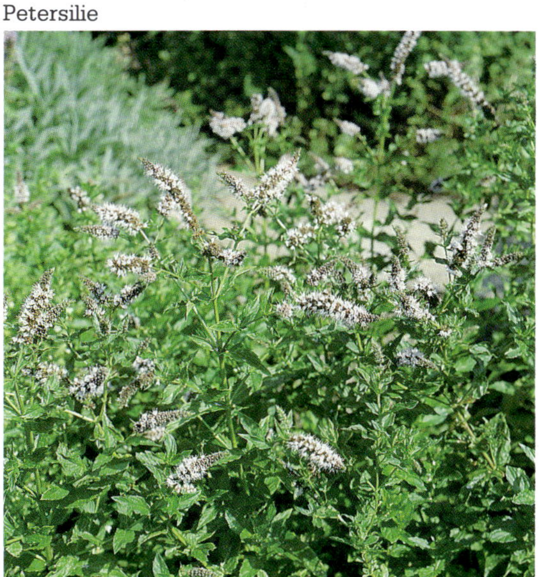
Pfefferminze

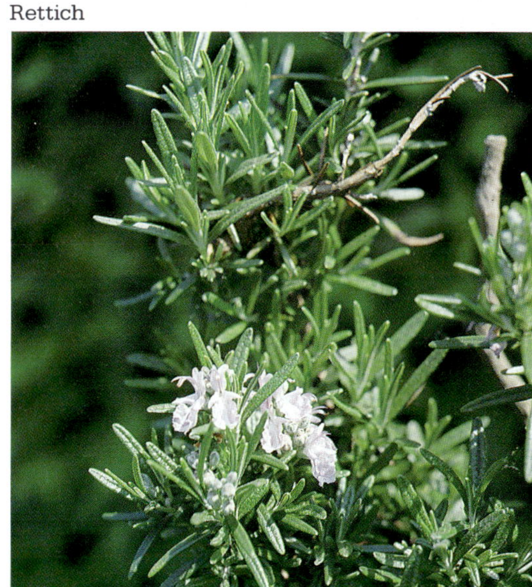
Rosmarin

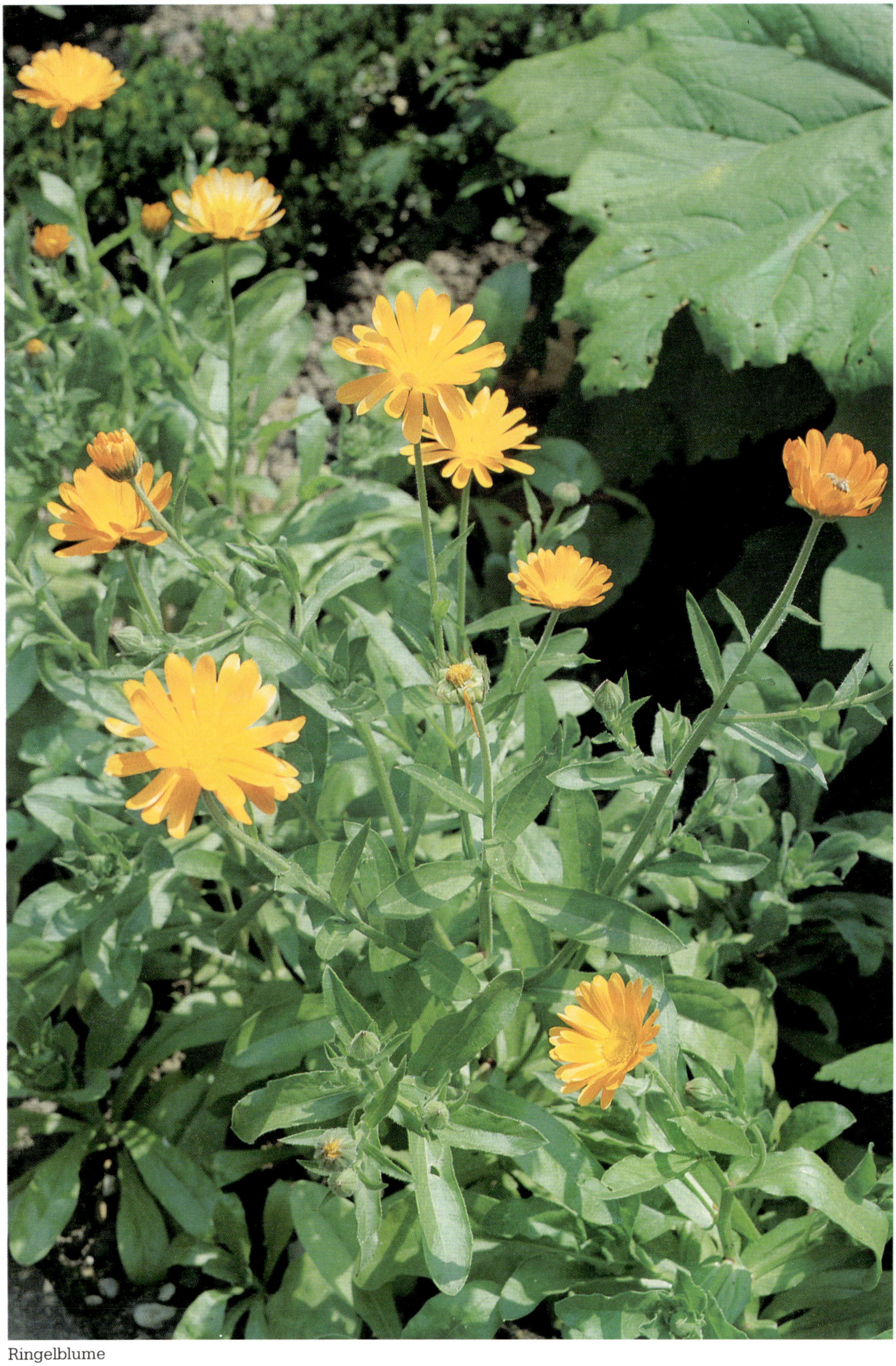

Ringelblume

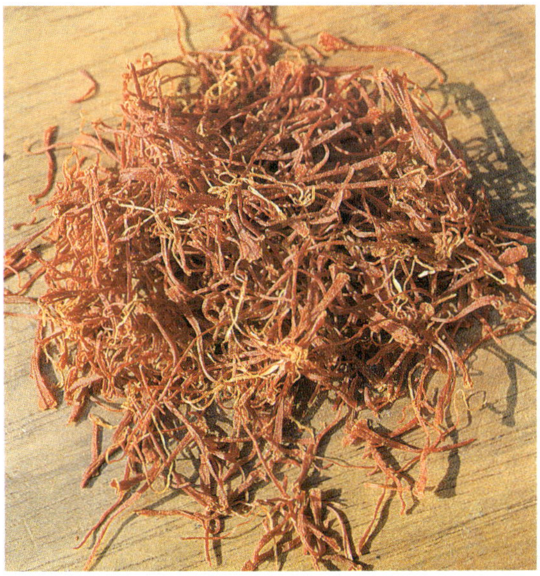
Safran

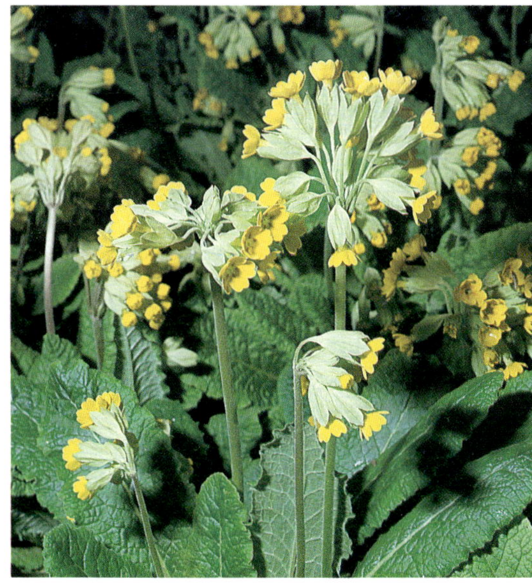
Schlüsselblume

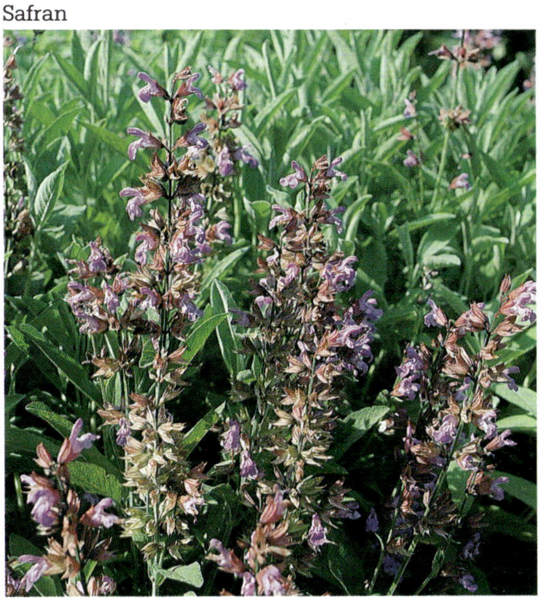
Salbei

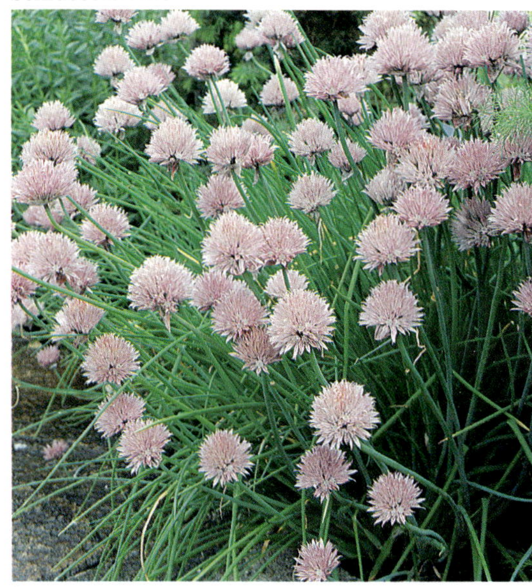
Schnittlauch

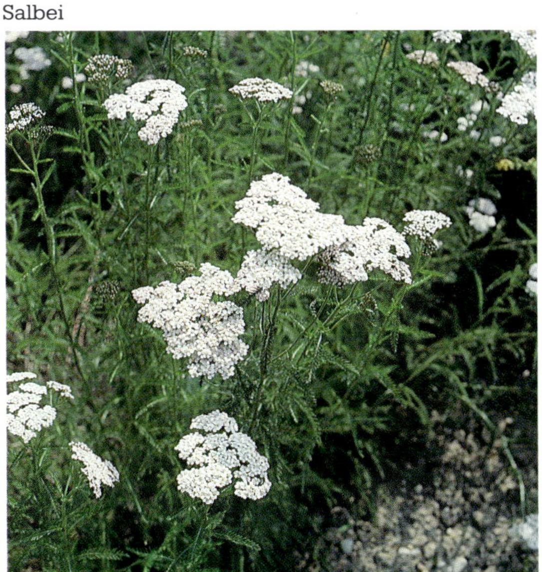
Schafgarbe

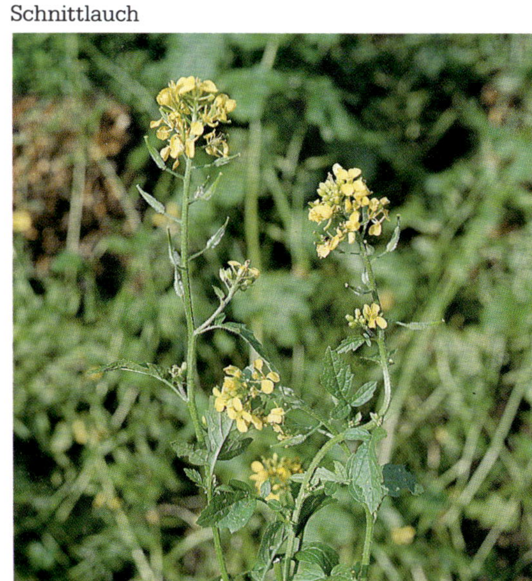
Senf

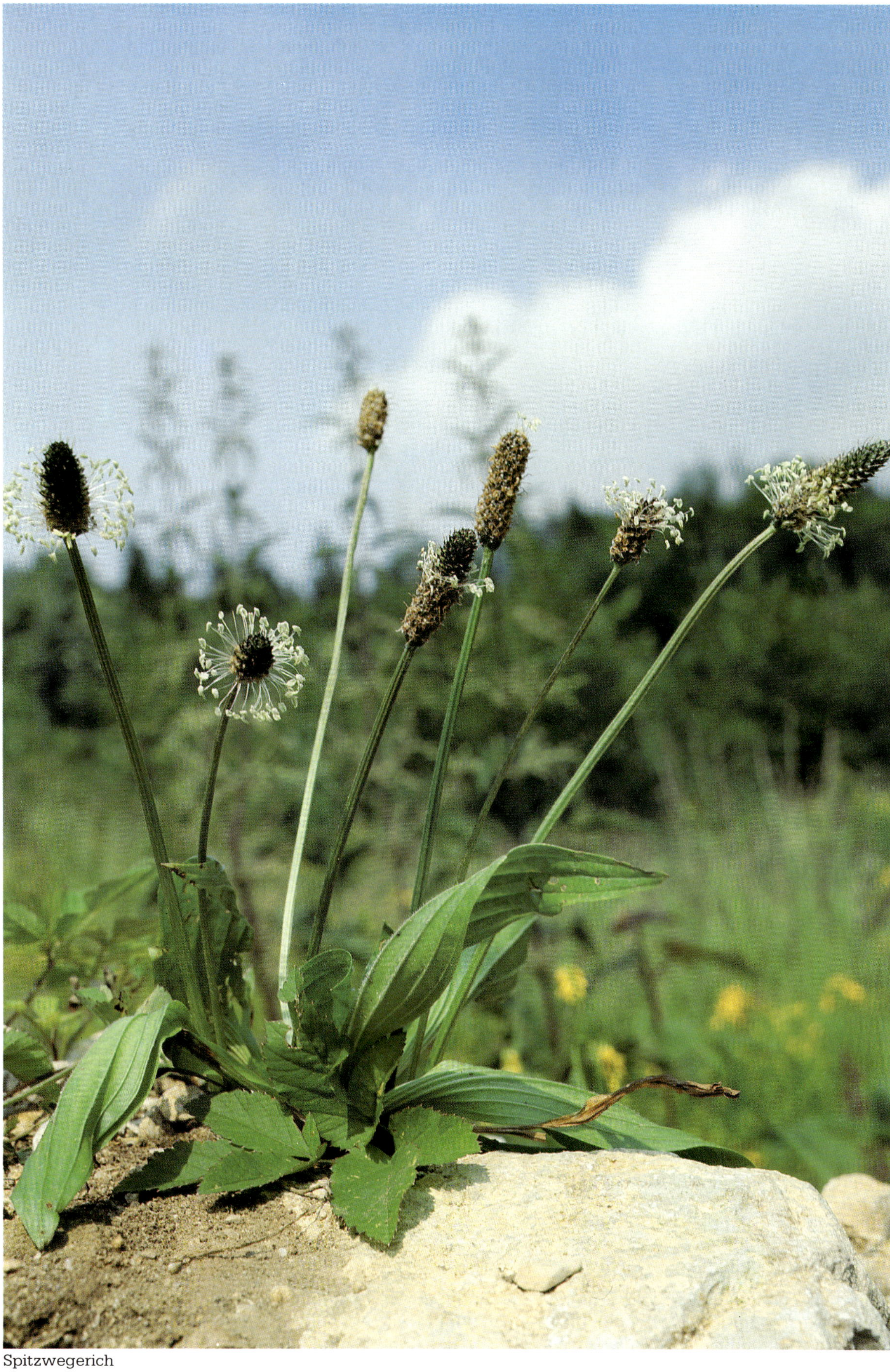
Spitzwegerich

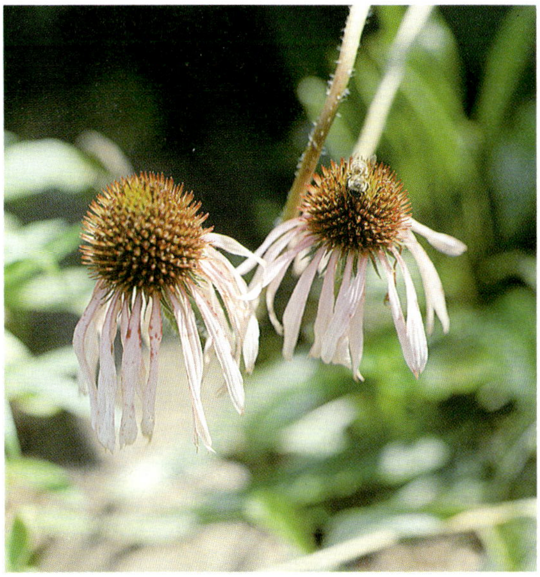
Sonnenhut

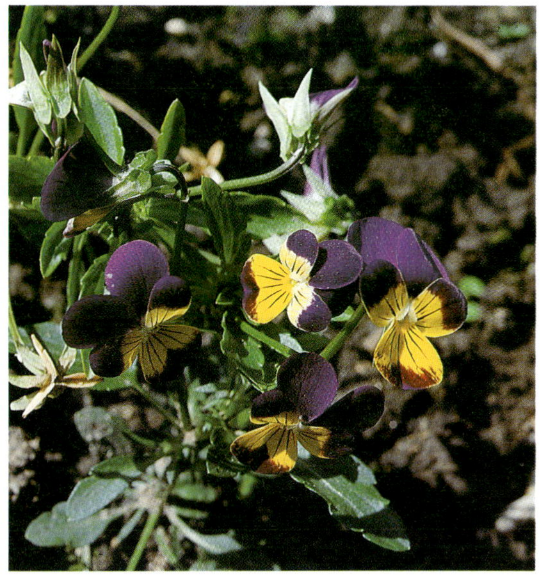
Stiefmütterchen

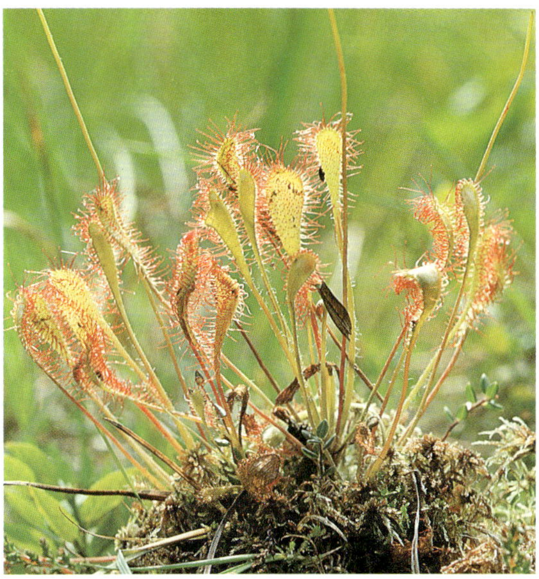
Sonnentau

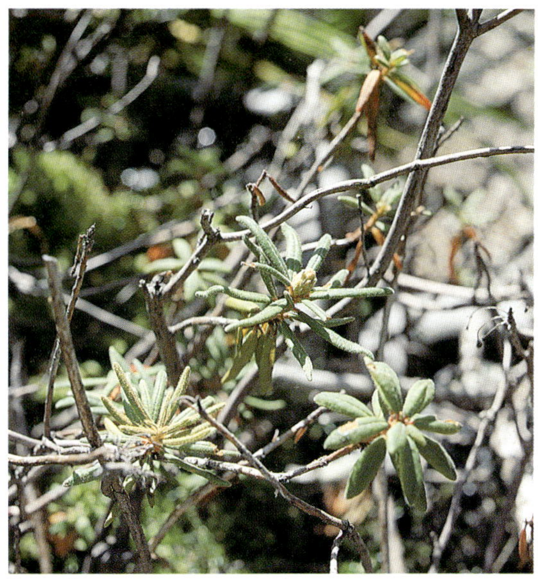
Sumpfporst

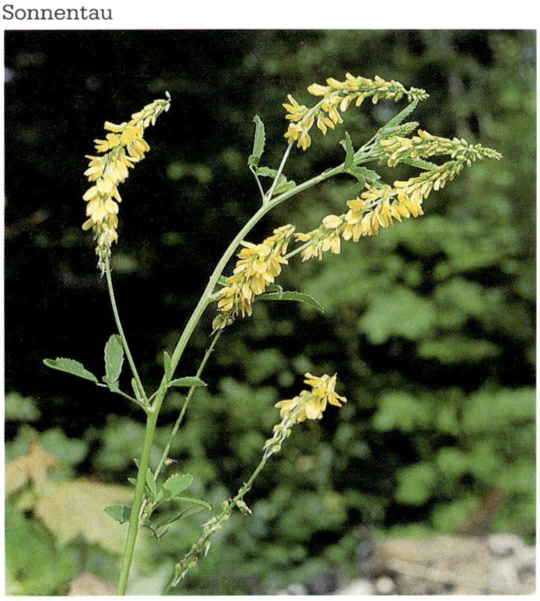
Steinklee

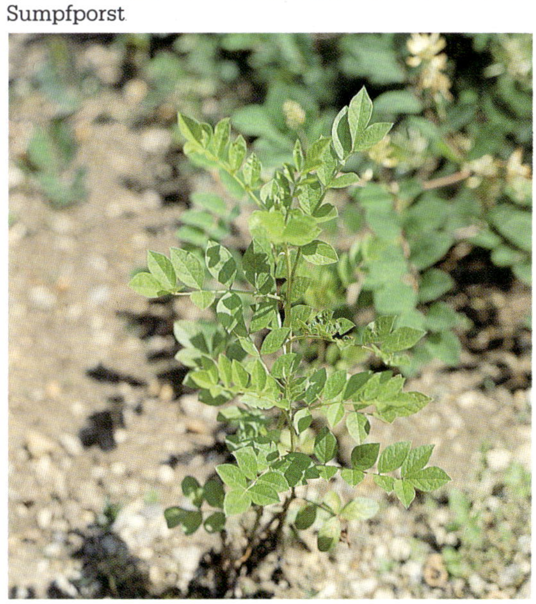
Süßholz

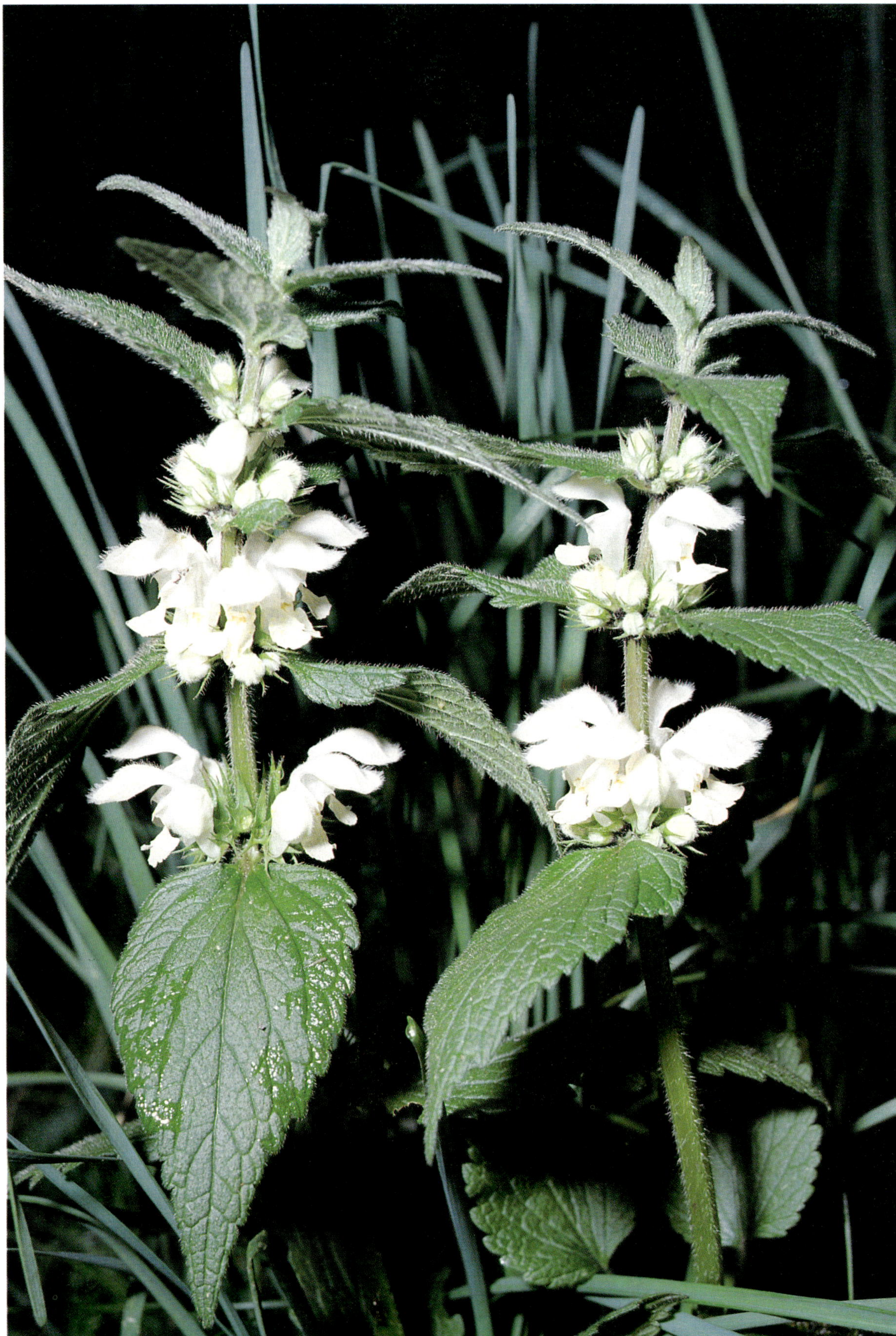

Taubnessel

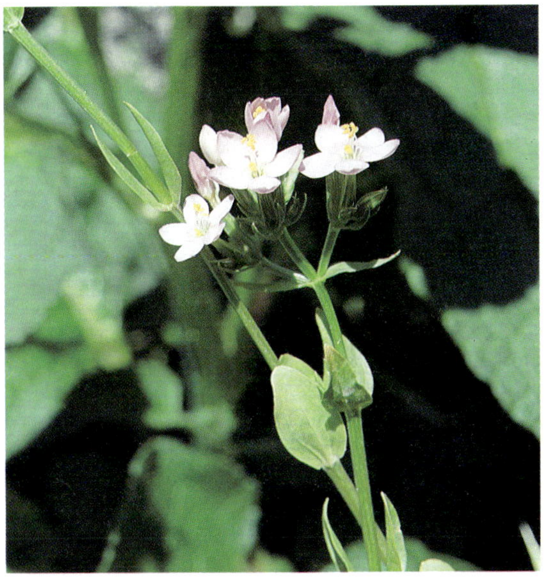
Tausendguldenkraut

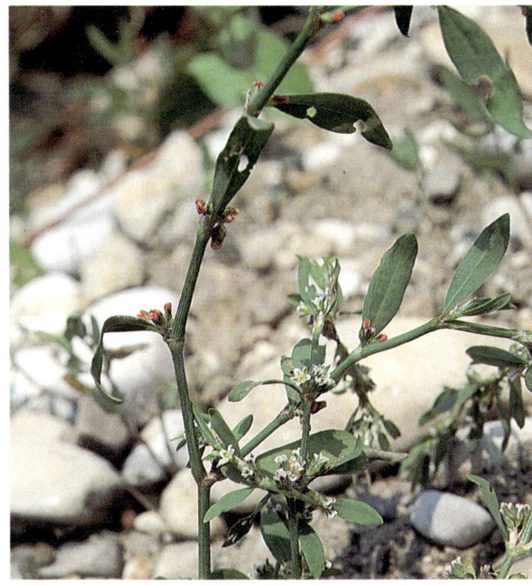
Vogelknöterich

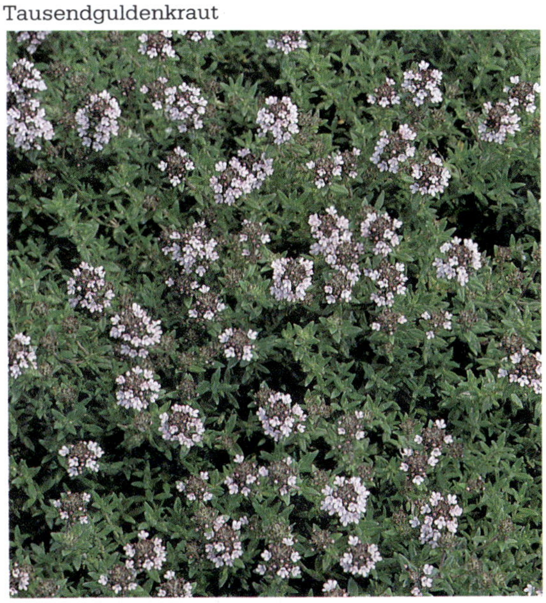
Thymian

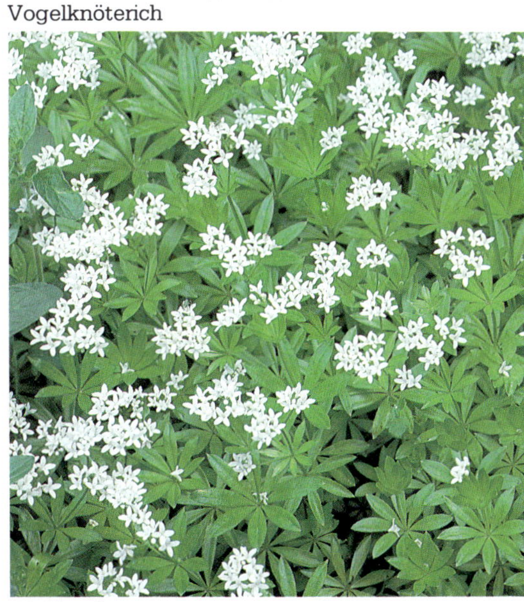
Waldmeister

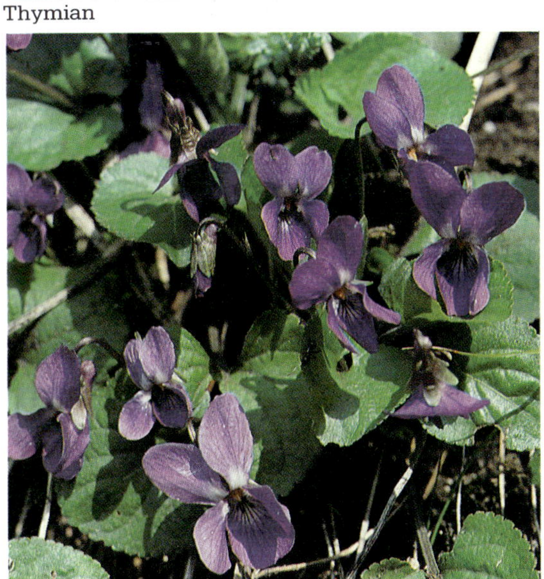
Veilchen

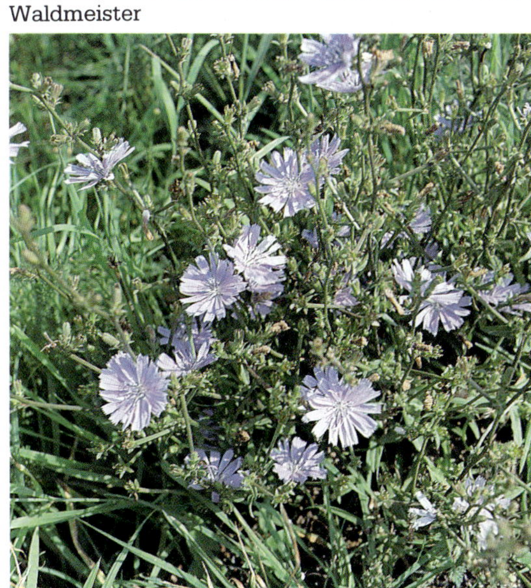
Wegwarte

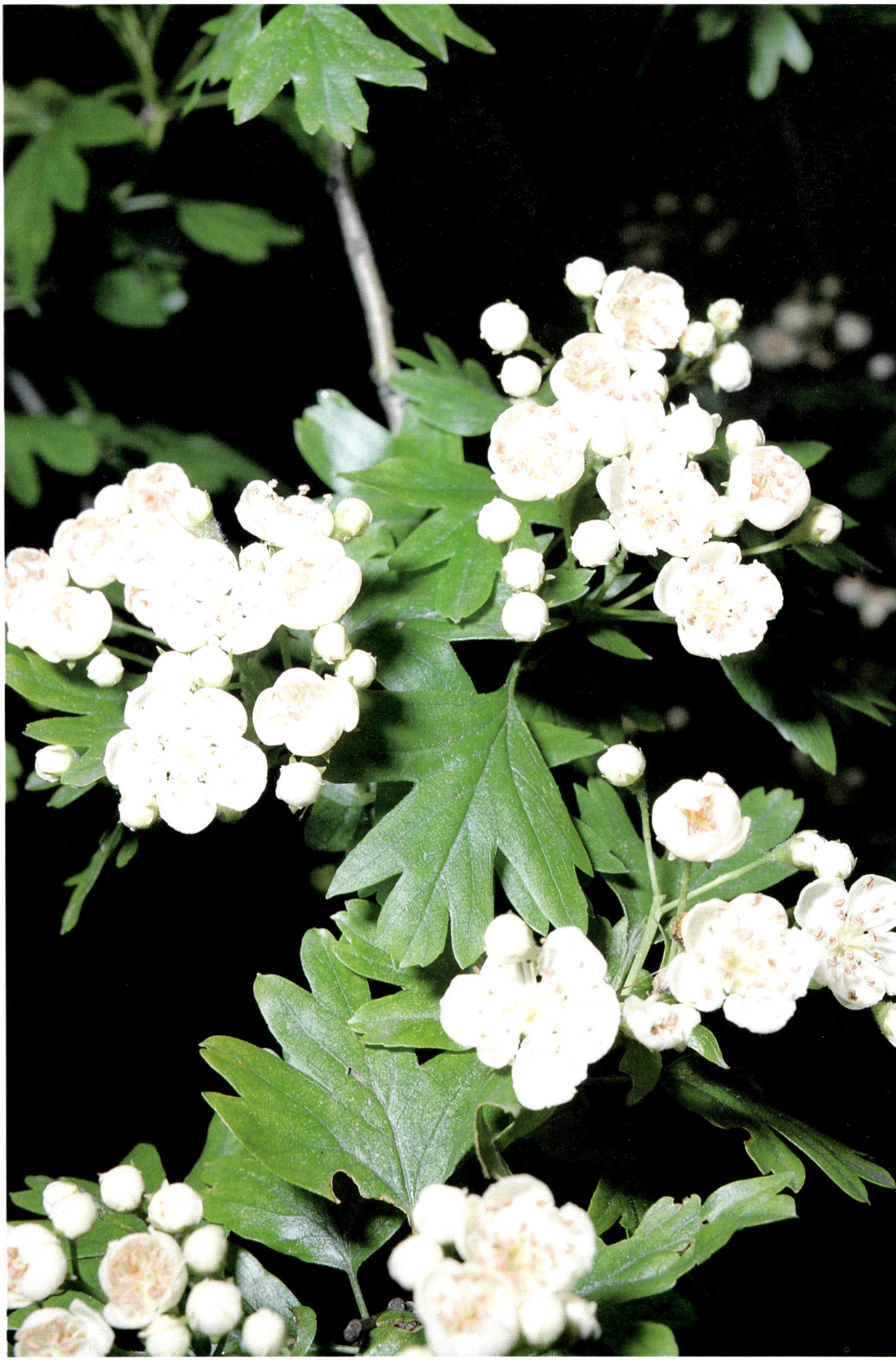
Weißdorn (Blüte)

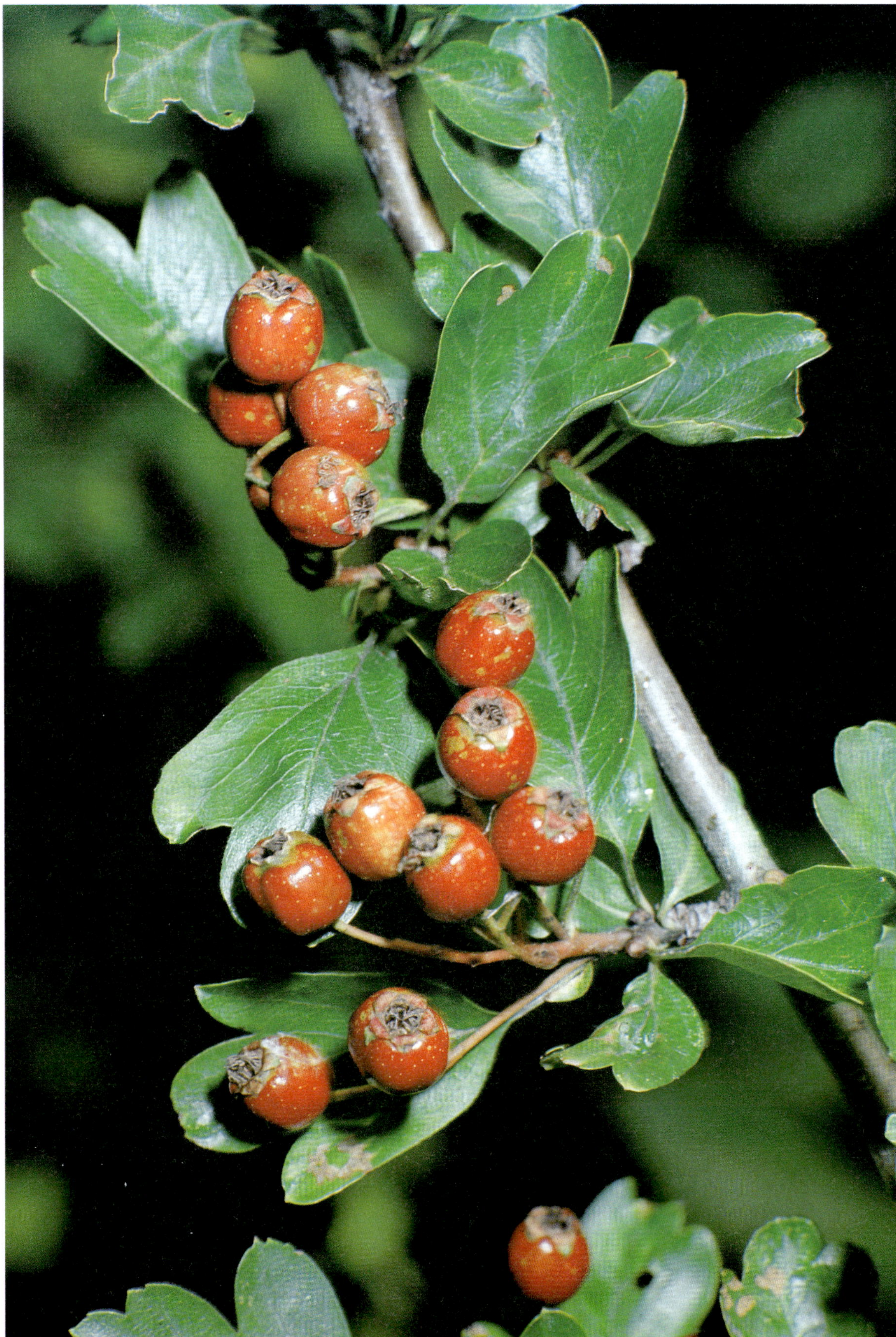

Weißdorn (Frucht)

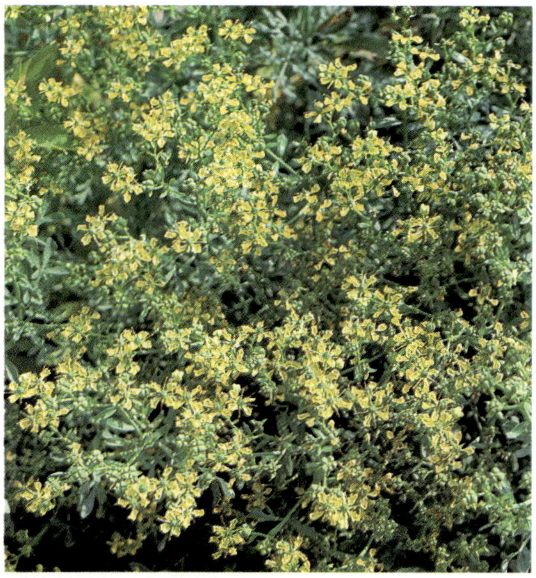

Weinraute

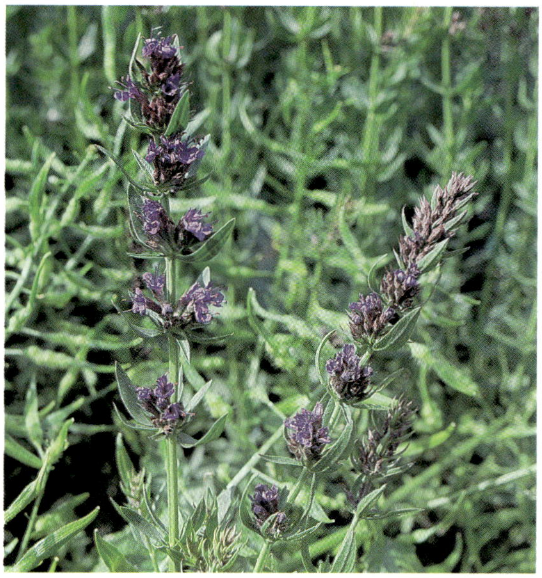

Ysop

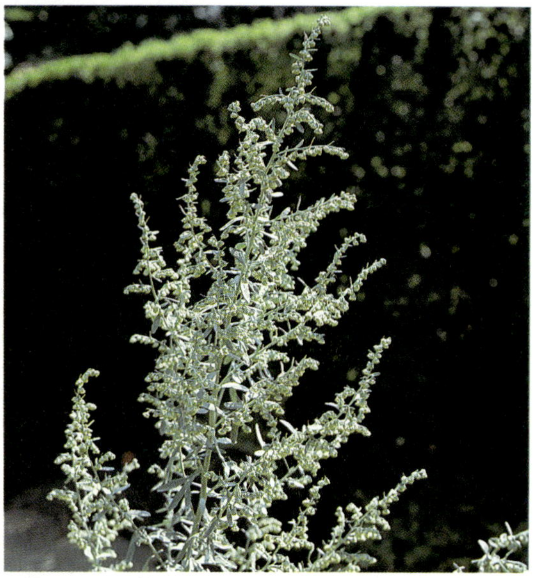

Wermut

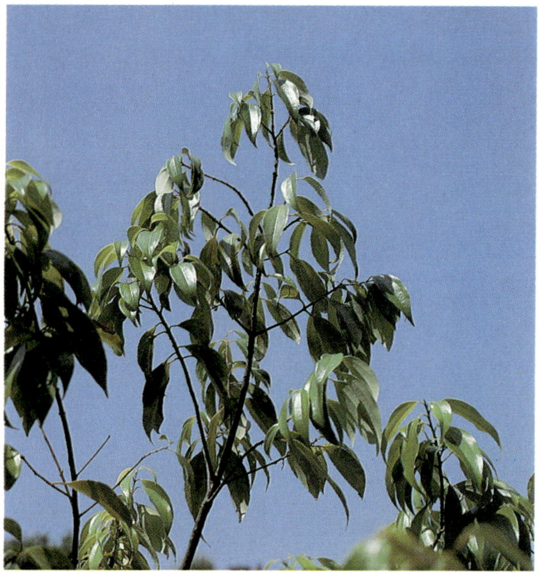

Zimt

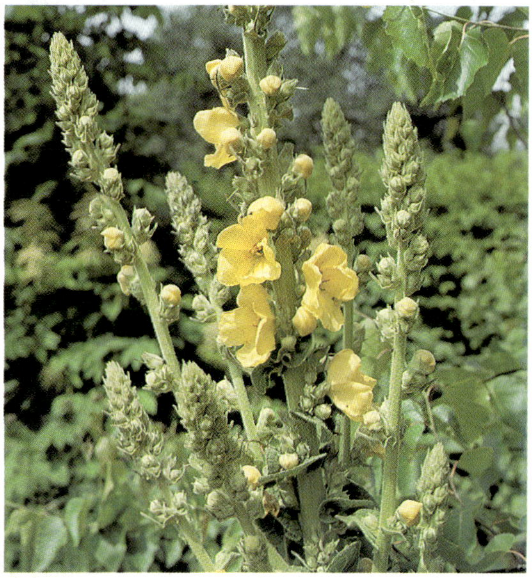

Wollblume

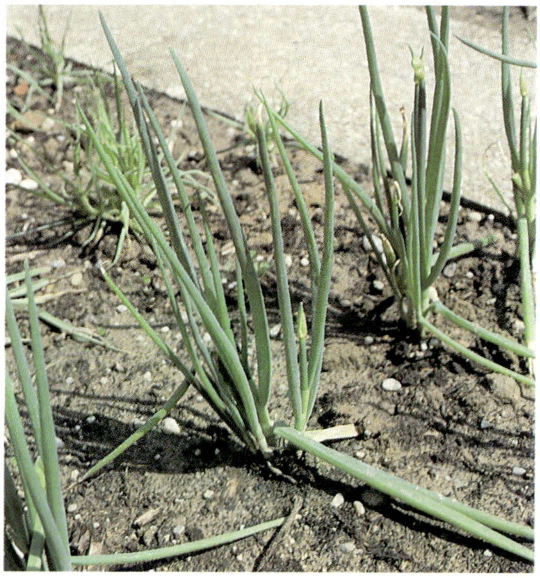

Zwiebel

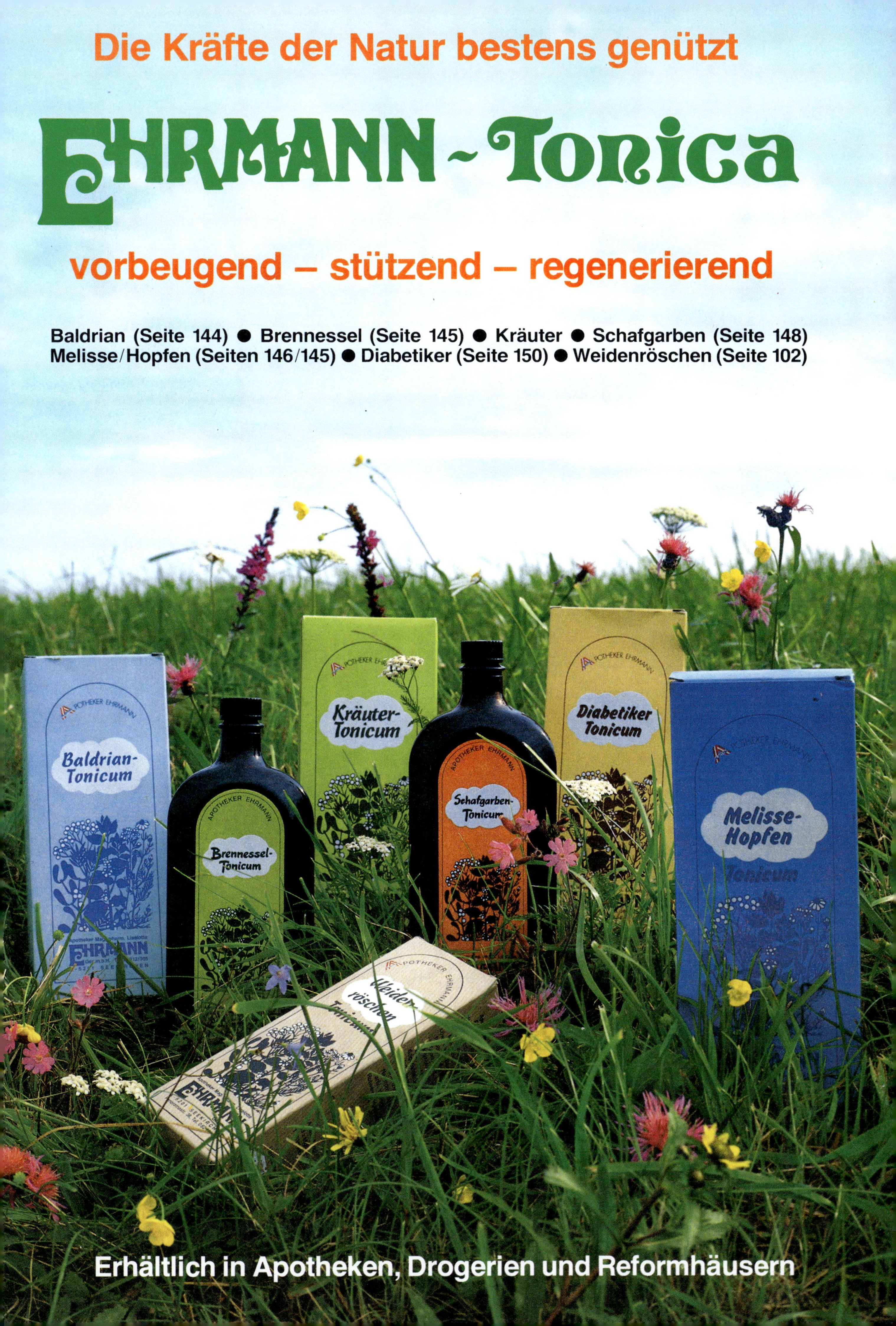
Die Kräfte der Natur bestens genützt
EHRMANN ~ Tonica
vorbeugend – stützend – regenerierend
Baldrian (Seite 144) ● Brennessel (Seite 145) ● Kräuter ● Schafgarben (Seite 148)
Melisse/Hopfen (Seiten 146/145) ● Diabetiker (Seite 150) ● Weidenröschen (Seite 102)
Baldrian-Tonicum
Brennessel-Tonicum
Kräuter-Tonicum
Schafgarben-Tonicum
Diabetiker Tonicum
Melisse-Hopfen Tonicum
Erhältlich in Apotheken, Drogerien und Reformhäusern

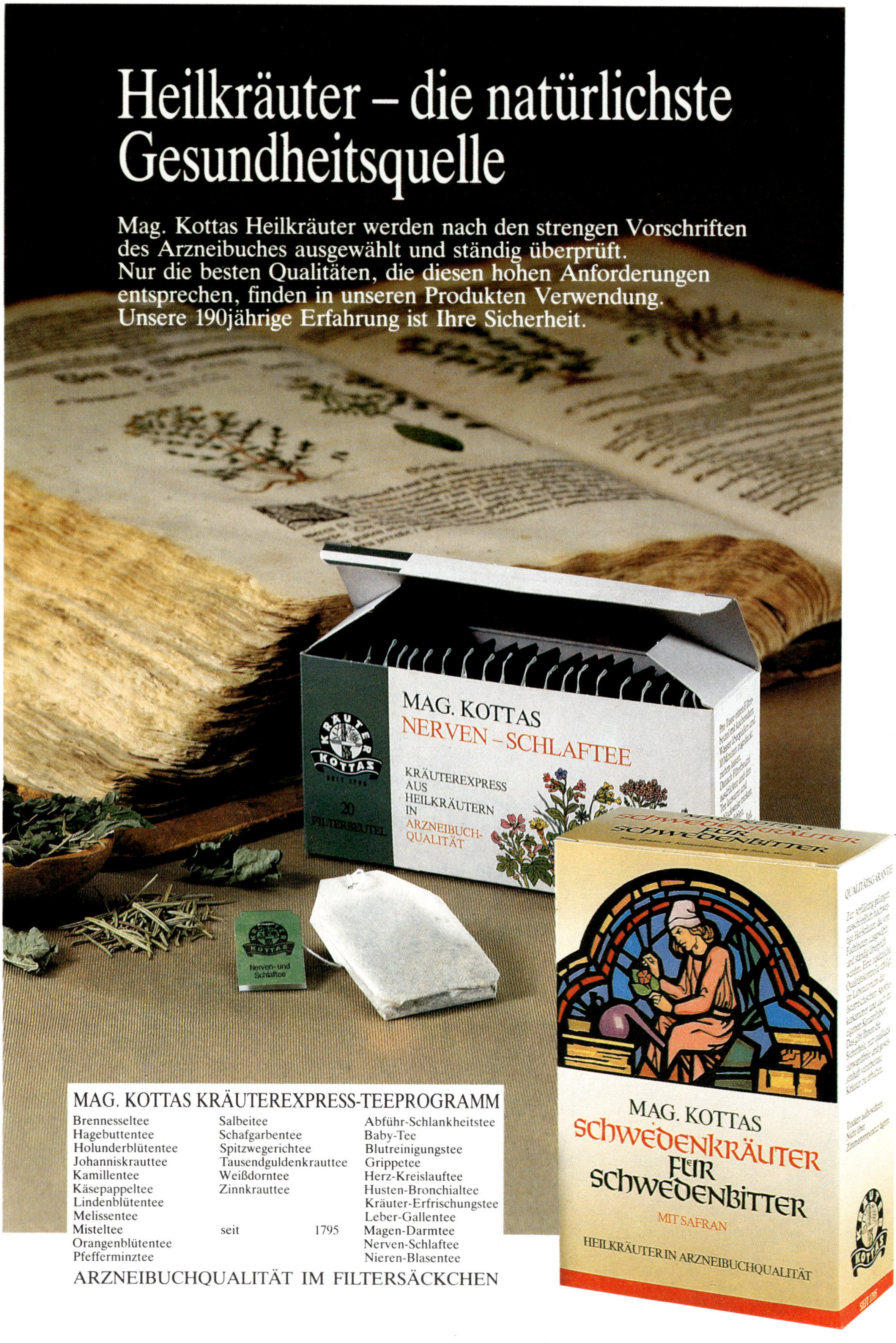
Heilkräuter – die natürlichste Gesundheitsquelle
Mag. Kottas Heilkräuter werden nach den strengen Vorschriften des Arzneibuches ausgewählt und ständig überprüft. Nur die besten Qualitäten, die diesen hohen Anforderungen entsprechen, finden in unseren Produkten Verwendung. Unsere 190jährige Erfahrung ist Ihre Sicherheit.
MAG. KOTTAS
NERVEN - SCHLAFTEE
KRÄUTEREXPRESS AUS HEILKRÄUTERN IN
ARZNEIBUCH-QUALITÄT
20 FILTERBEUTEL
KOTTAS
Nerven- und Schlaftee
MAG. KOTTAS KRÄUTEREXPRESS-TEEPROGRAMM
Brennesseltee
Hagebuttentee
Holunderblütentee
Johanniskrauttee
Kamillentee
Käsepappeltee
Lindenblütentee
Melissentee
Misteltee
Orangenblütentee
Pfefferminztee
Salbeitee
Schafgarbentee
Spitzwegerichtee
Tausendguldenkrauttee
Weißdorntee
Zinnkrauttee
seit 1795
Abführ-Schlankheitstee
Baby-Tee
Blutreinigungstee
Grippetee
Herz-Kreislauftee
Husten-Bronchialtee
Kräuter-Erfrischungstee
Leber-Gallentee
Magen-Darmtee
Nerven-Schlaftee
Nieren-Blasentee
ARZNEIBUCHQUALITÄT IM FILTERSÄCKCHEN
MAG. KOTTAS
SCHWEDENKRÄUTER FÜR SCHWEDENBITTER
MIT SAFRAN
HEILKRÄUTER IN ARZNEIBUCHQUALITÄT

Auf die Natur ist Verlaß

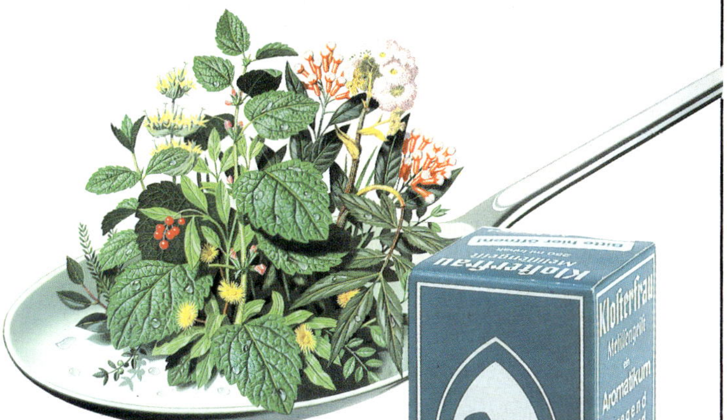

Klosterfrau
Melissengeist

bei rauhem, naßkaltem Wetter, Frösteln, bei verdorbenem Magen, bei Unbehagen, Streß, bei Einschlafstörungen und auf Reisen

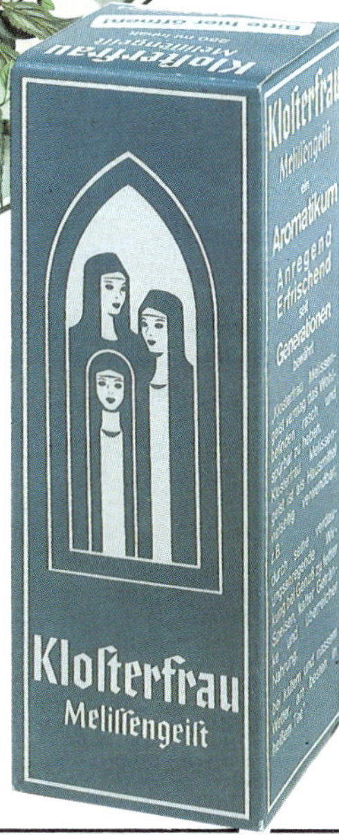

Das Hausmittel aus der Natur

Klosterfrau Aktiv-Kapseln

Knoblauch mit Weizenkeimöl – damit vieles wieder leichter geht.

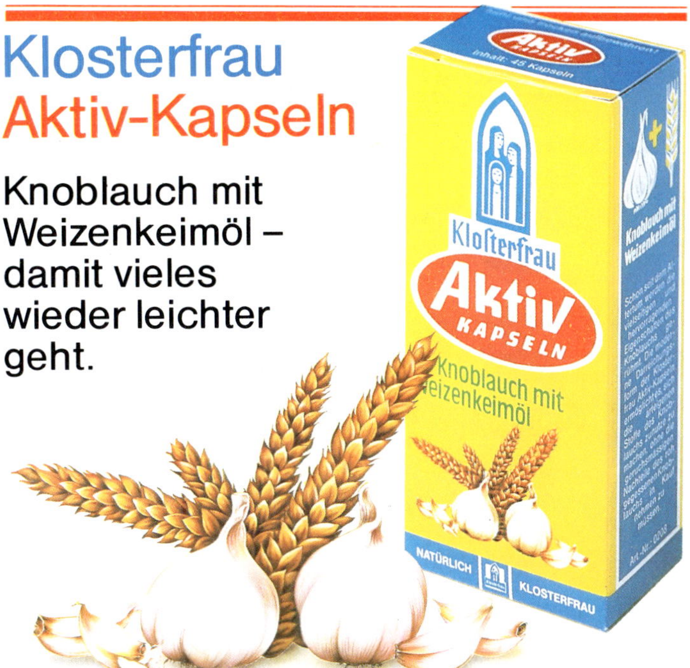

Heilkräuter – die natürlichste Gesundheitsquelle

Mag. Kottas Heilkräuter werden nach den strengen Vorschriften des Arzneibuches ausgewählt und ständig überprüft. Nur die besten Qualitäten, die diesen hohen Anforderungen entsprechen, finden in unseren Produkten Verwendung. Unsere 190jährige Erfahrung ist Ihre Sicherheit.

MAG. KOTTAS KRÄUTEREXPRESS-TEEPROGRAMM

Brennesseltee	Salbeitee	Abführ-Schlankheitstee
Hagebuttentee	Schafgarbentee	Baby-Tee
Holunderblütentee	Spitzwegerichtee	Blutreinigungstee
Johanniskrauttee	Tausendguldenkrauttee	Grippetee
Kamillentee	Weißdorntee	Herz-Kreislauftee
Käsepappeltee	Zinnkrauttee	Husten-Bronchialtee
Lindenblütentee		Kräuter-Erfrischungstee
Melissentee		Leber-Gallentee
Misteltee	seit KRÄUTER KOTTAS 1795	Magen-Darmtee
Orangenblütentee		Nerven-Schlaftee
Pfefferminztee		Nieren-Blasentee

ARZNEIBUCHQUALITÄT IM FILTERSÄCKCHEN

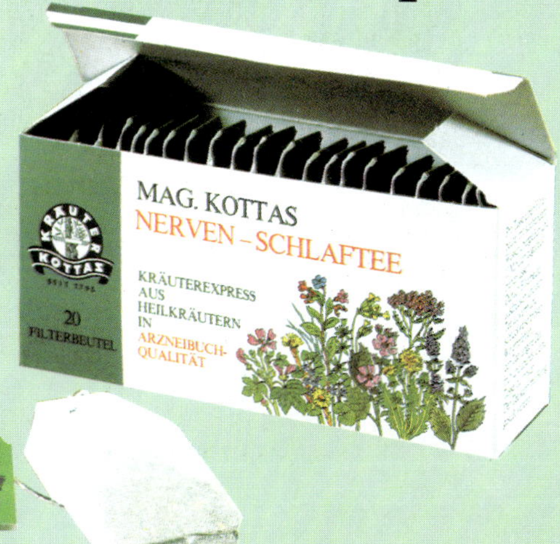

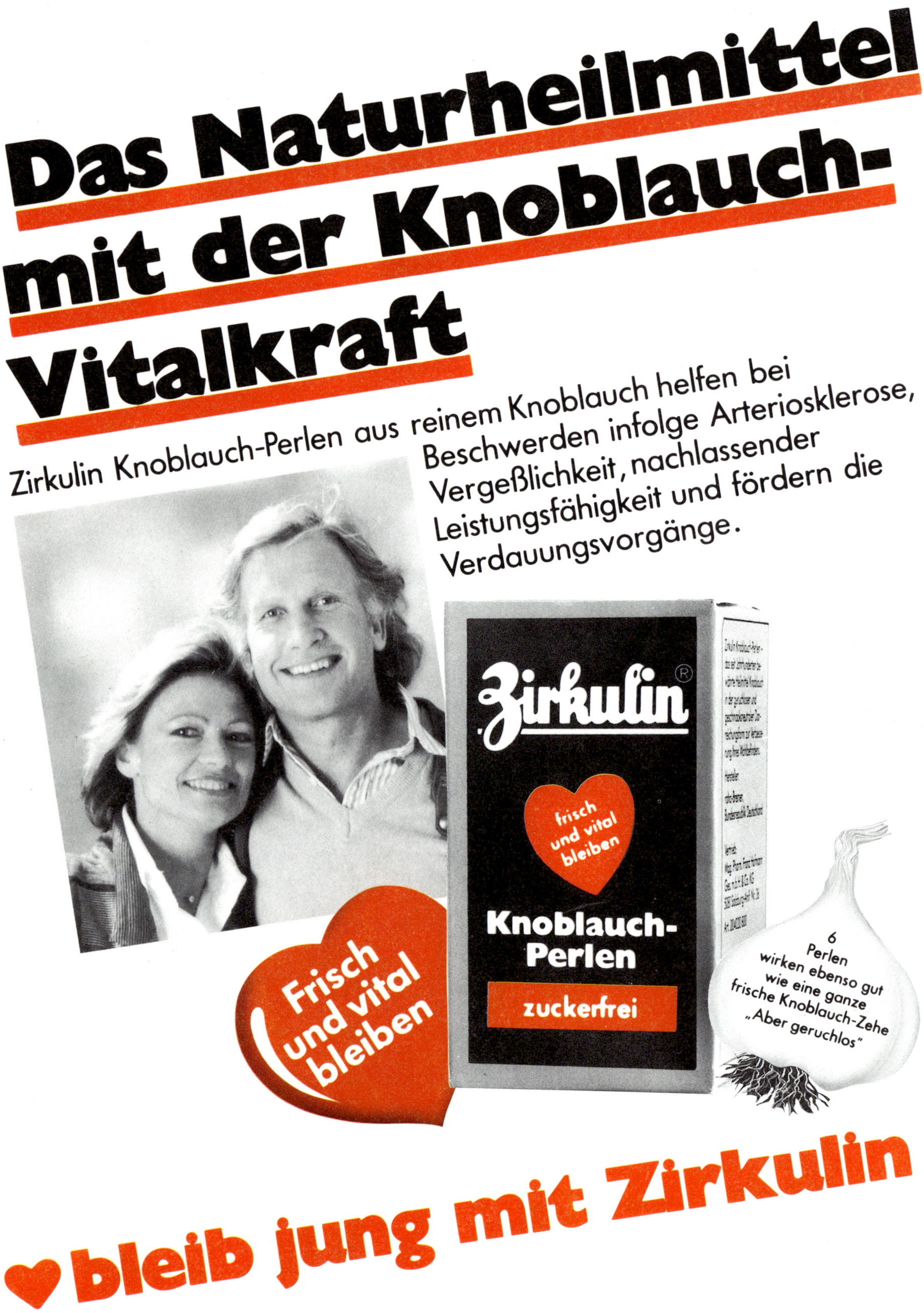
Das Naturheilmittel mit der Knoblauch-Vitalkraft
Zirkulin Knoblauch-Perlen aus reinem Knoblauch helfen bei Beschwerden infolge Arteriosklerose, Vergeßlichkeit, nachlassender Leistungsfähigkeit und fördern die Verdauungsvorgänge.
Zirkulin®
frisch und vital bleiben
Knoblauch-Perlen
zuckerfrei
Frisch und vital bleiben
6 Perlen wirken ebenso gut wie eine ganze frische Knoblauch-Zehe „Aber geruchlos"
bleib jung mit Zirkulin

HEILPFLANZEN-KATALOG VON A BIS Z

ACKERSCHACHTELHALM *Foto Seite 9*

(Equisetum arvense L., Herba Equiseti arvensis, Zinnkraut)

FUNDORT: Feuchte, lehmige Böden, in Gräben und an Böschungen.
ERNTEZEIT: Mai bis September.
SAMMLUNG: Grüne, faserfreie, unfruchtbare Triebe, ohne Blüten und ohne schwarze Stengelteile.
TROCKNUNG: Gebündelt gut lufttrocknen, bis sich die Stengel leicht brechen lassen.
ZERKLEINERUNG: Zum Kleinschneiden werden nur die frischen, grünen Sprossen, ohne die aufsitzenden Sporentriebe genommen.
AUFBEWAHRUNG: Kleingeschnitten in Papierbeuteln oder Dosen.
HINWEISE: Im Kräuterhandel getrocknet und geschnitten erhältlich. Der kleinere Sumpfschachtelhalm (Equisetum palustris), auf sehr nassen Plätzen und in moorigen Gründen ist eine giftige Abart und darf nicht verwendet werden!
INHALTSSTOFFE: Bis 8 Prozent Kieselsäure, 5 Prozent Bitterstoffe, Säuren, Vitamin C und Fermente. Kieselsäure im Herbst am meisten.
WIRKUNG: Bei Blasenerkrankungen, Stoffwechselleiden, Hauterkrankungen, Gicht und zur Wundbehandlung.

ZUBEREITUNG: Innerlich: 1 bis 2 gehäufte Kaffeelöffel mit 1/4 Liter kaltem Wasser unter mehrmaligem Umrühren 12 Stunden ausziehen. Oder heiß überbrühen, 1/2 Stunde stehen lassen. Abseihen, dreimal täglich 1 Tasse gut trinkwarm über mehrere Wochen nehmen.

Äußerlich: 100 Gramm für 1 Vollbad, mit ca. 1 Liter Wasser heiß überbrühen, 1 Stunde warm stehen lassen, abseihen und dem Badewasser zusetzen. Womöglich keine Metallgeschirre verwenden. Fertige Badeextrakte sind im Handel erhältlich.

> **Kneippwort:** »Die vielseitige und vorzügliche Wirkung dieses Heilkrautes kann nicht genug hervorgehoben werden. Es reinigt nicht nur die Geschirre, weshalb es bei allen Hausfrauen als treffliches Putzmittel gilt, es heilt auch innere und äußere Gebrechen des menschlichen Körpers.«

ANDORN *Foto Seite 9*

(Marrubium vulgare L., Herba Marrubii vulgare, Weißer Andorn)

FUNDORT: Unkraut- und Schuttplätze, auf Ton- und Lehmböden.
ERNTEZEIT: Juni bis August.
SAMMLUNG: Bei Ende der Blütezeit die oberirdischen Pflanzenteile abschneiden..
TROCKNUNG: Gebündelt ohne Sonneneinstrahlung lufttrocknen.
ZERKLEINERUNG: Die trockenen Blüten rebeln und die übrigen Pflanzenteile einheitlich klein schneiden.
AUFBEWAHRUNG: Ohne die groben Stengel klein zusammenschneiden und in luftigen Säckchen oder Dosen aufbewahren.

HINWEISE: Die im Fachhandel (Apotheken und Drogerien) erhältliche getrocknete Ware soll angenehm aromatisch riechen und nur wenig Stengel enthalten.

INHALTSSTOFFE: Marrubün-Bitterstoff, ätherisches Öl, Gerbstoffe und Harze.
WIRKUNG: Steigerung der Gallensaftsekretion, bei Durchfällen, chronischen Katarrhen der Luftwege, magenstärkend. Äußerlich bei Hautausschlägen, Wunden und Geschwüren.

ZUBEREITUNG: 2 gehäufte Kaffeelöffel voll mit 1/4 Liter siedendem Wasser über-

brühen, 5 Minuten zugedeckt ziehen lassen, abseihen und dreimal täglich 1 Tasse warm trinken. Die Zugabe von Pfefferminze, Melisse und Löwenzahn verstärkt die Wirkung als Leber- und Gallentee.
Gleiche Einzelteezubereitung für die äußerliche Verwendung als Auflage oder zur Haut- bzw. Wundreinigung.

ANISFRÜCHTE *Foto Seite 9*

(Pimpinella anisum L., Fructus Anisi vulgaris, Brotsame)

FUNDORT: In Kulturen angebaut, in Kräutergärten gezüchtet und fallweise wildwachsend.
ERNTEZEIT: Herbst.
SAMMLUNG: Im großen abmähen, kleine Bestände abschneiden, an der Luft, auch gebündelt, nachtrocknen und anschließend die Früchte ausdreschen.
TROCKNUNG: Nicht notwendig.
AUFBEWAHRUNG: Nach dem Reinigen von restlichen Pflanzenteilen die Früchte in Beutel oder Dosen füllen und erst vor der Verwendung zur Teezubereitung die benötigte Menge im Mörser zerstoßen.
HINWEISE: Ganze Früchte zum Bestreuen von Bäckereien und Broten.
INHALTSSTOFFE: Mindest 2 Prozent ätherisches Öl, fettes Öl, Cholin, Eiweiß und Zucker.
WIRKUNG: Bei Blähungen, zur Magenkräftigung, bei Husten und zur Steigerung der Milchsekretion während der Stillzeit.
ZUBEREITUNG: 1 bis 2 gestrichene Kaffeelöffel Früchte frisch im Mörser zerquetschen, mit 1/4 Liter siedendem Wasser übergießen, 15 Minuten zugedeckt ziehen lassen, abseihen und mehrmals täglich 1 Tasse trinken. Bei Husten auch mit Honig gesüßt.

> **Kneippwort:** »Anis ist wie Fenchel sehr zu empfehlen. Seine Wirkung auf Gase (Winde) übertrifft jene des Fenchels bei weitem.«

ARNIKA *Foto Seite 9*

(Arnica montana L., Flos Arnicae, Bergwohlverleih)

FUNDORT: Höhere Bergwiesen bis 2800 Meter. Im Flachland auf torfigen Wiesen. Keine Kultivierung im Anbau möglich.
ERNTEZEIT: Juni bis August, je nach Höhenlage.
SAMMLUNG: Nur die tief gelb-orangen Blütenköpfe mit Kelchblättern.
TROCKNUNG: Schattig-luftig, bald ganz trocken. Keine künstliche Wärme.
ZERKLEINERUNG: Blütenköpfe zerteilen, allfällige grüne Anteile entfernen.
AUFBEWAHRUNG: In gut schließenden Behältern, keine Kunststoffe.
HINWEISE: Beim Selbstsammeln die örtlich verschiedenen Naturschutzbestimmungen beachten: Die Wurzeln sind meist gänzlich geschützt, die Blütenköpfe dürfen, regional unterschiedlich, abgepflückt werden. Die Blüten sind frisch zu 20 Prozent mit Branntwein oder verdünntem Alkohol anzusetzen. Ebenso ist die Salbenherstellung möglich: mit Schweinefett bzw. anderen Salbengrundlagen verkochen.
INHALTSSTOFFE: Flavonglykoside Astragallin und Querzetin, Bitterstoffe, Gerbstoffe, Betain, Cholin, Xanthophyll, ätherisches Öl, bakterizide Wirkstoffe und weitere ca. 20 Wirkungsbestandteile.
WIRKUNG: Bessere Durchblutung der Herzkranzgefäße, bei Altersherz, zur Beruhigung des nervösen Herzens. Es ist zu empfehlen, bei der Einnahme von Arnika-Tee oder -Tropfen auf die Dosierung zu achten, die vom Arzt rezeptiert werden soll.
Äußerlich als Hauptanwendungen: Bei Zerrungen, Quetschungen ohne Nervenbeschädigung, bei Blutergüssen, zur Wundbehandlung, zur Spülung und zum Gurgeln.

Wenn der Arzt nichts anderes verordnet hat, bereitet man Arnika-Tee wie folgt zu:
ZUBEREITUNG: Innerlich: 1 gehäuften Kaffeelöffel mit 1/4 Liter siedendem Wasser übergießen, 5 bis 10 Minuten ziehen lassen, abseihen und bis zweimal täglich

1 Tasse als Herztee trinken. Bei magenempfindlichen Personen kann es zu Magenschleimhautreizungen kommen. Dann wäre eine herzstärkende Teemischung mit 10 bis 20 Prozent Arnikablüten zu raten.
Äußerlich: Der oben angegebene Tee oder die 20prozentige Arnikatinktur mit $1/3$ Wasser verdünnt für Umschläge und Auflagen. Für Gurgelzwecke die halbe Menge Tee bzw. 1 Eßlöffel alkoholische Lösung auf 1 Glas lauwarmes Wasser.
Arnika-Salben: Selbstherstellung wie oben angegeben, 20 Prozent mit Schweinefett bzw. Salbengrundlage verkochen.
Fertige Zubereitungen aus der Apotheke:
Innerlich: Neben der oben angegebenen Teezubereitung auch die homöopathische Arnika-Urtinktur.
Äußerlich: Die Arnika-Tinktur (Tinctura Arnicae ÖAB) aus der Apotheke, ebenso fertige Arnika-Salben, auch mit essigsaurer Tonerde gegen Entzündungen und Sonnenbrände.

Kneippwort: »Arnika besitzt in der ganzen Welt den Ruf einer vorzüglichen Heilpflanze.«

AUGENTROST

Foto Seite 9

(Euphrasia officinalis L., Herba Euphrasiae, Herbstblümchen)

FUNDORT: Auf trockenen Wiesen und Moorböden, in Ebenen und im Gebirge, auf Waldlichtungen.
ERNTEZEIT: August und September bei spätem Blühbeginn.
SAMMLUNG: Über dem Erdboden abschneiden und bündeln.
TROCKNUNG: Bündel an einem schattigen, luftigen Ort gut trocknen.
ZERKLEINERUNG: Das kleine und möglichst zarte Kraut fein schneiden.
AUFBEWAHRUNG: In gut schließenden Kräuterdosen, damit der heuähnliche Geruch erhalten bleibt.
HINWEISE: Es sind viele Unterarten von Augentrost bekannt, mit oft verschiedenem Aussehen. Wenn auch die Inhaltsstoffe gleich oder ähnlich sind und die Verwendung gleich ist, ist es sicherer, die »offizinelle« Arzneibuchware im Fachhandel, in der Apotheke oder Drogerie zu kaufen.
INHALTSSTOFFE: Das Glykosid Aucubin, ätherisches Öl, Bitter- und Gerbstoff, Harze und blauer Farbstoff.
WIRKUNG: Bei Augenentzündung, Gerstenkorn.
ZUBEREITUNG: 1 gehäuften Teelöffel mit 1 Tasse kaltem Wasser übergießen, zum Sieden erhitzen, nur wenige Minuten ziehen lassen, abseihen und entweder 2 Tassen täglich trinken oder bevorzugt lauwarm für Augenumschläge und Spülungen verwenden. Dieser äußerlichen Lösung können wenige Kriställchen Kochsalz zugefügt werden. Die innerliche Verwendung ist dann günstig, wenn die Augen- bzw. Lidentzündung allergisch bedingt ist.

Kneippwort: »Zum Lohn und aus Dankbarkeit für treue Dienste haben unsere Voreltern diesem kleinen Kräutchen den schönen Namen Augentrost gegeben. Wenn oft kein Mittel mehr helfen wollte, spendete dieses Blümchen den Augen den letzten Trost. Ich habe es daher schon häufig angeraten und mit guten Erfolgen. Wenn die Öhmd-Ernte (Grummet) zur Hälfte reif ist, im August etwa, findest du dieses Heilkräutlein fast auf jeder Wiese. Oft wächst es so zahlreich, das eigentliche Futter verdrängend, daß die Bauersleute ihm gram werden.«

BÄRENTRAUBEN-BLÄTTER *Foto Seite 11*

(Arctostaphylos uva-ursi L., Folium Uvae-ursi, Harnkraut)

FUNDORT: Nördliches Europa und Moorböden, im Heideland und in Nadelwäldern der Alpenländer.
ERNTEZEIT: August bis Oktober für die fast immergrünen Blätter.
SAMMLUNG: Die preiselbeerähnlichen Blätter, jedoch mit brauner Punktierung an der Blattunterseite, von den Stengeln abpflücken oder auch abkämmen.
TROCKNUNG: Schattig-luftig oder auch in der Sonne.
ZERKLEINERUNG: Die kleinen Blätter unzerteilt, die größeren zerschneiden.
AUFBEWAHRUNG: Ohne besondere Maßnahmen. Das Kraut ist sehr widerstandsfähig.
HINWEISE: Der Wirkstoffgehalt ist im Spätherbst am höchsten.
INHALTSSTOFFE: Zwei Glykoside, das Arbutin und Methylarbutin, sind die Hauptwirkstoffe. Daneben noch freies Hydrochinon, Gerbstoff und mehrere Säuren. Weiters ca. 20 Nebenwirkstoffe.
WIRKUNG: Bei Entzündungen und zur Desinfektion der Harnorgane bzw. des Nierenbeckens. Bei chronischem Harnröhren- und Blasenkatarrh.
ZUBEREITUNG: 1 bis 2 Kaffeelöffel mit ¼ Liter kaltem Wasser 12 bis 24 Stunden kalt ausziehen, abseihen und dann erst erwärmen. Zwei- bis dreimal täglich 1 Tasse trinken. Das Aufkochen der Teezubereitung ist zu vermeiden, weil sonst wegen der Gerbstoffe Magenreizungen auftreten können. Während der Dauer der Verwendung des kalt zubereiteten Tees ist darauf zu achten, daß der Harn normale, also auch altersbedingte Säurewerte hat. Es müssen auch alle Nahrungs- und Genußmittel mit sogenannten »Säurebildern« vermieden werden: Keine Fruchtsäfte, kein saures Obst oder essighältige Salate, Gewürzgurken usw.

BALDRIAN *Foto Seite 10*

(Valeriana officinalis L., Radix Valerianae, Gemeiner Baldrian)

FUNDORT: In ganz Mitteleuropa auf feuchten Plätzen, aber auch auf trockenen Gründen. Weltweit kultiviert.
ERNTEZEIT: März, April vor der Blüte oder September, Oktober.
SAMMLUNG: Gegraben wird vorzüglich die zweijährige Wurzel samt den dünnen, faserartigen bis walzenförmigen Nebenwurzeln.
TROCKNUNG: Nach dem kalten Abwaschen werden die dünnen Nebenwurzeln abgestreift (restliche auch nach dem Trocknen!), alles gebündelt, zum Lufttrocknen aufgehängt.
ZERKLEINERUNG: Die nun deutlich stark riechenden Wurzeln werden fein geschnitten und nochmals nachgetrocknet.
AUFBEWAHRUNG: In gut schließenden Dosen, dunklen Gläsern oder Porzellangefäßen.
HINWEISE: Baldrian beim Trocknen und auch Baldrianzubereitungen nicht für Katzen zugänglich machen: Sie sind gierig auf die charakteristisch riechenden Wurzeln und auf die Tinktur, wälzen sich im Baldrian und werfen Gefäße mit der Teezubereitung um!
INHALTSSTOFFE: Mehrere Valepotriate und Isovaleriansäuren als Hauptwirkstoffe. Daneben eine Reihe von Pflanzensäuren, aetherisches Öl, Ester, Valtrate usw.
WIRKUNG: Die Gesamtheit aller Inhaltsstoffe ist maßgebend für die umfassende Wirkung:
1. Herz- und nervenberuhigend, natürlich schlaffördernd.
2. Nervenkräftigend, Steigerung der Merkfähigkeit .
ZUBEREITUNG: Innerlich: Die Teezubereitung – 2 Kaffeelöffel mit ¼ Liter kaltem Wasser 10 bis 12 Stunden stehen lassen, mehrmals umrühren, zwei- bis dreimal täglich, vor allem abends, erwärmt 1 Tasse trinken.
Die Baldriantropfen (Tinctura Valerianae), wovon wengistens 30 Tropfen bis 2 Kaffeelöffel mit etwas lauwarmem Wasser, bis dreimal täglich genommen werden.

Zur Geschmacksverbesserung ist auch die Einnahme auf Würfelzucker möglich. Die früheren Einnahmeangaben von 5 bis 20 Tropfen sind überholt. Bei Prüfungsangst hat sich die Anwendung je nach Alter von 1 bis 2 Kaffeelöffel ½ Stunde vor der Prüfung sehr bewährt.
Äußerlich: Das Baldrianbad wird folgendermaßen zubereitet: 100 Gramm Baldrianwurzeln werden mit 1 Liter Wasser 10 bis 12 Stunden wie zur Trinkteezubereitung angesetzt, und die abgeseihte Flüssigkeit dem Vollbad zugesetzt. Wenn morgens der Ansatz vergessen wurde, kann auch eine Abkochung verwendet werden. Ebenso sind ca. 200 Gramm Baldriantinktur als Zusatz zum Badewasser möglich. Im Handel sind vollwertige Badeextrakte von Baldrian erhältlich.
Baldrianwurzel eignet sich auch vorzüglich zu beruhigenden Teemischungen mit Melisse, Lavendel und Rosmarin. In Apotheken gibt es auch gebrauchsfertige Baldrianextrakt-Dragees und Kapseln, oft auch gemischt mit weiteren pflanzlichen Bestandteilen.

> **Kneippwort:** »Daß im Baldrian etwas Besonderes stecken muß, darüber belehren uns die Katzen, die er so betäubt, daß sie sich in ihm wälzen.«

BEIFUSS *Foto Seite 11*

(Artemisia vulgaris L., Herba Artemisiae vulgaris, Wilder Wermut)

FUNDORT: Europaweit als Unkraut an Wegrändern, Ackerfreiflächen und Schuttplätzen.
ERNTEZEIT: Zur Blüte von Juni/Juli bis August/September.
SAMMLUNG: Die oberen Triebteile abschneiden.
TROCKNUNG: Gebündelt luftig schattig.
ZERKLEINERUNG: Gesamte Triebspitzen klein schneiden.
AUFBEWAHRUNG: In dicht schließenden dunklen Gläsern, Porzellangefäßen oder Aluminiumdosen.
HINWEISE: Von den vielen Artemisia-Korbblütlern und vom Wermut unterscheidet sich der Beifuß meist durch die gelbrötlichen Blüten und den weniger scharfen, aber doch wermutähnlichen Geruch. Deshalb schmeckt der Beifußtee auch weniger bitter.
INHALTSSTOFFE: Bis 0,2 % aetherisches Öl und wenig Bitterstoffe.
WIRKUNG: Anregung der Magensaftsekretion, galle- und leberstärkend, fäulniswidrig für den Darm. Als Gewürz milder als Wermut.
ZUBEREITUNG: 1 gehäuften Teelöffel mit ¼ Liter siedendem Wasser überbrühen, zugedeckt kurz ziehen lassen, abseihen und vor den Hauptmahlzeiten 1 Tasse ungesüßt trinken. Bei Schwangerschaft soll auch dieser milde Tee vom Wilden Wermut gemieden werden.

BEINWELL *Foto Seite 11*

(Symphytum officinale L., Radix Symphyti, Radix Consolidae, Schwarz- oder Wallwurz)

FUNDORT: Europaweit auf feuchten Plätzen, Äckern, Wiesen, Moorböden und in Gräben.
ERNTEZEIT: März, April oder September, Oktober.
SAMMLUNG: Die großen Wurzelstöcke werden ausgegraben, der Länge nach gespalten und mit kaltem Wasser gut abgewaschen.
TROCKNUNG: Auf Schnüre fädeln und schattig-luftig trocknen.
ZERKLEINERUNG: Die gut trockene Wurzel wird kleinwürfelig geschnitten und dann noch auf Darren oder Papier nachgetrocknet.
AUFBEWAHRUNG: Die getrocknete Wurzel vor Licht geschützt in gut schließenden Behältern. Bei Feuchtigkeitszutritt ist Ungeziefer- oder Schimmelbefall möglich.

HINWEISE: Das Kraut kann zur Blütezeit im Mai/Juni gepflückt werden. Es wird in der Volksmedizin bei Lungenerkrankungen verwendet.

INHALTSSTOFFE: Bis 1 % Allantoin, weiters bis 6 % Gerbstoffe, dann reichlich Schleime, Stärke, Gummi und Harze.
WIRKUNG: Bei chronischen Geschwüren, schlecht heilenden Wunden, offenen Beinen, Unterschenkelgeschwüren und zur Kallusbildung nach Knochenbrüchen.
ZUBEREITUNG: Innerlich: Die Wurzel eignet sich wegen des hohen Schleim- und Gummigehaltes nicht für die Teezubereitung. Die Trinkteezubereitung wäre zur Unterstützung der vorzüglichen äußerlichen Verwendung kaum von Bedeutung und sollte wegen der noch nicht restlos erforschten Inhaltsstoffe auch vermieden werden.
Äußerlich: 100 Gramm geschnittene Wurzeln werden mit 1 Liter heißem Wasser übergossen, eventuell kurz aufgekocht, bis sich die Flüssigkeit noch abgießen bzw. abseihen läßt. Mit dem warmen Abguß Umschläge machen, allenfalls mit Billrothbatist oder starker Leinwand gegen das Durchnässen abdecken. Die Wallwurzsalbe gibt es in der Apotheke.

BIRKE *Foto Seite 11*

(Betula alba, Betula pendula, Folium Betulae, Weiß- und Hängebirke)

FUNDORT: Mischwälder bis zum 65. Breitengrad nördlicher Breite.
ERNTEZEIT: Mai/Juni die jungen, zarten Blätter, jedenfalls nach der Blüte.
SAMMLUNG: Keinesfalls die ganzen Bäume entlauben, weil sonst dem Baum die Atemmöglichkeit und die Saftbildung genommen wird!
TROCKNUNG: Zur schattigen Lufttrocknung weitflächig auflegen.
ZERKLEINERUNG: Streifig schneiden, keine alten Blätter verwenden und auf Schädlingsbefall achten.
AUFBEWAHRUNG: Zur Erhaltung des Aromas in dicht schließenden Gefäßen und unter Lichtabschluß. Jährliche Erneuerung wäre ratsam.
HINWEISE: Beide oben angeführten Birkensorten sind offizinell und die getrocknete, geschnittene Blattware ist im Fachhandel erhältlich.
INHALTSSTOFFE: Aetherisches Öl, Bitterstoffe, Saponine, Flavonoide, Vitamin C, Gerbstoff, Harz und viele Nebenwirkstoffe.
WIRKUNG: Die Gesamtheit der Wirkstoffe macht die vielseitige Verwendung aus: Wassertreibend (diuretisch), schweißtreibend (diaphoretisch), stoffwechselfördernd, bei Rheuma sowie Gicht, nieren- und blasenreinigend.
ZUBEREITUNG: Der Birkenblätter-Tee: 2 gehäufte Kaffeelöffel voll mit $1/4$ Liter siedendem Wasser überbrühen, ca. 10 Minuten ziehen lassen, dreimal täglich 1 Tasse trinken, zur Frühjahrskur mehrere Wochen fortsetzen.
Reiner Birkensaft zur Haarwuchsförderung; Birkenholzteer in der Veterinärmedizin; Birkenholzkohle bei Magen- und Darmvergiftungen, Durchfällen und übermäßiger Gasbildung; Birkensäfte und Extrakte für kosmetische Zwecke.

BITTERKLEE *Foto Seite 13*

(Menyanthes trifoliata, Folium Menyanthis, Folium Trifolium fibrini, Bitter-, Fieber- oder Sumpfklee)

FUNDORT: In Moorgründen, Sumpfwiesen, in Wassergräben, Seelandschaften. In der alpinen und nördlichen Zone bis 1800m.
ERNTEZEIT: April bis Juni. Regional und in der Schweiz naturgeschützt.
SAMMLUNG: Blätter samt Stielen, welche den Wurzeln entspringen, sammeln, ohne Blüten und Blütenstände.
TROCKNUNG: Schattig lufttrocknen.
ZERKLEINERUNG: Die Blätter und zarten Stengel fein schneiden, grobe Stengel ausscheiden.
AUFBEWAHRUNG: In gut schließenden, lichtundurchlässigen Behältern.
HINWEISE: In Gegenden, wo diese Heilpflanze nicht geschützt ist, doch nur sparsam ernten und die Wurzeln im Boden lassen! Getrocknete Arzneibuchware aus der Apotheke beziehen.
INHALTSSTOFFE: Verschiedene Bitterstoffglykoside und Gerbstoffe, daneben eine Reihe von Nebenwirkstoffen.

WIRKUNG: Bei Magen- und Darmstörungen, zur Appetitanregung, zur Gallenflußförderung. In der Volksmedizin als Fiebermittel und Antineuralgicum. In der Likörindustrie als »Amarum«-Zusatz.
ZUBEREITUNG: 1 gehäuften Kaffeelöffel mit ¼ Liter siedenem Wasser überbrühen, 5 Minuten ziehen lassen, abseihen und ohne Zucker- oder Süßstoffzugabe warm trinken. Dieses Heilkraut eignet sich vorzüglich zu Magenteemischungen und wird selten alleine verwendet.

> **Kneippwort:** »Dieses Kraut gibt vorzüglichen Thee für den Magen; er wirkt gut auf die Verdauung und hilft, gute Magensäfte bereiten. Bitterklee in Branntwein angesetzt, gibt den »bitteren Geist«, der denselben guten Zwecken dient.«

BLUTWURZ *Foto Seite 13*

(Potentilla erecta L., Radix Tormentillae, Ruhr-, Rotwurz)

FUNDORT: Europaweit auf sandigen, sonnigen Böden, in lichten Wäldern, Triften und Wiesen. Kleinerer Wuchs in Mooren.
ERNTEZEIT: März/April und September/Oktober.
SAMMLUNG: Wurzelstock samt dünnen, faserartigen bis walzenförmigen Nebenwurzeln.
TROCKNUNG: Nach dem Ausgraben kalt abwaschen, die ganzen Wurzeln an einem sonnigen, warmen Ort schnell trocknen.
ZERKLEINERUNG: Einheitlich klein schneiden, Fadenwurzeln ausscheiden.
AUFBEWAHRUNG: Vor Licht geschützt in gut schließenden Behältern.
HINWEISE: Schneidemesser sofort gut reinigen. Tormentillrot färbt Eisen schwarz.
INHALTSSTOFFE: Bis 25 % Tormentillgerbsäure, Tormentillrot, Harze, Säuren und weitere Nebenwirkstoffe.
WIRKUNG: Bei akuten und chronischen Durchfällen, als Gurgel- und Spülmittel bei entzündlichen Erkrankungen im Rachen- und Mundraum. Für Badezwecke bei Erfrierungen und schlecht heilenden Wunden. Bei Verbrennungen und Hämorrhoiden. In der Volksmedizin innerlich bei Magenschleimhauterkrankungen.

ZUBEREITUNG: Innerlich: 1 bis 2 Eßlöffel voll mit ½ Liter kaltem Wasser zustellen und mehrmals aufkochen. Bis dreimal täglich 1 Tasse trinken. Die in der Apotheke erhältliche Blutwurztinktur (Tinctura Tormentillae) kann mit 50 Tropfen bis zu ½ Kaffeelöffel voll auf 1 Tasse warmes Wasser oder Kamillentee ebenso als Magenmittel genommen werden.

Äußerlich: Wie der oben angeführte Tee, eventuell 1 : 1 mit Wasser verdünnt zum Gurgeln bei Rachenentzündungen oder zum Spülen nach Zahnextraktionen verwenden. Ebenso kann die Blutwurztinktur gleicherweise zum Gurgeln verwendet werden, zur Zahnfleischpinselung mit einem Wattetupfer, unverdünnt.

BOCKSHORNKLEE

(Semen Foenugraeci, Bockshornkleesamen)

FUNDORT: Mittelmeerländer, Frankreich, Nordafrika, Indien. Feldmäßiger Anbau auch in Mitteleuropa.
INHALTSSTOFFE: Alkaloid Trigonellin, Schleim und andere Wirkstoffe.
WIRKUNGEN: Entzündungshemmend bei Geschwüren und Furunkeln.

ZUBEREITUNGEN:
a) der ganze Samen für Teezubereitungen zur allgemeinen Kräftigung, Milchsekretionsförderung.
b) die gepulverten Samen zur Auflage als Breiumschlag bei oben angeführten Geschwüren und Furunkeln, bei Magenschleimhautentzündungen. 100 Gramm Foenum graecum-Pulver mit wenig Wasser anrühren und aufkochen. Der warme Brei wird auf Leinen gestrichen und bis dreimal täglich auf den Leib gelegt.
c) Gewürzverwendung: Sehr sparsam verwenden, weil sonst der Geschmack übertönt wird!

BRENNESSEL *Foto Seite 12*

(Urtica dioica L., Urtica urens L., Folium, Herba et Radix Urticae, Große bzw. Kleine Brennessel)

FUNDORT: Schutt- und Komposthaufen, Hecken und Wegränder. Als Unkraut an Feldern und in Gärten.
ERNTEZEIT: Ab April das Kraut, September/Oktober die Wurzel.
SAMMLUNG: Als Wildgemüse die ersten, frischen Blätter, später auch die ganze Pflanze, ohne dicke Stengel.
TROCKNUNG: Das Kraut schattig lufttrocknen, die Wurzel gut abwaschen, allenfalls spalten und in der Wärme trocknen.
ZERKLEINERUNG: Die Blätter zerkrümeln oder zerschneiden, die nicht zu dikken Stengel und die Wurzeln zerschneiden.
AUFBEWAHRUNG: Die getrockneten Blätter vor Licht geschützt in gut schließenden Behältern.
HINWEISE: Zur Pflanzenernte und zum Blätterabstreifen immer Handschuhe verwenden. Das getrocknete Kraut brennt nicht mehr auf der Haut, aber mit den Fingern nicht auf die Augenlider kommen!
INHALTSSTOFFE: Nesselgiftstoff, Histamin, Acetylcholin, Ameisen- und Essigsäure, reichlich Chlorophyll, weiters Mineralstoffe, Vitamin C in den jungen Blättern, Harze und Fermente.
WIRKUNG: Stoffwechselmittel, bei Rheuma und Gicht, Leber- und Gallenleiden, als Blattgrün-(Chlorophyll)-Lieferant für die Arzneimittel- und Kosmetikherstellung sowie die jungen Blätter als Frühjahrssalatpflanze.
ZUBEREITUNG: Innerlich: 2 gehäufte Kaffeelöffel trockenes Kraut mit ¼ Liter siedendem Wasser überbrühen, ein- bis zweimal kurz aufkochen, ziehen lassen, abseihen und zweimal täglich 1 Tasse nicht zu heiß schluckweise durch 4 bis 8 Wochen kurmäßig trinken. Ist besonders ab Frühjahrsbeginn zur Entschlackung (»Blutreinigung«) sehr zu empfehlen.
Der frisch gepreßte Brennesselsaft bzw. das im Fachhandel vorrätige Brennessel-Elixier kann ebenso verwendet werden.

Äußerlich: Pfarrer Sebastian Kneipp empfiehlt: »Wer an Rheumatismus leidet und kein Mittel mehr findet, denselben auszutreiben, bestreiche oder schlage die schmerzenden Stellen täglich ein paar Minuten lang mit frischen Brennesseln. Die Furcht vor der ungewohnten Ruthe wird bald der Freude über deren vorzügliche Heilwirkung weichen.«
Ein Brennesselabsud zum letzten Abschwemmwasser bei der Kopfwäsche fördert ebenso den Haarwuchs, wie der von Kneipp empfohlene Brennessel-Haarspiritus zum Einreiben der Kopfhaut bei Haarausfall.

Kneippwort: »Kräftiger als die Blätter wirken die Brennesselwurzeln, ob man sie im Sommer grün ausgegraben oder im Winter gedörrt verwendet. Eine beginnende Wassersucht kann durch Thee von Brennnesselwurzeln behoben werden. Derselbe räumt überhaupt mit faulen Säften im Inneren gründlich auf.«

BRUCHKRAUT

(Herba Herniariae, Harnkraut, Nierenkraut)

FUNDORT: Überall in Europa auf kalkhältigen Böden, Äckern und Schuttplätzen. Zur Blütezeit von Juni bis September das ganze Kraut ohne Wurzel ernten. Kühl und luftig gebündelt trocknen. Vorrat nur bis 1 Jahr haltbar, dann große Wertminderung.

INHALTSSTOFFE: Viel Saponin, Herniarin, Gerbstoff, Flavone, ätherisches Öl (sehr flüchtig!) und weitere Wirkstoffe von geringer Haltbarkeit. Paronychin (Alkaloid).

WIRKUNG: Stark krampflösend, teilweise desinfizierend und leicht harntreibend. Früher wurde es gerne mit Bärentraubenblättern gemischt, heute sind wegen der unterschiedlichen Zubereitungsarten getrennte bzw. abwechselnde Zubereitungen oder Mischungen der fertigen Tees zu raten.

ZUBEREITUNG: 2 gehäufte Kaffeelöffel mit ¼ Liter siedendem Wasser überbrühen, 10 Minuten zugedeckt ziehen lassen, abseihen und zweimal täglich 1 Tasse warm trinken.

EIBISCH *Foto Seite 14*

(Althaea officinalis L., Flos, Folium und Radix Althaeae, Weiße Malve)

FUNDORT: Europaweit auf feuchten, mineralreichen Böden, an warmen Heckenrändern und in Gräben. Häufig feldmäßig kultiviert.

ERNTEZEIT: April/Mai die Blätter, im Juli die Blüten und die Wurzeln von Oktober bis November.

SAMMLUNG: Die Blätter jung ernten, die Blüten allein pflücken, die Wurzeln ausstechen und kurz kalt abwaschen.

TROCKNUNG: Die Blätter und die Blüten getrennt schnell lufttrocknen, die Wurzeln auch bei künstlicher Wärme.

ZERKLEINERUNG: Die gut trockenen Blüten und Blätter rebeln oder zerschneiden, die Wurzeln würfelig schneiden.

AUFBEWAHRUNG: Die Blätter und die Wurzeln wegen des hohen Schleimgehaltes trocken, in gut schließenden Behältern.

HINWEISE: Zuviel Luftzutritt während der feuchten Jahreszeit und gänzlicher Luftabschluß beeinträchtigen die Qualität. Bei Schimmelbefall und muffigem Geruch nicht mehr verwenden und einwandfreie Arzneibuchware im Fachhandel besorgen.

INHALTSSTOFFE: Schleimgehalte, bei der Blüte ca. 5 %, den Blättern 10 % und den Wurzeln bis 20 %. Die Blüten und Blätter enthalten etwas aetherisches Öl, wodurch die Teezubereitung aromatischer wird. Die Wurzel enthält zusätzlich viel Stärke, Pektin, Gerbstoff und Zucker, ist also hochwertiger.

WIRKUNG: Bei allen Entzündungen der Schleimhäute im Rachen- und Brustraum, im Magen- und im Darmbereich.

ZUBEREITUNG: Innerlich: Für den Tee von Blüten und Blättern 1 bis 2 gehäufte Kaffeelöffel voll mit ¼ Liter siedendem Wasser überbrühen, 5 Minuten ziehen lassen, abseihen und mehrmals täglich 1 Tasse, mit Kandiszucker oder Honig gesüßt, gut warm trinken. Für den Tee von den Wurzeln 2 gehäufte Kaffeelöffel voll mit ¼ Liter kaltem Wasser ½ Stunde ansetzen, mehrmals umrühren, kalt abseihen und erst dann trinkwarm erhitzen. Ebenso mit Kandiszucker oder Honig versetzen.

Der Eibisch-Sirup ist ein Erzeugnis der Apotheke. Mit dem Zusatz von Anistropfen wirkt er bei Kindern gegen Bronchitis und Reizhusten ausgezeichnet. Der Eibischteig (Pasta Althaeae), jene bunten Zeltchen zum Lutschen werden von jung und alt immer noch gerne bei Halsbeschwerden und Husten genommen.

Äußerlich: Eibisch-Tee wie oben angegeben, auch zum Gurgeln und Spülen bei Hals- und Zahnfleischentzündungen. Umschläge mit Eibischtee fördern die Heilung von Verletzungen und Furunkel sowie Karbunkel zeitigen früher.

Kneippwort: »Ich bin für den Eibischtee nicht besonders eingenommen, da er meinen Erwartungen zu wenig oder nicht entsprochen hat. Schon beim Sieden erhält man eine schütterige (zähe) Masse, die nach verhältnismäßig kurzer Zeit schleimig wird und so den Appetit nehmen oder verderben muß. Derlei Medizinen empfehle ich nie. Gelinde gesagt, ist mir Eibischkraut und Eibischwurzel etwas verdächtig.«

Bemerkung des Verfassers: Eibisch darf man niemals sieden, damit der Tee keine schleimige Masse wird!

EHRENPREIS *Foto Seite 15*

(Veronica officinalis L., Herba Veronicae, Wundkraut)

FUNDORT: Europaweit in Waldlichtungen, trockenen Holzschlägen und an Waldrändern.
ERNTEZEIT: Mai bis Juli, je nach Lage und Lichteinfall.
SAMMLUNG: Das blühende Kraut, ohne alle Wurzeln und tieferliegenden Teile.
TROCKNUNG: Schattig-luftig gänzlich trocknen.
ZERKLEINERUNG: Alles klein schneiden, große und starke Stengel ausscheiden.
AUFBEWAHRUNG: In Beuteln oder Dosen, keine besonderen Lagervorschriften.
HINWEISE: »Allerweltsheil«, der volkstümliche Name, deutet auf die vielseitige Wirkung dieses Krautes hin. Es wird in der Volksheilkunde als Tee gegen Husten und Erkältungskrankheiten, als Gurgelmittel und bei Schleimhautentzündungen und auch bei Appetitlosigkeit, Magenbeschwerden, Rheuma und Gicht etc. empfohlen. (Verwendung problematisch.)
INHALTSSTOFFE: Glykosid Aucubin, Bitterstoff, Gerbstoff, organische Säuren, Mannit, Zuckerarten, Gummi, Wachs, wenig ätherisches Öl.

WIRKUNG: Bei Atembeschwerden und Hustenanfällen, meist in Teemischungen.
ZUBEREITUNG: 2 gehäufte Kaffeelöffel mit ¼ Liter siedendem Wasser überbrühen, 10 Minuten ziehen lassen, abseihen und etwa dreimal täglich 1 Tasse warm trinken. Süßen mit Honig oder Kandiszukker.

EICHENRINDE

(Quercus robur L., Quercus petraea, Cortex Quercus, Sommer- oder Wintereichenrinde)

FUNDORT: Die Sommereiche liebt die feuchten Mischwälder, die Wintereiche bevorzugt gebirgige Gegenden und liebt trockene Plätze.
ERNTEZEIT: Im März bis April, zeitig im Frühjahr, wenn der Saft ins Holz steigt.
SAMMLUNG: Die Rinde wird von jungen Sträuchern und Ästen, ohne jede Borke geschält. Altholzrinde ist nicht brauchbar.
TROCKNUNG: Die zarte, sogenannte Spiegelrinde, – ohne jeden Flecken- und Ungezieferbefall –, wird bei mittlerer Hitze getrocknet.
ZERKLEINERUNG: Kleinwürfelig schneiden und nachtrocknen.
AUFBEWAHRUNG: Ohne besondere Vorschrift in Beuteln oder Dosen.
HINWEISE: Triebe nur sparsam abschneiden. Stockaustriebe nach erlaubter Fällung von mehrjährigen Eichenbäumen können gleichwertig für die Rindengewinnung verwendet werden. Achtung: Für Koch- und Badezwecke keine Metallgefäße benutzen. Die Badewanne sofort nach dem Bad gut reinigen,
INHALTSSTOFFE: Bis zu ca. 20 % Eichenrindegerbstoff, welcher bei langer Lagerung mengenmäßig abnimmt. Die junge Rinde hat den höchsten Gerbstoffgehalt.
WIRKUNG: Adstringierend (zusammenziehend) bei: Hauterkrankungen, Verbrennungen, Entzündungen, Hämorrhoiden, Blutungen.
Innerlich bei Durchfallerkrankungen, Frostbeulen und Fußschweiß.
ZUBEREITUNG: Innerlich: 1 bis 2 gehäufte Kaffeelöffel mit ¼ Liter kaltem Wasser zustellen, wenige Minuten aufsieden, abseihen und bei Durchfall täglich 2 Tassen lauwarm trinken.
Äußerlich: Der oben angebene Tee kann auch zum Gurgeln und Rachenspülen verwendet werden. Für Umschläge einen Leinenstoff damit tränken und gut warm auflegen. Darüber einen wasserdichten Stoff hüllen und zwei- bis dreimal täglich erneuern.

Für Bäder werden je nach Wassermenge ¼, ½ bis 1 kg Eichenrinde mit wenigen Litern Wasser aufgekocht und dem warmen Sitz-, Teil- oder Vollbad zugesetzt.
Eichenrinden-Badeextrakte sind im Fachhandel erhältlich.

> **Kneippwort:** »Heißt es uns gar die Eichenrinde als Medizin gebrauchen! Ja freilich, sie mag frisch vom Baume weg oder getrocknet sein.«

ENZIANWURZEL *Foto Seite 15*

(Gentiana lutea L., Radix Gentianae lutea, Gelber Enzian)

FUNDORT: Europaweit in den Gebirgsgegenden bis 2500 Meter. Umfangreiche Kulturanbauten.
ERNTEZEIT: Juni bis September, bevorzugt im Herbst.
SAMMLUNG: Die mehrjährige, kräftige Wurzel samt Nebenwurzeln graben.
TROCKNUNG: Starke Wurzeln und Wurzelstöcke spalten und in mittlerer Wärme trocknen.
ZERKLEINERUNG: Einheitlich grobkörnig schneiden.
AUFBEWAHRUNG: Zur Erhaltung des Aromas in gut schließenden Gefäßen.
HINWEISE: Der Gelbe Enzian, vor allem die Wurzel, ist regional geschützt. Durch den Wasserabfluß in den mittleren Alpinregionen wachsen die natürlichen Bestände nicht mehr nach und die Plantagenanbauten reichen für den starken Bedarf der Getränkeindustrie nicht aus.
INHALTSSTOFFE: Zahlreiche Bitterstoffglykoside, flüchtige Duftstoffe, Pectin, Zuckerarten, Säuren, Gerb- und Farbstoffe.
WIRKUNG: Bei vielen Magen- und Darmerkrankungen, vor allem bei starker Überlastung der Verdauungsorgane und bei Magenschwäche. Bei Appetitlosigkeit, zur Steigerung der Magensaftsekretion. Gegen Blähungen, zur Gallensaftsteigerung und bei Krampfzuständen. Nicht geeignet für den nervösen oder übersäuerten Magen.
ZUBEREITUNG: 1 Kaffeelöffel voll mit ¼ Liter kaltem Wasser übergießen, einigemal aufkochen, abseihen und vor den Hauptmahlzeiten 1 Tasse lauwarm trinken. Nicht oder nur wenig aufkochen macht die Teezubereitung milder, aber auch weniger gut wirksam. Keine Zuckerzugabe wegen der zusätzlichen Gärungsmöglichkeit und auch keinen Süßstoff. Die Bitterstoffe sollen als »Amarum« (Bittermittel) wirken!
Von der Enzian-Tinktur (Tinctura Gentianae) aus der Apotheke werden jeweils 15 bis 20 Tropfen bis zu 1 Stunde vor den Hauptmahlzeiten genommen.
Enzianschnäpse werden von älteren Personen gerne genossen. Doch auch diese dürfen bei akuten Magenschleimhautentzündungen und allenfalls blutenden Magengeschwüren nicht angewendet werden!

> **Kneippwort:** »Auf größeren Reisen, wenn man tagelang oft schlecht ißt, noch schlechter trinkt und todmüde und halbkrank am Ziele ankommt, leistet ein winziges Fläschchen Enziantinktur, tropfenweise auf Zucker zu Rathe gezogen, treffliche, unbezahlbare Dienste.«

FAULBAUMRINDE *Foto Seite 15*

(Rhamnus frangula L., Cortex Frangulae, Gelbholz, Pulverholzrinde)

FUNDORT: Im Unterholz unserer lichten Wälder, in feuchten Auen und Moorböden, an Bachufern, Gebüschen; Feldrainen und im Bergland bis ca. 1000 m.
ERNTEZEIT: Im Frühjahr, Mai bis Juni.
SAMMLUNG: Die saftige, frische Rinde wird von den Zweigen und zarten Ästen geschält, wenn der Strauch im besten Saft steht.
TROCKNUNG: Vorerst die Rindenstücke warm und luftig trocknen und vor der Verwendung 1 Jahr ablagern.
ZERKLEINERUNG: Dann erst klein-würfelig schneiden.
AUFBEWAHRUNG: Ohne besondere Maßnahmen in geeigneten, lichtundurchlässigen Dosen oder Gefäßen lagern.
HINWEISE: Die kleinen, wildwachsenden Sträucher enthalten oft nur geringe Wirkstoffmengen, ebenso manche einheimische Unterarten. Die einjährige Ablagerung der Rinde ist unbedingt notwendig, weil die frische Rinde brechreizwirkende Inhaltsstoffe enthält, welche sich erst im Laufe von einem Jahr in zusätzlich mild abführende Bestandteile umbilden.
INHALTSSTOFFE: Ein Gemisch von Frangulin A und B-Anthrachinonen, welche teilweise durch die einjährige Lagerung aus den brechreizverursachenden Emodinen entstanden sind. Weiters Gerbstoff, Zuckerarten und einige Alkaloide.
WIRKUNG: Mildes Abführmittel, vornehmlich im Dickdarm einsetzend.
ZUBEREITUNG: 1 gehäuften Kaffeelöffel mit ¼ Liter kaltem Wasser ansetzen, 12 Stunden unter mehrmaligem Umrühren stehen lassen, abseihen, erwärmen und abends 1 Tasse trinken. Bei stärkerer Stuhlverstopfung ist ein kurzes Aufkochen des Teeansatzes möglich.

Abführ-Teemischungen enthalten häufig 10 bis 20 % Faulbaumrinde. Diese kann auch mit überbrüht bzw. aufgekocht werden.

Zahlreiche, meist pflanzliche Abführmittel aus der Apotheke enthalten Faulbaum-Extrakte in abgestimmter Menge.

FENCHELFRÜCHTE *Foto Seite 15*

(Anethum foeniculum L., Fructus Foeniculi vulgaris, Brotsamen)

FUNDORT: Früher nur in warmen Mittelmeerländern, heute auch in nördlichen gemäßigten Zonen und weltweit in Kulturen angebaut. Auch in vielen Kräutergärten zu finden.
ERNTEZEIT: Die Früchte reifen im Laufe des Sommers bis zum späteren Herbst.
SAMMLUNG: Abstreifen (»Kämmen«) der reifen Früchte, oft auch nach dem Abschneiden bzw. Mähen der ganzen Doldenstände.
TROCKNUNG: Auflegen auf Trockenflächen und mäßig warm trocknen. Beim Umschaufeln zerfallen die Sammelfrüchte oft schon.
ZERKLEINERUNG: Manche Fenchelfrüchte müssen ausgedroschen werden, bis die vollkommen erhaltenen Teilfrüchte übrig bleiben.
AUFBEWAHRUNG: Die reife Ware verlangt keine besondere Aufbewahrungsvorschrift, und die geschlossenen Teilfrüchte können lange Zeit in Dosen, Gläsern oder sonstigen Behältern gelagert werden..
HINWEISE: Von der Fenchelpflanze gibt es eine Reihe von in- und ausländischen Unterarten, u. a. auch den sogenannten »Gartenfenchel« oder den »italienischen Gemüsefenchel« für die Gemüsezubereitung. Auch »Indischer Fenchel« wird für Genußzwecke angebaut.
INHALTSSTOFFE: Die Spaltfrüchte enthalten mindestens 4 % ätherisches Öl, viel fettes Öl, Zucker, Eiweiß, Wachs, Pflanzensäuren und weitere Ergänzungsstoffe. stoffe.
WIRKUNG: Zur Schleimlösung, besonders in der Kindertherapie. Hier auch zur Beruhigung der Unruheszustände etwa beim Zahnen. Gut blähungswidrig und krampflösend bei Magen- und Darmbeschwerden. Zur Steigerung der Milchsekretion, zur Förderung der Wasserausscheidung, für Augenspülungen und als Gurgelmittel. Schließlich in der Likörindustrie und in der Küche als vorzügliches Gewürz.

ZUBEREITUNG: Als blähungswidriger Tee, insbesonders für Kinder: 1 Kaffeelöffel frisch gestoßene Früchte mit ¼ Liter siedendem Wasser überbrühen, 10 Minuten zugedeckt ziehen lassen, abseihen, ohne Zucker, allenfalls mit Süßstoff, je nach Alter, ab 50 ml zwei- bis fünfmal täglich 1 Tasse für Erwachsene. Als Hustentee auch mit Honig gesüßt. Der reine Fencheltee kann 1 : 1 mit Wasser verdünnt auch für Augenwaschungen zur Kräftigung der Augen verwendet werden. Stärker wirken dafür auch die Augendämpfe.

Der eigentliche Kopfdampf bei Husten und Heiserkeit kann mit 20 bis 30 Tropfen ätherischem Fenchelöl aus der Apotheke zubereitet werden.

> **Kneippwort:** »Die Fenchelkörner dürfen in keiner Hausapotheke fehlen, da das Leiden, in welchem sie Hilfe schaffen, sogar häufig vorkommt.«

GÄNSEFINGERKRAUT

(Potentilla anserina L., Herba Anserinae, Fingerkraut) *Foto Seite 15*

FUNDORT: Mittel- und Osteuropa, Nordasien, bevorzugt in feuchten Niederungen, auf Wiesen und an Wegrändern.
ERNTEZEIT: Mai zur Blütezeit und bis zum Herbst das Kraut ohne Wurzeln.
SAMMLUNG: Die oberirdischen Pflanzenteile, mit den ansetzenden Blüten, ohne deren vertrockneten Teilen.
TROCKNUNG: Schnell und gut trocknen bei mittlerer Hitze.
ZERKLEINERUNG: Zerrebeln bzw. klein schneiden.
AUFBEWAHRUNG: Nur gut getrocknetes Kraut in nicht ganz luftdicht schließenden Dosen, dunklen Gläsern oder Porzellangefäßen.
HINWEISE: Dicke Stengel über dem Wurzelstock ausscheiden, am besten nur Blätter und Blütenansätze verwenden, allenfalls zarte Sprosse mitschneiden.
INHALTSSTOFFE: Bis 10 % Bitterstoffe und Gerbstoffe, daneben eine Reihe von weiteren Nebenwirkstoffen, welche die Anwendung in der Volksmedizin rechtfertigen.
WIRKUNG: Bei Magen-, Darm- und Unterleibsschmerzen krampflösend, insbesondere bei Regelbeschwerden mit Krämpfen.
ZUBEREITUNG: 1 bis 2 gehäufte Kaffeelöffel mit ¼ Liter siedendem Wasser überbrühen, kurz ziehen lassen, abseihen und bis zweimal täglich 1 Tasse trinken.

Kneippwort: »Das Gänsefingerkraut wächst, wie sein Name besagt, da am besten, wo Gänse sich am liebsten aufhalten. Viele Leute haben ihm, nach seiner Wirkungsweise den Namen Krampfkraut gegeben. Thee von Anserinenkraut ist ein vortreffliches Mittel bei Krampfanfällen, seien diese im Magen, im Unterleib, wo immer.«

GINSENGWURZEL

(Panax ginseng L., Radix Ginseng, Kraftwurz)

FUNDORT: Wildwachsend in den schattigen Gebirgswäldern Ostasiens von Nepal bis zur Mandschurei, kultiviert in Nordchina, in der Mandschurei, in Korea und Japan.
ERNTEZEIT: Bevorzugt im Herbst.
SAMMLUNG: Wildwachsende, vor allem chinesische Wurzeln müssen mehrjährig sein. Die kultivierten Sorten verlangen einen großen Arbeitsaufwand mit Saat, Auspflanzung, Schutz vor Schädlingen und bestimmter Düngung. Die kultivierte Wurzel wird im 7. Jahr gesammelt.
TROCKNUNG: Nach dem sorgfältigen Waschen wird die rote Sorte an der Sonne getrocknet, bei erhöhter Temperatur der »Weiße Ginseng« und mit heißem Wasser bzw. Wasserdampf der »Hongkong-Ginseng«.
ZERKLEINERUNG: Ganze Ginsengwurzeln, – vor allem in Männchenform –, sind schwer oder kaum erhältlich. Die Handelsware wird kleinwürfelig geschnitten.
AUFBEWAHRUNG: »Roter Ginseng« in dunklen Glasgefäßen oder Holzdosen hält sich lange Zeit ohne wesentlichen Wirkstoffverlust. Die weißen bis gelblich-braunen Sorten verlieren rasch an wesentlichen Wirkstoffen.
HINWEISE: Wegen des außerordentlich hohen Preises der echten, wildwachsenden Ginsengwurzel und der besten koreanischen Anbausorten sind viele minderwertige Ginsengwurzeln aus japanischem und amerikanischem Anbau im Handel. Es gibt zahlreiche Verfälschungen und Ersatzdrogen, welche absolut minderwertig oder sogar gesundheitsschädlich sind.

Nur die vom Untersuchungslaboratorium der Österreichischen Apothekerkammer in Wien überprüfte und mit einer Kontrollnummer versehene Ware darf in den Handel kommen.

INHALTSSTOFFE: Saponingemisch, Glykoside, Pflanzensäuren, aetherisches Öl, Vitamine, Pflanzenhormone, Spurenelemente und Zuckerarten. Zu den zahlreichen Hauptwirkstoffen kommen noch viele Nebeninhaltsstoffe, die heute allesamt genau untersucht sind, auf die Herkunft der Wurzel schließen lassen und die Echtheit garantieren.

WIRKUNG: Anregung für den gesamten Organismus, Verbesserung der Gehirntätigkeit und des ganzen Stoffwechsels. Günstiger Einfluß auf die Drüsentätigkeit. Zunahme der Muskelleistungsfähigkeit und Steigerung der Herzleistung, welche bei zu hoher Dosierung leicht zu Herzklopfen führen kann.

ZUBEREITUNG: 1 bis 2 Kaffeelöffel geschnittene Wurzel mit ¼ Liter kaltem Wasser mehrere Stunden ansetzen, umrühren, abseihen und täglich 1 Tasse trinken. Es ist auch möglich, mit siedendem Wasser zu übergießen, kurz ziehen lassen. Die Teezubereitung ist zumindestens in unseren Breiten nicht gängig. Häufiger verwendet werden Kapseln, Dragees oder Flüssigkeitszubereitungen, diese garantieren als registrierte Arzneispezialitäten für einen sicheren Gehalt. Mischpräparate mit Vitaminen und Spurenelementen sind ebenso im Handel.

GOLDRUTENKRAUT

Foto Seite 16

(Solidago virgaurea L., Herba Solidaginis virgaureae, Echte Goldrute)

FUNDORT: Heimisch in ganz Europa in trockenen Bergwäldern, auf sonnigen Waldlichtungen und Abhängen.

ERNTEZEIT: Während der warmen Sommerzeit, zur Blüte im August bis Oktober.

SAMMLUNG: Die kleinen Sorten über dem Boden samt Blüten und Sprossen abschneiden, von den bis 1 m hohen Ständen nur die ganzen oberen Teile und die unteren Blätter verwenden.

TROCKNUNG: Luftig-trocken, im Schatten auflegen.

ZERKLEINERUNG: Die goldgelben Blüten, Blätter und nicht zu starken Sprosse gleichmäßig schneiden.

AUFBEWAHRUNG: Anspruchslos, in Dosen, Schachteln oder dunklen Gläsern.

HINWEISE: Obwohl die Goldrute in unseren Breiten häufig anzutreffen ist, werden oft andere Goldrutensorten, welche größer und auffallender sind, bevorzugt gesammelt: Die Hohe Goldrute (Herba Solidago gigantea) ist wegen des hohen aetherischen Ölgehaltes wenig geeignet. Der Tee führt zu Nierenreizungen.

INHALTSSTOFFE: Saponine, Gerbstoffe, mäßige Mengen aetherisches Öl.

WIRKUNG: Kräftig wassertreibend, bei Nierensteinen, bei Blasen- und Nierenentzündungen, zur Stoffwechselanregung. In der Volksmedizin bekannt wegen des Gerbstoffgehaltes bei schlechtheilenden Wunden und Geschwüren, bei lockeren Zähnen und Zahnfleischbluten, bei Hautleiden.

ZUBEREITUNG: 1 bis 2 gehäufte Kaffeelöffel mit ¼ Liter kaltem Wasser zustellen, einmal kräftig erhitzen, kurz ziehen lassen. Bis dreimal täglich 1 Tasse trinken. Zum Mundspülen 1 : 1 mit Wasser verdünnen.

HAGEBUTTE *Foto Seite 17*

(Rosa canina L., Fructus Cynosbati sine seminibus, Hundsrose)

FUNDORT: Europaweit an sonnigen Waldrändern, Hecken, Zäunen, in Gebüschen und Gärten.
ERNTEZEIT: Reife, rote Früchte im Oktober, auch nach dem ersten Frost.
SAMMLUNG: Die vollreifen Früchte am Fruchtboden ablösen oder abschneiden, der Länge nach aufspalten, die Kerne auslösen und allenfalls gesondert sammeln.
TROCKNUNG: Schnell trocknen, auch bei künstlicher Wärme bis 40 Grad.
ZERKLEINERUNG: Am besten schon vor der Trocknung die Fruchtschalen zerschneiden oder nach der vollständigen Trocknung zerbrechen.
AUFBEWAHRUNG: In gut schließenden Behältern. Bei längerer Lagerung auf Schimmelbildung kontrollieren.

HINWEISE: Die einmal angefrorenen Hagebutten halten nach der angegebenen Sammlung, Trocknung und Zerkleinerung bei der Lagerung den hohen Vitamin-C-Gehalt durch viele Monate. Auch das Hagebutten-Mus und die Hagebutten-Marmelade der einmal durchgefrorenen Früchte sind am besten. Tiefgefrorene Ware eignet sich als Winterkost.

INHALTSSTOFFE: Viel Vitamin C, daneben Vitamin A, B_1, B_2, K und P, Gerbstoff, Fruchtsäuren; Zuckerarten, Aromastoffe, ätherisches Öl und Vanillin.
WIRKUNG: Wertvoller Vitaminträger zur Winter- und Verkühlungszeit, zur Mobilisierung der Abwehrstoffe im Organismus bei Erkältungskrankheiten und Infektionen.

ZUBEREITUNG: 2 gehäufte Teelöffel der zerkleinerten Fruchtschalen werden mit ¼ Liter kaltem Wasser zugestellt, 10 Minuten zum Sieden erhitzt, gleich abgeseiht und als Frühstücks- und Tagesgetränk getrunken. Trinkmengen für den ganzen Tag sind in Thermosflaschen vitaminstabil haltbar. Der Nieren- und Blasentee wird mit 1 bis 2 Kaffeelöffel Hagebuttenkernen zubereitet: mit ¼ Liter kaltem Wasser zustellen, abkochen, ziehen lassen, abseihen und zweimal täglich 1 Tasse gut warm trinken.

Kneippwort: »Am Hundsrosenstrauch (Heckenrose, Rosa Canina L.) pflückt die auf ihre Hausapotheke denkende Mutter nicht allein die schönen Rosen, sie sammelt auch mit Fleiß die sogenannten Hagebutten, und zwar nicht allein zu Saucen, sondern auch zu Heilzwecken.«

HAUHECHELWURZEL

(Ononis spinosa L., Radix Ononidis, Harnkrautwurzel) *Foto Seite 17*

FUNDORT: Europaweit auf mageren, kalkreichen Wiesen, an Weg- und Ackerrändern.
ERNTEZEIT: Im Herbst, nach der Blüte im September.
SAMMLUNG: Die langen, großen Wurzeln werden tief ausgegraben, von der Erde befreit, gewaschen und die großen Wurzeln sofort der Länge nach gespalten, aufgelegt oder gebündelt.
TROCKNUNG: Entweder die Bündel aufhängen und lufttrocknen oder auch bis 40 Grad künstlich erwärmen.
ZERKLEINERUNG: Die Wurzelstücke klein schneiden.
AUFBEWAHRUNG: In gut schließenden Holz-, dunklen Glas- oder Porzellangefäßen. Auf Insektenfraß kontrollieren!

HINWEISE: Neben der Arzneibuchware von Hauhechel gibt es einige verwandte Abarten, welche therapeutisch und inhaltsstoffmäßig nicht untersucht sind. Diese Verfälschungen sind wirkungslos.
INHALTSSTOFFE: Ätherisches Öl, mehrere Glykoside und Flavone, daneben Gummi, Eiweiß, Stärke, Gerbstoff, Harz und fettes Öl.
WIRKUNG: Stark wassertreibend, ähnlich den Wacholderbeeren, jedoch nicht nierenreizend bei Überempfindlichkeit bzw. Nierenentzündungen. In der Volksmedizin wird die Droge bei Hautleiden, Gicht und Rheuma verwendet.

ZUBEREITUNG: 2 gehäufte Kaffeelöffel mit ¼ Liter siedendem Wasser überbrühen, zugedeckt ca. ½ Stunde warm ausziehen lassen, abseihen und zweimal täglich 1 Tasse trinken. Hauhechelwurzel wird häufig als Zusatz zu Nierenteemischungen verwendet.

HEIDELBEERE *Foto Seite 17*

(Vaccinium myrtillus L., Folium, Fructus Myrtilli, Blau- oder Schwarzbeere)

FUNDORT: Großflächig in lichten Wäldern bis knapp über die Baumgrenze, im Heideland und auch in moorigen Gründen.
ERNTEZEIT: August und September die Blätter und vollreifen Früchte, in tiefen Lagen auch schon im Juli.
SAMMLUNG: Die jungen Blätter von den Zweigen streifen, die Früchte möglichst handverlesen und nicht abkämmen. Auf keinen Fall die Stengel mit den Wurzeln ausreißen, weil sonst im nächsten Jahr keine Pflanzen austreiben!
TROCKNUNG: Die Blätter schattig-luftig, die Früchte bei künstlicher Wärme bis max. 50 Grad, bis sie alle Feuchtigkeit verloren haben und strohtrocken sind. 1 kg frische Heidelbeeren ergeben je nach Größe und Flüssigkeitsgehalt der Früchte nach der Trocknung oft nur weniger als 100 Gramm trockene Ware!
ZERKLEINERUNG: Die Blätter klein schneiden bzw. zerbrechen. Die trockenen Früchte sollen nicht zusammenkleben, ansonsten bleiben sie ganz.
AUFBEWAHRUNG: Für die Blätter keine besonderen Aufbewahrungsvorschriften, die Früchte gut verschlossen und trocken.

HINWEISE: Die gelagerten Früchte auf Schimmelbildung bei Feuchtigkeitsanzug kontrollieren.
INHALTSSTOFFE: Die Blätter enthalten 4 bis 9 % Arbutin, Hydrochinon, Pyrosid, Gerbstoff, Flavone und eine Reihe von Nebenwirkstoffen.
Die getrockneten Früchte bis 12 % Gerbstoff, aromatische Pflanzensäuren, Zukkerarten, Vitamin A und B, nur Spuren Vitamin C, Hydrochinon, Benzoesäuren, Farbstoffe und an die 50 identifizierte Nebenwirkstoffe. Die frischen Heidelbeeren enthalten 1,5 % Arbutin und weitere flüchtige Bestandteile, welche teils für die abführende Wirkung der frischen Heidelbeeren verantwortlich sind. Die frische Ware enthält 80 bis 90 % Wasser, in dem viele Inhaltsstoffe gelöst sind, welche sich beim Trocknen teils verflüchtigen, teils in Gerbstoffverbindungen umwandeln.
WIRKUNG: Die Blätter wirken leicht blutzuckersenkend bei Altersdiabetes, meist nur als Bestandteil von Diabetiker-Stoffwechseltees. In der Volksmedizin auch bei Darmkatarrh, Magenkrämpfen, Erbrechen und Husten von Erwachsenen. Äußerlich bei Augen- und Mundschleimhautentzündungen, Hautkrankheiten und Brandwunden.
Die getrockneten Früchte sind als Stopfmittel, besonders für Kinder geeignet.
Die frischen Heidelbeeren sind Vitaminträger und ein leichtes Abführmittel und wirken gegen das Bakterienwachstum im Darm. Gekochtes Heidelbeerkompott oder Heidelbeersaft wirken nicht mehr abführend und sind als Genußmittel für Jung und Alt zu empfehlen.
ZUBEREITUNG: Die Blätter: 1 bis 2 gehäufte Kaffeelöffel mit ¼ Liter kochendem Wasser überbrühen, 10 Minuten ziehen lassen, abseihen und bis zweimal täglich 1 Tasse trinken. Dieser Tee kann auch äußerlich für Gurgelzwecke, zum Spülen und für Wundauflagen verwendet werden.
Getrocknete Früchte: Tagsüber einige Kaffeelöffel Früchte kauen oder 2 Eßlöffel mit ½ Liter Wasser 10 bis 15 Minuten aufkochen, abgießen und nach dem Abkühlen mehrmals täglich ein Gläschen trinken.
Mit Zucker eingekochte Heidelbeermarmelade führt leicht zu Gärungsprozessen im Verdauungstrakt.

Kneippwort: »Kein Haus sollte sein, das nicht eine gute Portion Heidelbeeren dörrt und fürs Jahr aufbewahrt. Sie sind zu vielem nütze.«

HEUBLUMEN *Foto Seite 17*

(Inflorescentiae gramines, Flos Graminis, Grasblüten)

FUNDORT: Europaweit auf Wiesen und Weiden, bevorzugt von höheren Lagen, insbesonders in alpinen Berg- und Hügellandschaften, im bayrischen Allgäu (Bad Wörishofen) und im Schweizer Vorland.

ERNTEZEIT: Nach der Heuernte und Einlagerung des gut getrockneten Heues im Heuboden fallen Blüten, Blütenpollen und Grasspelzen vom hohen Heuboden herunter bzw. werden vom Heu schonend abgesiebt. Das Heu soll vor allem reich an wohlriechendem Ruchgras (Anthoxanthum odoratum, Herba et Radix Anthoxanthi odoratae) sein.

SAMMLUNG: Die Heubodenabfälle am Tennenboden ohne Staub zusammenkehren. Bei der Absiebung soll die Siebgröße so gewählt werden, daß möglichst keine Gräserstengel durchfallen. Ansonsten können alle Grassorten, welche vom Wachsen und Blühen auf den Wiesen anfallen, genommen und für die Heublumengewinnung verwendet werden.

TROCKNUNG: Ist weiter nicht mehr notwendig, jedoch soll bei der Lagerung bis zur Verwendung keine Feuchtigkeit hinzukommen.

ZERKLEINERUNG: Gute Grasblüten müssen nicht zerkleinert werden. Bei Zugabe von Gräsern und Stengeln wären diese eventuell klein zu schneiden.

AUFBEWAHRUNG: In gut schließenden Behältern mit geringem Luftzutritt.

HINWEISE: Beim Aufkochen und noch mehr beim Dämpfen ist der deutliche Geruch, ähnlich dem Waldmeister oder Honigklee zu bemerken. Je intensiver, desto hochwertiger die Ware!.

INHALTSSTOFFE: Cumaringlykosid, welches sich beim Trocknen und Lagern in Cumarin umwandelt. Dieses ist verantwortlich für den charakteristischen, waldmeisterähnlichen Heugeruch. Schleimstoffe und unzählige Wirkstoffe von den verschiedenen Gras- und Kleesorten des gesamten Wiesenheus.

WIRKUNG: Bei Rheuma, Hexenschuß, Erfrierungen, Erschöpfungszuständen, Stoffwechselstörungen, Gelenksbeschwerden. Zur Zusatztherapie bei Bandscheibenschäden und nach Knochenbrüchen.

ZUBEREITUNG: Heublumen verwendet man für Kräuterkissen und vor allem für den Kneipp'schen Heublumensack. Dazu werden je nach Größe der Körperauflagestelle geeignete Leinensäckchen mit Heublumen nicht zu fest gefüllt und am besten im passenden Dampftopf so aufgedämpft, daß der Sack samt Inhalt nicht im Wasser liegt oder gar ausgekocht wird. Der gut körperwarme Heusack wird auf die zu behandelnde Körperstelle aufgelegt und warm bandagiert. Die feuchte Wärme überträgt durch das Bindegewebe die Heilstoffe auf die Innengewebe, Muskelpartien bis in die tieferliegenden Organe.

Das Heublumenbad: Für Teilbäder einige Handvoll, für Ganzbäder bis zu ½ kg mit der entsprechenden Wassermenge aufkochen, abseihen und dem Badewasser zusetzen.

Im Handel sind gebrauchsfertige Heublumen-Extrakte erhältlich, welche aber meist die Güte der frisch zubereiteten Abkochung nicht erreichen. Die Mühe der eigenen Zubereitung lohnt sich mit der vorzüglichen Wirkung!

Kneippwort: »Man übergießt (»schwellt an«) eine kleine Schürze (3 bis 5 Handvoll) Heublumen mit strudelndem Wasser, deckt das Gefäß zu und läßt die ganze Mischung bis zur angenehmen Fußbadwärme von 25 bis 26 Grad erkalten. Es ist ganz gleichgiltig, ob die Heublumen selbst im Fußbade verbleiben, oder ob nach Entfernung derselben der Absud alleine zur Verwendung komme.«

HIRTENTÄSCHELKRAUT

(Capsella bursa-pastoris L., Herba Bursae pastoris, Thlaspi bursa pastoris, Bauernsenf) *Foto Seite 17*

FUNDORT: Europaweit als Unkraut auf Wiesen, Schuttplätzen, Wegen, Böschungen, an Mauern und in Gärten.
ERNTEZEIT: Vom Frühjahr bis zum Herbst.
SAMMLUNG: Die ganze Pflanze aus dem Boden ziehen.
TROCKNUNG: Nach dem Reinigen der Wurzeln von der Erde die ganze Pflanze bündeln und zum Trocknen schattig-luftig aufhängen.
ZERKLEINERUNG: Alle Pflanzenteile klein schneiden, von den Wurzeln die dikke Pfahlwurzel ausscheiden.
AUFBEWAHRUNG: Keine besonderen Vorschriften.
HINWEISE: Einige Unterarten sind nicht auf gleiche Wirksamkeit untersucht.
INHALTSSTOFFE: Acetylcholin, Cholin, Prolin, Histamin, Tyramin und Diosmin, weiters Gerbstoff, wenig aetherisches Öl, Harz,Vitamin C, Zuckersorten, Säuren und Mineralbestandteile.

WIRKUNG: Bei Blutungen in der Frauenheilkunde und bei Regelbeschwerden.

Äußerlich für Umschläge bei blutenden Verletzungen.

ZUBEREITUNG: 2 gehäufte Kaffeelöffel voll mit 1/4 Liter siedendem Wasser überbrühen, 10 Minuten ziehen lassen, abseihen und zweimal täglich 1 Tasse trinken.

HOHLZAHNKRAUT *Foto Seite 17*

(Galeopsis segetum aut grandiflora, Herba Galeopsidis, Spanischer oder Blankenheimertee, Lieber'sches Auszehrungskraut)

FUNDORT: In Mittel- und Südeuropa, auf Geröll, Kies und Sand, in Gebüschen und an Wegrändern, ausschließlich auf kalkarmen Böden. In lichten Wäldern und auf Berghängen.
ERNTEZEIT: Je nach Lage Frühsommer bis Herbst, bevorzugt zur Blütezeit vom Juni bis Juli.
SAMMLUNG: Kurz über dem Boden abschneiden, eventuell bündeln.
TROCKNUNG: Schattig-luftig, ohne Sonneneinstrahlung.
ZERKLEINERUNG: Das gesamte Kraut klein schneiden.
AUFBEWAHRUNG: Keine besonderen Vorschriften.

HINWEISE: Die verschiedenen Unterarten werden in der Volksmedizin ohne Unterschied verwendet.

TROCKNUNG: Schattigluftig, ohne Sonneneinstrahlung.

INHALTSSTOFFE: Kieselsäure, teilweise wasserlöslich, Bitterstoff, ätherisches Öl und etwas Gerbstoff. Daneben noch ein Saponin, Fett, Wachs und Pektin.
WIRKUNG: Lungenwirksamkeit, bei Altershusten, appetitanregend und magenstärkend, als Adstringens und leicht wassertreibendes Mittel.
ZUBEREITUNG: 2 gehäufte Kaffeelöffel mit 1/4 Liter kochendem Wasser überbrühen. 10 Minuten ziehen lassen, abseihen und zweimal täglich 1 Tasse trinken.
Hustenteemischungen mit Hohlzahnkraut haben sich sehr bewährt.
Eine empfehlenswerte Teemischung: Hohlzahnkraut, Huflattichblätter, Thymiankraut, je 10 Gramm.

HOPFENBLÜTE *Foto Seite 17*

(Humulus lupulus L., Strobuli Lupuli, Hopfenzapfen, Bierhopfen)

FUNDORT: Weltweit verbreitet und kultiviert.
ERNTEZEIT: Nur die weiblichen Blüten, vor der Reife im Spätsommer.
SAMMLUNG: Hopfenstände abpflücken, in Kulturen auch maschinell.
TROCKNUNG: Die lockeren, leichten Zapfen nachtrocknen.
ZERKLEINERUNG: Im ganz trockenen Zustand mit der Hand zerrebeln.
AUFBEWAHRUNG: Die gelb-grünlichen, papierenen Nebenblätter der weiblichen Blütenstände verlangen eine trockene Lagerung in Dosen.
HINWEISE: Wildbestände: weibliche und männliche Blütenstände, Kulturen: nur weibliche Blütenstände.
INHALTSSTOFFE: Reichlich Harze, Bitterstoffe, Säuren, aetherisches Öl, Humulin, Zucker- und Maltosearten, Pectin und viele weitere Wirkstoffe, welche alle zusammen die guten Wirkungen ausmachen.
WIRKUNG: Der Großteil der bitteren Inhaltsstoffe macht die appetitanregende Wirkung (wie beim stark gemälzten Bier!) aus. Die unzähligen anderen Inhaltsstoffe zusammen wirken bei nervösen Störungen, vegetativer Dystonie, Schlaflosigkeit und Unruhe tagsüber. Daneben wurde noch eine deutliche bakterizide Wirkung gefunden. Weiters ein deutlicher wassertreibender Effekt, dabei aber eine Beruhigung der Reizblase oder bei Harnröhrenentzündung. In der Volksmedizin werden wundheilende Wirkungen angegeben.
ZUBEREITUNG: 2 bis 3 gehäufte Kaffeelöffel mit ¼ Liter siedendem Wasser überbrühen, 15 Minuten ziehen lassen, abseihen und zweimal täglich, vor allem abends vor dem Zubettgehen trinken. Die vielfältigen Wirkungen der Hopfenblüten verlangen die Zumischung zu Tees gegen Schlaflosigkeit, zur Nervenkräftigung, bei Magen- und Gallenbeschwerden und Herz-Kreislaufstörungen. Im Klimakterium, bei Blasen- und Nierenleiden und sexueller Übererregung wird der Extrakt von den Hopfenblüten oder Hopfendrüsen (Glandulae Lupuli) gemeinsam mit anderen pflanzlichen Stoffen in sehr zweckmäßigen und nachwirkungsfreien Arzneimitteln eingenommen.

HOLUNDERBLÜTE *Foto Seite 19*

(Sambucus nigra L., Flos Sambuci, Flieder- oder Hollerblüten)

FUNDORT: Auwälder, Hecken, in Siedlungsnähe, auf nährstoffreichen Ton- und Lehmböden. In der Ebene und in mittleren Gebirgslagen bis 1600 m.
ERNTEZEIT: Mai/Juni zu Beginn der Blütezeit.
SAMMLUNG: Bei heiterem Wetter und nicht zur heißen Mittagszeit die abgeschnittenen Dolden abrebeln.
TROCKNUNG: Rasch trocknen, auch bei künstlicher Wärme bis 30 Grad.
ZERKLEINERUNG: Die kleinen Blüten von den Stengeln abstreifen, die restlichen Blüten von den Stengeln absieben und allenfalls nochmals nachtrocknen.
AUFBEWAHRUNG: In nicht vollkommen schließenden Behältern, vor Licht geschützt. Haltbarkeit 1 Jahr.
HINWEISE: Die Trocknung hat vollständig und sorgfältig zu erfolgen, weil sich sonst einige Wirkstoffe fermentativ verändern, d. h. an Wirksamkeit einbüßen.
INHALTSSTOFFE: Aetherisches Öl, eine Reihe von Glykosiden, pflanzliche Säuren, Cholin, Gerbstoff, Harz, Schleim, Zucker, Saponin und eine Menge von Nebenwirkstoffen, welche die Hauptwirkung beeinflussen.
WIRKUNG: Schweißtreibend und vorbeugend bei fiebrigen Erkältungskrankheiten. Wassertreibend. In der Volksmedizin auch bei Rheumatismus.
ZUBEREITUNG: 2 Kaffeelöffel voll mit 1/4 Liter kaltem Wasser zustellen, zum Sieden erhitzen und sogleich abseihen. Als Schwitztee sehr heiß und schluckweise trinken. Wegen des angenehmen Geschmackes ist keine Süße zuzusetzen.
Derselbe Tee kann lauwarm auch zum Gurgeln oder Spülen verwendet werden.
Die reifen Früchte werden für die Küche

und zur Saft- sowie Getränkezubereitung verwendet. »Der Blütenkuchen schützt vor Fieber.«

> **Kneippwort:** »Auch die Hollunderblüthe reinigt, daran zweifelt niemand, und es wäre gut, wenn in jeder Hausapotheke eine Schachtel gedörrter Blüten aufbewahrt würde. Der Winter ist lang und es kann Fälle geben, in denen ein derart lösendes und schweißtreibendes Mittelchen überaus treffliche Dienste leistet. Schaden kann solcher Thee niemals bringen.«

HUFLATTICH *Foto Seite 19*

(Tussilago farfara L., Folium Tussilaginis, Folium Farfarae, Brustlattich)

FUNDORT: Europaweit von Nord bis Süd an feuchten Fluß- und Bachufern, auf nassen Wiesen, Böschungen, Gräben, Bahndämmen, Ackerrändern und Schuttplätzen.
ERNTEZEIT: März bis Juni die Blätter und das Kraut, März und April die Blüten.
SAMMLUNG: Die bis handtellergroßen, dunkelgrünen Blätter, seltener die wenig gehaltvollen goldgelben Blüten.
TROCKNUNG: Die sauberen, möglichst nicht gewaschenen Blätter an einem sonnigen Platz rasch trocknen.
ZERKLEINERUNG: Klein schneiden bzw. die Blatteile zerbrechen.
AUFBEWAHRUNG: In Pappdosen, dunklen Gläsern oder Aluminiumgefäßen.
HINWEISE: Die in der Sonne stehenden Blätter sind gehaltvoller. Die gelagerten Blätter auf Schimmelpilze kontrollieren.
INHALTSSTOFFE: Schleim- und Bitterstoffe und zahlreiche Nebenwirkstoffe, welche die Wirkungen ergänzen.
WIRKUNG: Die nicht abgewaschenen Blätter enthalten viel hustenwirksamen Schleim, wirksam bei Lungenleiden und Lungenasthma. Die Bitterstoffe sind magenwirksam und steigern den Appetit.
ZUBEREITUNG: Der Husten-, Bronchial- und Lungentee: 2 bis 3 gehäufte Kaffeelöffel geschnittene Blätter mit $\frac{1}{4}$ Liter kochendem Wasser überbrühen, 10 Minuten ziehen lassen, abseihen und zwei- bis dreimal täglich 1 Tasse mit Honig oder Kandiszucker gesüßt gut warm trinken. Derselbe Tee kann ohne Süße auch zum Gurgeln oder Mundspülen bei Rachenkatarrh und sonstigen Reizungen im Mundbereich genommen werden.
Zur Appetitsteigerung und als Magentee: Wie oben angegeben, jedoch ohne Zucker und Süßstoff. Für beide Zwecke soll der Tee zum Trinken nicht länger als 2 bis 4 Wochen genommen werden. Deshalb wäre Huflattich für den Dauergebrauch in Teemischungen besser zu empfehlen.

> **Kneippwort:** »Der Schöpfer hat so manche Pflanze wachsen lassen, die man wenig achtet oder gar verachtet, so daß man eine Freude hat, einer solchen Pflanze einen Fußtritt zu geben. Dieses Schicksal trifft auch den Huflattich, weil er gewöhnlich als das reinste Unkraut gilt. Wer aber diese Pflanze kennt, wird sie hochschätzen und als vorzügliches Hausmittel behandeln.«

IMMERGRÜN

(Vinca minor L., Herba Vincae minoris, Wintergrün)

FUNDORT: Europaweit heimisch in Laubwäldern, Gebüschen, Hecken, Auen, Weinbergen, an Mauern und auf Feldern. In den Oststaaten kultiviert zur Gewinnung der Inhaltsstoffe für stark wirksame Medikamente.
HINWEISE: Wegen der zahlreichen Unterarten und anderen ähnlichen Pflanzen mit teils stärkeren, ja giftigen Wirkungen, ist Vinca minor, das kleine Wintergrün verschreibungspflichtig geworden. Die anderen Sorten sind wirkungsmäßig nicht überprüft. Es wird davon abgeraten, das Immergrün zur Teegewinnung selbst zu sammeln.

JOHANNISKRAUT *Foto Seite 19*

(Hypericum perforatum L., Herba Hyperici, Blutkraut)

FUNDORT: Europa- und weltweit, auf trockenen Kalk- und Urgesteinsböden, in lichten Wäldern bis in höhere, felsige Gegenden.
ERNTEZEIT: Juni bis September, meist um Johanni, den 24. Juni, zur Sommersonnenwende.
SAMMLUNG: Die ganze Pflanze über dem Erdboden oder auch nur die blühenden Zweigspitzen.
TROCKNUNG: Schattig luftig, die ganze Pflanze gebündelt aufhängen, die abgeschnittenen Zweigspitzen auf Böden auflegen.
ZERKLEINERUNG: Das Kraut klein aufschneiden, auch die gut getrockneten Blüten abrebeln und daruntermischen.
AUFBEWAHRUNG: In gut schließenden dunklen Gläsern, Dosen oder Tiegeln.
HINWEISE: Sammeln Sie nur soviel Johanniskraut, wie Sie für den Frischansatz des Johanniskraut-Öls oder die Trockenmenge bis zur nächsten Sammlung brauchen. Die Frischpflanze hat Ende Juni den höchsten Wirkstoffgehalt!
INHALTSSTOFFE: Hypericin, aetherisches Öl, Gerbstoffe, Flavone, Rutin und noch viele Nebenwirkstoffe, welche die Gesamtwirkung der Heilpflanze ausmachen.
WIRKUNG: Bei Gallenstörungen, bei Nervenstörungen von Mädchen im Entwicklungsalter und bei Frauen im Klimakterium und sonstigen psychischen Störungen, vor allem bei depressiven Zuständen. Äußerlich als Wundheilmittel. In der Volksmedizin innerlich bei Magenleiden, Galle- und Darmkrankheiten sowie Nervosität unbestimmter Ursache.

ZUBEREITUNG: Innerlich: 2 gehäufte Kaffeelöffel voll mit ¼ Liter kaltem Wasser zustellen, zum Sieden erhitzen, kurz ziehen lassen, abseihen und zwei- bis dreimal täglich 1 Tasse kurmäßig durch mehrere Wochen nehmen.

Johanniskrautöl (für innerliche und äußerliche Behandlung): 50 bis 100 Gramm Johanniskraut (oder auch nur die Blüten-, Kelch- und grünen Blätter) werden mit 1 Liter feinem Erdnuß- bzw. Olivenöl in eine weiße Weithalsflasche eingebracht, gut vermischt und einige Tage offen bzw. mit Mull verschlossen an einen warmen Platz zum Angären gestellt. Dann wird die Flasche verschlossen und je nach Sonnenscheinstärke solange dem Licht ausgesetzt, bis das überstehende Öl eine dunkelrote Färbung angenommen hat. Dann wird abgepreßt, allenfalls durch Mull oder grobes Leinen durchgeseiht und in möglichst dunklen Flaschen aufbewahrt. Dieses Öl kann auch innerlich bei Magenschleimhautentzündungen genommen werden: Täglich 1 Kaffeelöffel voll, wenn möglich leicht erwärmt.

Hypericum-Urtinktur Ø, die homöopathische Frischpflanzenzubereitung vom Johanniskraut, wirkt innerlich bei Nervenleiden, insbesonders im Entwicklungsalter junger Mädchen und bei Frauen im Klimakterium. Auch bei Bettnässen der Kinder. Johanniskraut-Kapseln und selbst hergestellter oder fertig gekaufter Johanniskraut-Frischsaft können ebenso genommen werden.

> **Kneippwort:** »Das Johanniskraut führt seiner großen Wirkung wegen den Namen Hexenkraut. Mütter, denen kleine Bettnässer viel Arbeit und Sorge bereiten, wissen von der stärkenden Wirkung solchen Thees Manches zu berichten.«

Bemerkung des Verfassers: Heute sind die vorzüglichen Wund- und Nervenwirkungen des Johanniskrautes von der Medizin anerkannt

KALMUSWURZEL *Foto Seite 19*

(Acorus calamus L., Radix calami, Deutscher Ingwer, Magenwurz)

FUNDORT: Ursprünglich Ostasien und Nordamerika, heute ganze nördliche Erdhälfte, an sumpfigen Plätzen, Bach- und Flußufern sowie schlammreichen Abfallstätten. Kulturanbauten.
ERNTEZEIT: Die wildwachsende Wurzel wird im Frühjahr bis Frühsommer gegraben, die kultivierten Wurzelstöcke im Herbst.
SAMMLUNG: Ausgraben der bis über 1 m langen Wurzeln und gründliche Reinigung möglichst in fließendem Wasser.
TROCKNUNG: Nach dem Längsspalten ca. 20 cm lange Stücke schneiden und zum Trocknen auf einem schattigen, luftigen Platz auflegen.
ZERKLEINERUNG: Für die Teezubereitung und die innerliche Anwendung wird die Wurzel geschält und kleinwürfelig geschnitten.
AUFBEWAHRUNG: Trocken, unter leichtem Luftzutritt, damit die Wurzel nicht abstickt.
HINWEISE: Die gute Ware soll zumindestens im Querschnitt von weißer, leicht gelblicher bis zartrosa Farbe und auch im trockenen Zustand von aromatischem, ingwerähnlichem Geruch sein. Mindere Ware ist braun gefärbt. Bis fingerlange Stücke werden zum Kandieren genommen. Verwechslungen mit anderen Wurzeln sind möglich, erkennbar am Fehlen des aromatischen Geruches oder an der deutlich geschrumpelten Form der geschnittenen Ware.
INHALTSSTOFFE: Bis 3,5 % aetherisches Öl, Bitterstoffe, Gerbstoffe, Schleim, Stärke, Harz, Vitamin C und eine Reihe von Nebenstoffen, welche alle zusammen die günstige Wirkung ausmachen.
WIRKUNG: Als aromatisches Bittermittel (Amarum aromaticum) bei Magen-, Galle- und Darmbeschwerden, bei Appetitlosigkeit von jung und alt, bei allen damit zusammenhängenden nervösen Störungen

ZUBEREITUNG: Innerlich: 2 gehäufte Kaffeelöffel geschälte, geschnittene Wurzeln mit ¼ Liter kochendem Wasser überbrühen, bis 15 Minuten ziehen lassen, abseihen und zweimal täglich 1 Tasse lauwarm und zur Appetitanregung vor den Hauptmahlzeiten trinken.
Weiters kann innerlich genommen werden: Kalmus-Tinktur (auch gemischt zu gleichen Teilen mit Wermut- und Tausendguldenkraut-Tinktur), dann gibt es Kalmus-Elixiere, Liköre und als altes Volksheilmittel die verzuckerten Kalmuswurzeln zum Kauen nach folgender Zubereitungsvorschrift: Aufweichen der kleinfingerlangen, getrockneten Wurzelstücke in siedendem Wasser, dann kurz in konzentriertem Zuckersirup kochen, anschließend drei Tage stehen lassen, die Flüssigkeit abgießen, für sich eindampfen und schließlich mitsamt den schon zukkerüberzogenen Wurzelstücken zum Trocknen bringen.

Ein Tip zum Rauchenabgewöhnen: Kauen von mehreren kleingeschnittenen Kalmuswurzelstückchen, regelmäßig und tagsüber und immer, wenn ein Verlangen nach einer Zigarette besteht!
Die Badezubereitung: 100 Gramm ungeschälte Wurzel mit 1 Liter Wasser abkochen, abseihen und dem Vollbad zusetzen. Zu dieser tonisierenden Anwendung können auch fertige Kalmusextrakte verwendet werden.

KAMILLE *Foto Seite 19*

(Matricaria chamomillae, Flos Chamomillae vulgaris, Echte Kamille)

FUNDORT: Europaweit wildwachsend an Wegrändern, auf Äckern, im Ödland und auch in Hausgärten. Kultiviert im Feldanbau.
ERNTEZEIT: Mai und Folgezeit, immer wenige Tage nach dem vollen Aufblühen.
SAMMLUNG: Nur die kegelförmigen Blütenköpfchen, ohne Stiele abzupfen und keine Krautbestandteile.
TROCKNUNG: Möglichst sofort nach dem Pflücken, luftig-schattig, bis höchstens 30 Grad, auf Darren oder Gestellen ausbreiten.

ZERKLEINERUNG: Ist bei den reinen Blüten nicht mehr notwendig.
AUFBEWAHRUNG: Die gut getrockneten Blüten bei Zimmertertemperatur in gut schließenden, dunklen Glasgefäßen, Dosen oder Tiegeln ohne Kunststoffe.
HINWEISE: Weitverbreitet wachsen mindere Kamillensorten, z.B. die sogenannte »Hundskamille«, welche keine Wirkstoffe enthält. Minderwertige Sorten sind an den flachen, scheibenförmigen Blütenköpfchen zu erkennen.
INHALTSSTOFFE: Die Arzneibuchware muß zumindestens 0,4 % ätherisches Öl enthalten. Von ausländischen Kulturanbauten werden oft Sorten mit einem hochgezüchteten Ölgehalt bis 1,5 % angeboten. Weitere Wirkstoffe sind: Cumarine, Flavonglykoside, Cholin, Schleime, Pflanzensäuren, Zuckerarten, Karotinoide und eine Reihe von Nebenwirkstoffen, welche für die Haltbarkeit der getrockneten Blüten und die umfassende Wirkung der Kamille verantwortlich sind.
WIRKUNG: Innerlich bei akuten Magenbeschwerden, Krämpfen, Schleimhautentzündungen und Geschwüren. In der Volksmedizin werden die krampflösenden, entzündungs- und blähungswidrigen Wirkungen genutzt.
Bakteriengifte werden zerstört, womit die Verwendung für äußerlich bekräftigt wird: Bei Verletzungen, für Umschläge, zum Gurgeln, Spülen und für Bäder. Zum Inhalieren, als Kopfdampf, bei Zahn- und Mandelentzündungen, bei Hämorrhoiden und in der Kosmetik für Gesichtsbäder, zur Hautpflege und für indirekte Organpflege bei Frauenkrankheiten. Für die Haarwäsche zur Aufhellung der Haarfarbe und für Fußbäder bei entzündeten Hühneraugen.

ZUBEREITUNG: Innerlich: Für die Teezubereitung 1 bis 2 gehäufte Kaffeelöffel mit 1/4 Liter kochendem Wasser überbrühen, 10 Minuten zugedeckt ziehen lassen, abseihen und gut warm, aber nicht zu heiß trinken. Die Kamillenrollkur: 1 Thermosflasche Tee (wie oben angegeben in der doppelten bis 4fachen Menge) am Morgen richten, davon 1 Tasse in langsamen Schlucken warm trinken, 5 Minuten am Rücken liegend, 5 Minuten in der Seitenlage, 5 Minuten am Bauch und 5 Minuten in der anderen Seitenlage. Dies ist auch mit fertigen Kamillenextrakten, mit Wasser verdünnt oder mit speziellen Kamillenarzneimitteln möglich.
Die Kamillen-Tinktur (Tinctura Chamomillae) aus der Apotheke: dreimal täglich 10-15-20 Tropfen, mit Wasser.
Äußerlich: Für Bäder, Spülungen, Dämpfe, Inhalationen und Waschungen als Teeabkochung, allenfalls mit der preisgünstigeren Badekamille (Flos Chamomillae pro balneo) oder die einfachere Zubereitung mit einem fertigen Kamillenextrakt aus der Apotheke. Weiters gibt es gleiche Salbenzubereitungen, auch Kamillenzäpfchen, Kamillenaugentropfen usw.
Für Badezwecke kann auch die fertige Zubereitung eines Kamillenbadeextraktes oder Badesalzes genommen werden.
Für die Behandlung der Kleinkinder gibt es zahlreiche Pflegemittel mit Kamille, welche unbeschadet angewendet werden können. Jedoch ist vor allem bei Kleinkindern mit einer allzuhäufigen Kamillenteegabe Vorsicht am Platze: Die im Handel erhältliche, oft hochgezüchtete Kamille enthält für Kleinkinder eine zu große Menge an Kamillenöl und es kann so zu Reizungen der empfindlichen Magenschleimhäute kommen!

Kneippwort: »Kamillentee wird bei Erkältungen, besonders wenn diese fiebrige Zustände begleiten, bei Grimmen (heftigem Leibweh), Krämpfen, starken Congestionen (Blutwallungen) usw. verwendet; die Kamillensäckchen sodann, die trefflichen Wärmer bei verschiedenen Zuständen, sind in jedem Hause so liebe Bekannte, daß es überflüssig erscheint, darüber ein Weiteres zu sagen.«

KÜMMELFRÜCHTE

(Carum carvi L., Fructus Carvi, Echter Kümmel)

FUNDORT: Europa- und weltweit auf Wiesen, an Wegrändern usw. In Ebenen und im Mittelgebirge der gemäßigten bis arktischen Zonen. Wegen des großen Bedarfes meist kultiviert.
ERNTEZEIT: Juni bis August, je nach Klima und Lage.
SAMMLUNG: Wenn sich die Doppelfrüchte braun färben, werden die Dolden über dem Boden abgeschnitten und gebündelt.
TROCKNUNG: Zum weiteren Nachreifen und Trocknen an einem schattig-luftigen Ort aufhängen.
ZERKLEINERUNG: Die Früchte abrebeln, wobei sie in die Einzelfrüchte zerfallen sollen.
AUFBEWAHRUNG: Die nun gänzlich getrockneten Fruchtteile von allfälligen Verunreinigungen befreien und in geeigneten Gefäßen, Dosen oder kleinen Gewürzladen aufbewahren.
HINWEISE: Die ganzen Halbfrüchte sind lange lagerfähig und haltbar. Zur Einzelteezubereitung bzw. für Teemischungen wird die benötigte Menge im Mörser frisch gestoßen bzw. gequetscht.
INHALTSSTOFFE: Bis 7 Prozent ätherisches Öl, relativ viel fettes Öl, Gerbstoff, Harz und viele Nebenwirkstoffe, welche die Wirkung verstärken.
WIRKUNG: Bestens bei Blähungen, krampflösend, verdauungsfördernd und leicht beruhigend. In der Volksmedizin bei Leber- und Gallebeschwerden, Husten und Menstruationsbeschwerden.
ZUBEREITUNG: Der Kümmel-Tee: 1 gehäuften Kaffeelöffel der frisch gestoßenen bzw. gequetschten Früchte mit ¼ Liter kochendem Wasser überbrühen, 10 Minuten zugedeckt ziehen lassen, abseihen und recht warm schluckweise trinken.
Häufig in Teemischungen in einer Menge von ca. 5 bis 10 %. Hiebei können die Früchte schon bei der Teemischung zerdrückt werden.
Herstellung von Kümmelschnäpsen und Likören.
Äußerlich: Kümmeltinktur (Tinctura Carvi) aus der Apotheke als Zusatz für Rheuma-Einreibungen, seltener auch Kümmelabkochungen als Badezusatz für schwächliche Kinder. – Kümmeleinläufe bei Koliken der Pferde und Rinder.
In der Reihe der Doldengewächse von Anis über Fenchel zu Kümmel nimmt das ätherische Kümmelöl in der Wirkung gegen Blähungen deutlich zu. Als Husten- und Beruhigunsmittel in dieser Reihenfolge stark ab. Als Gewürze haben alle drei genannten Früchte eine große Bedeutung und sind in der Küche sowie in der Backstube nicht zu missen!

KÜRBISKERNE

(Cucurbita pepo L., Semen Cucurbitae, Zuchtkürbissamen)

FUNDORT: Ursprünglich heimisch in Mexiko und Texas. Heute in wärmeren Zonen Mitteleuropas kultiviert für Speise-, Fütterungs- und diätetische Zwecke. Besondere schalenlose Fruchtzüchtungen für medizinische Zubereitungen, auch mit einem hohen Gehalt an hormonhältigen Stoffen.
ERNTEZEIT: Nach Ausreifen der Früchte im Sommer werden die Kerne herausgeschält und vom Fruchtfleisch getrennt.

SAMMLUNG: Die Kerne grob reinigen.
TROCKNUNG: Die Kerne an einem luftigen Ort auflegen, mehrmals wenden und allenfalls noch von restlichen, getrockneten Fruchtresten trennen. Beim feldmäßigen Anbau werden die Aufbereitungsarbeiten, das Teilen der Kürbishälften, Ausschälen der Kernanteile und das Reinigen auch maschinell durchgeführt.

ZERKLEINERUNG: Vor allem die schalenlosen Kerne werden meist im ganzen gelassen und nur für die allfällige Weiterverarbeitung zum kandierten Granulat geschrotet.
AUFBEWAHRUNG: Die gut getrockneten Kerne lassen sich etwa 1 Jahr lagern. Dann wäre zu überprüfen, ob allenfalls die Kerne ranzig schmecken.

HINWEISE: Vor allem die schalenlosen Zuchtsorten sind nicht so gut haltbar wie die früher bekannten Kerne mit der harten Samenschale.

INHALTSSTOFFE: Neben dem reichlichen fetten Öl und den Zellulosebestandteilen eine Reihe von hormonähnlichen Stoffen, Eiweißen, Vitaminen und Pflanzensäuren, welche die diätetischen bis medizinischen Wirkungen ausmachen.

WIRKUNG: Von der Volksmedizin bekannt als Blasen- und Prostatamittel.

ZUBEREITUNG: Keine Teezubereitung. Von den geschälten Kernen werden täglich Mengen von ca. 3 Eßlöffel gekaut. Dazu gibt es im Handel auch besonders zubereitete Darreichungsformen, entweder im ganzen verzuckert bzw. geschrotet und granuliert.

LAVENDEL *Foto Seite 21*

(Lavandula officinalis L., Flos Lavandulae, Speik, Narde)

FUNDORT: In den Mittelmeerländern heimisch und wildwachsend. Auch kultiviert, z. B. Südfrankreich, England, Italien, Ungarn, Spanien und Nordafrika. Südhänge bis 1500 m. Bei uns eingebürgert in günstigen Lagen und in Gärten.
ERNTEZEIT: Juli bis August, je nach Lage und Witterung auch zeitlich verschieden.
SAMMLUNG: Sofort nach dem Aufblühen, nicht in der Mittagssonne.
TROCKNUNG: Die Blütentriebe werden abgerebelt und die Blüten allein sorgfältig, schattig-luftig getrocknet.
ZERKLEINERUNG: Ist bei den Blüten nicht notwendig, sollen ganz bleiben.
AUFBEWAHRUNG: In dicht schließenden Behältern aus dunklem Glas, Porzellan oder in beschichteten Pappdosen.
HINWEISE: Die Ölbehälter der Blüten sind wenig geschützt und das flüchtige, ätherische Öl kann daraus leicht verdunsten. Deshalb die sorgfältige Aufbewahrung!
INHALTSSTOFFE: Bis zu 3 % ätherisches Öl, 12 % Gerbstoff, daneben eine Reihe von Nebenwirkstoffen für die vorzügliche
WIRKUNG: Beruhigend auf das gesamte Nervensystem, bei Migräne, nervösem Herzklopfen. Bei Durchfällen und äußerlich bei Hautleiden, beides mittels Gerbstoffwirkung. Als Bade- und Einreibemittel bei Rheuma und für Kräuterkissen zur Nervenberuhigung und Schlafförderung. In der Volksmedizin zur Krampflösung, gegen Blähungen, Koliken, Magenmittel und zur Entwässerung. In durchlässigen Papierbeutelchen als Mottenmittel, im Zusammenhang mit einer in der Volksmedizin genannten stark antiseptischen Wirkung.
ZUBEREITUNG: Innerlich: Für den Lavendelblütentee 2 gehäufte Kaffeelöffel voll mit 1/4 Liter kochendem Wasser überbrühen, 5 bis 10 Minuten zugedeckt ziehen lassen, abseihen und allenfalls mit Honig gesüßt zur Nerven- und Magenberuhigung zweimal täglich trinken.
Äußerlich: Für das Lavendelblütenbad ca. 50 Gramm mit 1 Liter Wasser zum kurzen Sieden erhitzen, 10 Minuten zugedeckt ziehen lassen, abseihen und dem Badewasser zusetzen. Achtung: Bluthochdruckpatienten ist diese Badeanwendung nicht zu raten! Bei niedrigem Blutdruck kann dieses Bad zur Kräftigung, Erfrischung und Entspannung sehr empfohlen werden.
Weiters ist von Lavendelöl zur innerlichen Anwendung nur ein mäßiger Gebrauch zu raten! Besser wäre der Lavendelspiritus (Spiritus Lavendulae) aus der Apotheke zu verwenden.

> **Kneippwort:** »Spieköl oder Lavendelöl ist in jeder Apotheke leicht zu kaufen. Es darf unter den Hausmitteln nicht fehlen.«

LEINSAMEN

(Linum usitatissimum L., Semen Lini, Flachslinsen)

FUNDORT: Kein Wildwuchs, weltweit Anbau in Kulturen.
ERNTEZEIT: Bei Vollreife der Samen, meist Juli bis September.
SAMMLUNG: Händisches oder maschinelles Abmähen der ganzen Pflanze.
TROCKNUNG: Auflegen oder auch bündeln zum Aufhängen bzw. große Kulturstauden wie Garben aufstellen.
ZERKLEINERUNG: Kleine Mengen händisch ausdreschen, von Kulturanbauten auch maschinell.

AUFBEWAHRUNG: Die vollreifen und unbeschädigten Samen sind für arzneiliche Zwecke und ohne besondere Vorschriften lange Zeit haltbar. Geschroteter bzw. gequetschter Leinsamen soll nur kurze Zeit in dicht schließenden Porzellangefäßen bzw. dunklen Gläsern aufbewahrt werden, niemals in Papier- oder Plastikbeuteln.
HINWEISE: Nur der vollreife Samen enthält die Höchstmengen an Wirkstoffen, insbesondere an Schleim.

INHALTSSTOFFE: Bis 25 % Schleim, welcher sich bei der Reife aus Stärke und Zuckerarten bildet, 30 bis 40 % fettes Öl, 25 % Eiweiß, das Glykosid Linamarin und eine große Zahl von Nebenwirkstoffen, welche die Wirkungen des Leinsamens ausmachen.

WIRKUNG: Als mildes, unschädliches Abführmittel: Die Schleim- und Eiweißstoffe wirken als Quellmittel, das fette Öl als Darmgleitmittel. Von einigen Nebenwirkstoffen gebildete Blausäure wirkt in geringer Menge zusätzlich abführend, ohne eine Vergiftung zu verursachen. Auch langdauernde Verwendung von Leinsamen als Abführmittel führt zu keiner Gewöhnung oder sonstigen Nebenwirkungen.

Der Schleim allein aufbereitet wirkt als Husten- und Gurgelmittel bei Hals- und Rachenentzündungen, bei Heiserkeit und Reizhusten sowie bei Magenschleimhautentzündungen und Darmreizungen. Bei diesen Schleimzubereitungen, welche bei Einnahme keine abführenden Wirkungen entfalten sollen, sind die gesondert angegebenen Zubereitungsvorschriften zu beachten.

Das Leinsamenöl (Oleum Lini) ist das kaltgepreßte Öl aus den Leinsamen, es dient als Nahrungsmittel, zum Einnehmen bei Husten, zum Auflegen auf die Brust bei hartnäckigen Bronchialerkrankungen; auch für Salbenarzneispezialitäten aus der Apotheke. Weiters bei schrundigen Hautschäden, Schuppenflechte, Ausschlägen und bei Gürtelrose. In der Volksmedizin auch als Warzen- und Hühneraugenmittel. In der Technik wird Leinöl zur Firnis- und Fensterkittherstellung verwendet.

ZUBEREITUNG: Die vier oben angegebenen Wirkungen verlangen meist eine gesonderte Zubereitungsform:

1. Als Darmregulierungsmittel wird der ganze Leinsamen geschrotet bzw. auch gequetscht oder grob gemahlen, entweder trocken bzw. mit Fruchtmus vermischt, morgens oder abends in der Menge von etwa 2 Eßlöffel genommen. Die milde abführende Wirkung tritt oft erst nach etwa 2 Tagen ein. Für die weitere, regelmäßige Verwendung kann die Menge auf 1 Eßlöffel vermindert werden. Auch nur leicht ranziger Leinsamenschrot darf nicht mehr genommen werden!

2. Zur angegebenen Schleimverwendung gilt folgende Teezubereitung: 1 bis 2 gehäufte Kaffeelöffel ganze Leinsamen werden mit ¼ Liter kaltem Wasser unter mehrmaligem Umrühren 20 Minuten stehen gelassen, die klare Flüssigkeit abgegossen und dann erst zum Trinken bei Husten, Gurgeln bei Rachenentzündung bzw. bei Magen- und Darmentzündungen erwärmt und etwa zweimal täglich 1 Tasse genommen.

3. Der Leinsamenkuchen wird mit Wasser zu einem halbfesten Teig angerührt, erwärmt und mit Leinen aufgelegt, bis das Furunkel aufgezeitigt ist.

4. Das Leinsamenöl zum Einnehmen wird erwärmt und kaffee- bis eßlöffelweise für den oben angegebenen Zweck eingenommen.

Kneippwort: »Die Leinsamenumschläge oder Aufleger sind allbekannt und allgemein in Übung. Mit denselben erzielt man ähnliche Wirkungen, wie mit Foenum graecum, dem Pulver vom Bockshornkleesamen: Nach innen als Thee zubereitet, kühlend bei hitzigen Fiebern, bei Halsleiden als gutes Gurgelwasser. Was die äußerliche Anwendung betrifft, zum Auflösen von Geschwülsten und Geschwüren.«

LINDENBLÜTE *Foto Seite 21*

(Tilia grandifolia, -cordata, Sommer-, Winterlinde, Flos Tiliae)

FUNDORT: In Europa bis 65 Grad nördlicher Breite, in lichten Wäldern, oft auch als Alleebaum und in Gartenanlagen. In Nordamerika auch kultiviert.

ERNTEZEIT: Juni bis Juli, frühestens einen Tag, spätestens vier Tage nach dem Aufblühen.

SAMMLUNG: Die ganzen Blütenstände samt den pergamentähnlichen Hochblättern.
TROCKNUNG: Auf luftigen Hürden dünnschichtig auflegen, bis max. 40 Grad ohne Sonneneinstrahlung wenige Tage vollständig trocknen.

ZERKLEINERUNG: Fein zerschneiden.
AUFBEWAHRUNG: Trocken und möglichst unter Luftabschluß.

HINWEISE: Die gelagerte Ware ist ½ bis 1 Jahr haltbar und sollte zeitweise auf Schimmelbefall kontrolliert werden.
INHALTSSTOFFE: Bis 0,1 % ätherisches Ölgemisch, viele Duftstoffe, Gerbstoff, Schleim, Zuckerarten und eine Reihe von Zusatzstoffen, welche die Wirkung ausmachen.

WIRKUNG: Stark schweißtreibend. Förderung der Abwehrkräfte bei beginnender Erkältung und während der kalten Jahreszeit.

ZUBEREITUNG: 1. Schwitztee: 2 gehäufte Kaffeelöffel voll mit ¼ Liter siedendem Wasser überbrühen, 10 Minuten zugedeckt ziehen lassen, abseihen und sehr heiß trinken.
2. »Grippe-Vorbeugungstee«: 1 bis 2 gehäufte Kaffeelöffel voll wie vorhin angegeben zubereiten bzw. für die Thermosflaschenmenge das Vielfache, und tagsüber, auch mit Honigzusatz mehrmals 1 Tasse mäßig warm trinken.
Der Lindenblütentee wird vorwiegend einzeln genommen.
3. Die Lindenholzkohle ist die fein pulverisierte Kohle vom Lindenholz; zwei- bis dreimal täglich 1 Messerspitze bis 1 gestrichenen Kaffeelöffel voll bei Magen- und Darmstörungen bzw. Infektionen.

> **Kneippwort:** »Der Lindenblütenthee ist neben dem Hollunderblütenthee der bekannteste Schwitzthee.«

LÖWENZAHN *Foto Seite 21*

(Taraxacum officinale, Folium-, Herba-, Radix Taraxaci, Butter-, Mai-, Milch-, Puste- oder Kuhblume)

FUNDORT: Weltweit auf Wiesen, Feldern, Äckern, Schuttplätzen, an Wegrändern und in ungepflegten Gartenanlagen, in Ebenen und bis zur Baumgrenze, dort auch die verwandten Abarten Leontodon erectus oder -alpinus.
ERNTEZEIT: April bis Mai, bald im Frühjahr.
SAMMLUNG: Die ganze Pflanze samt den Wurzeln ausstechen und die Wurzeln von der Erde abwaschen, die staubigen Blätter gesondert abspülen. Allenfalls bündeln.
TROCKNUNG: Die Bündel entweder aufhängen, die gespaltenen größeren Wurzelteile können auch im Backrohr getrocknet werden.
ZERKLEINERUNG: Die gesamte Pflanze wird zerpflückt und alles klein geschnitten. Sollten schon abgeblühte Blüten mit Flugsamen oder milchhältigen Röhrenstengeln dabei sein, so wären diese vor dem Trocknen und Zerkleinern auszuscheiden.
AUFBEWAHRUNG: Die getrocknete, klein geschnittene Pflanze kann mit oder ohne ebensolche Wurzeln ohne besondere Vorschriften gelagert werden. Sollten die frischen, grünen Blätter im Frühjahr allein für Salat- oder Gemüsezwecke benutzt werden, so sind diese möglichst bald nach dem Pflücken von den übrigen Pflanzenteilen zu trennen und wie sonst

der grüne Salat bzw. das Frühlingsgemüse zu behandeln.

HINWEISE: Entgegen mancher Meinung ist der Löwenzahn gänzlich ungiftig. Beim frischen Löwenzahn kann es allerdings durch den Milchsaft der Röhrenstengel zu Hautreizungen kommen. Darauf ist vor allem bei Kindern zu achten, wenn diese im Frühjahr z. B. mit den milchhaltigen Stengeln spielen, daraus Kränzlein flechten und dann beim Aufsetzen an der Stirne rote Flecken und Ausschläge auftreten!

INHALTSSTOFFE: Bitterstoffe, Saponine, Gerbstoff, Minerale, enzymartige Stoffe, ätherisches Öl, Eiweiß und Zuckerarten, dazu weitere ca. 20 bis 30 Nebenwirkstoffe, welche sich jahreszeitlich stark ändern, ebenso viele Vitamine.

WIRKUNG: 1. Zur Frühjahrs- und Blutreinigungskur als Stoffwechsel-Heilkraut. Bei Rheuma und Gicht. Als Frischzubereitung die Blätter für Salate, Gemüse und zu Käsesorten. In der Volksmedizin zur allgemeinen Kräftigung.
2. Zur Leber- und Gallenaktivierung, auch gallensteinauflösend und krampflösend.
3. Zur Bindegewebskräftigung.

ZUBEREITUNG: 1 bis 2 gehäufte Kaffeelöffel Löwenzahnkraut und -wurzel mit ¼ Liter kaltem Wasser zustellen, aufkochen, 20 Minuten ziehen lassen, abseihen und kurmäßig zweimal täglich 1 Tasse trinken. Zur Erzielung einer höheren Wasserausscheidung kann die Teemenge mit 1,5 Liter warmem Wasser verdünnt werden. Diese Menge innerhalb von ca. 20 Minuten schluckweise trinken. Die Frühjahrskur kann unbedenklich auf 6 bis 8 Wochen ausgedehnt werden. Denselben Dienst leistet auch der selbstgepreßte Löwenzahn-Frischsaft bzw. das Löwenzahnelixier vom Fachhandel.

LUNGENKRAUT *Foto Seite 21*

(Pulmonaria officinalis, Herba Pulmonariae officinalis, Fleckenkraut, Waldochsenzunge, Blaue Schlüsselblume)

FUNDORT: Mittel- und Osteuropa in lichten, nicht zu trockenen Laubwäldern, an Bachufern, in Gebüschen und an Hecken. Im mittleren Bergland bis ca. 1700 Meter.

ERNTEZEIT: März bis Mai während der Blütezeit, auch noch im Juli und im späten Herbst.

SAMMLUNG: Ganze blühende Pflanze über dem Boden abschneiden.

TROCKNUNG: Gebündelt an einem luftigen, schattigen Ort, auch bei trockener Wärme ohne Sonneneinstrahlung.

ZERKLEINERUNG: Das vollständig trokkene Lungenkraut wird kleingeschnitten.

AUFBEWAHRUNG: In gut schließenden Dosen, ohne feuchten Luftzutritt.

HINWEISE: Mehrere andere Lungenkrautarten werden in der Volksmedizin für gleiche oder ähnliche Wirkungen verwendet, sind aber botanisch bzw. arzneiwirksam nicht untersucht.

INHALTSSTOFFE: Schleimstoffe, Mineralsubstanzen, vor allem Kieselsäure, dann Stärke, Saponine und eine Reihe weiterer Wirkstoffe, welche die Wirkung ergänzen.

WIRKUNG: Schleimlösend, bei Lungenkrankheiten, allgemein gewebsstärkend, bei Magen- und Darmschleimhautentzündungen und in der Volksmedizin als Gurgel- und Rachenmittel, bei Blasenschwäche und Blasensteinen, Hämorrhoiden und Durchfallerkrankungen. Die Volksmedizin empfiehlt auch die starke Abkochung des Lungenkrautes, um den Kieselsäuregehalt des Teetrunks zu vervielfachen. Für den Dauergebrauch werden Teemischungen mit 10 bis 50 % Lungenkrautanteilen bevorzugt.

ZUBEREITUNG: 2 gehäufte Kaffeelöffel getrocknetes Kraut mit ¼ Liter kochendem Wasser überbrühen, 10 Minuten ziehen lassen, abseihen und dreimal täglich 1 Tasse mit Honig gesüßt trinken. Als Gurgelmittel und für die Magenwirkung ungesüßt nehmen.

Kneippwort: »Das Lungenkraut kann mit gedörrten Spitzwegrichblättern zu Thee verbunden werden (halb und halb).«

MAJORAN *Foto Seite 21*

(Origanum majorana L., Herba Majoranae, Gartenmajoran, Wurstkraut)

FUNDORT: Heimisch im südöstlichen Mittelmeergebiet, Indien und nordafrikanischen Küstenländern. Heute in Mitteleuropa auch in unseren Breiten gezogen und feldmäßig kultiviert.
ERNTEZEIT: Je nach Anbaugebiet und Klima meist Juli bis August, in südlichen Gebieten auch früher, immer zur Zeit der vollen Blüte.
SAMMLUNG: Abstreifen der Blätter und Blüten ergibt den sogenannten »Französischen Majoran«, Pflücken und Schneiden der ganzen Pflanze den »Deutschen Majoran«.
TROCKNUNG: Zweckmäßig vor dem Abrebeln die gebündelten Zweige schonend, luftig-schattig trocknen und dann erst die
ZERKLEINERUNG vornehmen.
AUFBEWAHRUNG: In gut schließenden, lichtundurchlässigen Gläsern.
HINWEISE: Bisher ist der Majoran und seine vielen, vor allem südländischen Arten nur als Küchen- und Fleischindustriegewürz bekannt gewesen. Heute steigt seine Bedeutung als vielfältig verwendetes Heilkraut deutlich an.
INHALTSSTOFFE: Vor allem der erste Schnitt hat einen Gehalt an ätherischen Ölen bis zu 3 %. Im ÖAB wird ein ätherischer Ölgehalt von 0,5 bis 0,9 % angegeben. Weiters enthalten sind: Bitterstoffe, Saponine, Gerbstoffe und unzählige weitere Wirkstoffe, welche nach Herkunft, Anbaugebiet und Boden sehr verschieden sind. Viele Unterarten entsprechen nicht den Anforderungen des Arzneibuches, ebenso sind artfremde Verfälschungen bekannt.

WIRKUNG: Bei Magen-, Darm- und Gallenbeschwerden, Verdauungsstörungen, Blähungen, Appetitlosigkeit und Durchfällen. In der Volksmedizin bei Migräne und nervösem Kopfschmerz.

ZUBEREITUNG: Für die Teezubereitung 1 gehäuften Kaffeelöffel voll mit ¼ Liter kochendem Wasser überbrühen, 5 Minuten zugedeckt ziehen lassen, abseihen, ein- bis zweimal täglich 1 Tasse schluckweise trinken.
Für äußerliche Anwendungen: Einreibungen, Bäder, Kräuterkissen, Umschläge, Gurgelwässer und Salben, davon etwa in der Volksmedizin die Herstellung der »Majoran-Butter« als Wundsalbe: 50 Gramm Majoran mit wenig Alkohol durchfeuchten, dann mit 50 Gramm salzfreier Butter oder Butterschmalz im Wasserbad 15 Minuten verkochen, durch Mull oder Leinen abseihen und in einem geeigneten Tiegel abkühlen lassen.
Ätherisches Majoranöl (Aetheroleum Majoranae) soll rein nicht eingenommen werden, weil es zu Kopfschmerzen führen kann.

Kneippwort: »Die Migraine (Migräne) kann leicht von gestörtem Blutumlaufe herkommen, noch häufiger aber von störenden Einflüssen aus dem Magen und Unterleib. Wenn der Unterleib im Ganzen etwas geschwächt ist, wenn sich häufig Gase ansammeln und die Stuhlentleerungen nicht regelmäßig sind, so üben gar zu leicht und oft diese Beschwerden eine Rückwirkung auf den Kopf und verursachen an einzelnen Stellen diese Schmerzen.«

MALVE *Foto Seite 22*

(Malva silvestris L., Flos-, Folium Malvae silvestris, Käsepappel)

FUNDORT: Europaweit an Feld- und Wiesenrändern, Wegen, sonnigen Hügeln, Mauern, auf sonnigen Hängen und auf Waldschlägen.
ERNTEZEIT: Juni, Juli bis Oktober die vollen Blüten, bis August die Blätter.
SAMMLUNG: Die Blüten mit Kelch, aber ohne Stiele, die Blätter ohne grobe Stengel und Stiele.
TROCKNUNG: Getrennte Aufbereitung an einem schattigen, luftigen Ort.
ZERKLEINERUNG: Die gut getrockneten Blüten mit Kelch lassen sich leicht rebeln, die Blätter werden klein geschnitten.
AUFBEWAHRUNG: Gut verschlossen und trocken, keine Kunststoffgefäße.

HINWEISE: Andere Malvenarten sind auf die Wirksamkeit nicht untersucht, wahrscheinlich aber wenig oder kaum brauchbar.
INHALTSSTOFFE: Schleim- und Gerbstoffe, die Blüten bestimmte Farbstoffe, mit teils bakterizider Wirkung. Färben jedenfalls den Tee schön blau-violett.
WIRKUNG: Der Schleim wirkt einhüllend und reizlindernd, bei Katarrhen, Angina und Magenschleimhautentzündungen, der Gerbstoff zusammenziehend bei ebensolchen Entzündungen und auch als Wundmittel bzw. Umschläge für die äußerlichen Anwendungen.

ZUBEREITUNG: Für den Tee 2 gehäufte Kaffeelöffel (hiezu bevorzugt die Blätter, auch das ganze Kraut, weniger die Blüten) mit ¼ Liter lauwarmem Wasser übergießen, 5 bis 10 Stunden unter mehrmaligem Umrühren stehenlassen, abgießen, jetzt erst erwärmen und als Hustentee mit Honig versetzen, als Magenmittel und für Gurgelzwecke usw. ungesüßt verwenden.
Volksmedizin: Bei Wunden werden die frischen Blätter (nach kaltem Abwaschen mit Wasser) aufgelegt, wobei der Schleim und die Gerbstoffe abheilend und die Farbstoffe desinfizierend wirken.

Kneippwort: »Unter den Blumen im Garten dürfen die Malven nicht fehlen. Als der Schöpfer ihre uns erfreuende Blüthe malte, hat er mit der Farbe in jedes Blättchen einen Tropfen Heilsaft gegossen.«

MARIENDISTEL *Foto Seite 23*

(Silybum marianum L., Fructus Cardui mariae, Marienkörner)

FUNDORT: Heimisch in Südeuropa, weltweit wild wachsend, auch in Gärten als Zierpflanze und teilweise in Kulturen angebaut.
ERNTEZEIT: Hierzulande im September und Oktober, wenn die Distelhaarkronen abgefallen sind und die dunklen Früchte locker freiliegen.
SAMMLUNG: Die harten, meist dunklen Früchte von der Distel ausschütteln und von allfälligen Haarkronen usw. reinigen.
TROCKNUNG: Nachtrocknen an der Luft.
ZERKLEINERUNG: Für die Teezubereitung nicht nötig.
AUFBEWAHRUNG: Keine besondere Vorschrift. Früchte sind unempfindlich.
HINWEISE: Schwarze, grau-weiße und oft auch scheckig gefärbte Mariendistelsamen sind gleichwertig und können ebenso genommen werden.
INHALTSSTOFFE: 0,7 % Silymarin, daneben Bitterstoffe, ätherisches Öl, Harz, Flavone und eine Anzahl von Nebenwirkstoffen, welche für die Wirksamkeit entscheidend sind.
WIRKUNG: Hilft der Leber bei ihrer Entgiftungstätigkeit. In der Volksmedizin auch bei Unterschenkelgeschwüren, Krampfadern und offenen Beinen. Diese Wirkungen sind medizinisch nicht erwiesen. Die Droge und daraus hergestellte Zubereitungen sind in Österreich rezeptpflichtig!
ZUBEREITUNG: 1 gehäufter Kaffeelöffel wird mit ¼ Liter siedendem Wasser überbrüht, einmal kurz aufkochen, 15 Minuten ziehen lassen, abseihen und den Tee dreimal täglich vor den Hauptmahlzeiten sehr warm und schluckweise trinken.

MEISTERWURZ *Foto Seite 23*

(Imperatorium ostruthium L., Peucedanum ostruthium L., Radix Imperatoriae, Kaiser-, Magisterwurz)

FUNDORT: Mittel- und Nordeuropa, Balkan, Rußland, Nordamerika, meist in gebirgigen, kalk- und kieselsäurehältigen Hochlagen.
ERNTEZEIT: März und April bei beginnender Blüte oder im September und Oktober.
SAMMLUNG: Der ganze Wurzelstock mit den Ausläufern und Fadenwurzeln.
TROCKNUNG: Nach dem Kaltabwaschen die dünnen Wurzelausläufer abschneiden. Wurzelstock mehrfach spalten, dann im Schatten zum Trocknen auslegen, keine Sonne und Feuchtigkeit.
ZERKLEINERUNG: In kleine Stücke schneiden.
AUFBEWAHRUNG: In fast dicht schließenden, dunklen Glas- oder Porzellangefäßen.
HINWEISE: Wegen der oft nicht in großen Beständen anzutreffenden Wurzel werden derzeit auch die Wurzelausläufer und Fadenwurzeln mitverwendet, vor allem in der Getränkeindustrie.
INHALTSSTOFFE: Ätherisches Öl, Bitter- und Gerbstoffe und eine Reihe teils aromatischer Nebenwirkstoffe, welche für die Hauptwirkung und sonstige Verwendung maßgebend sind.
WIRKUNG: Bei Magen-, Gallen-, Leber- und Darmstörungen. In der Volksmedizin werden Dampfbäder für Bronchitis und Asthma zubereitet.
ZUBEREITUNG: Innerlich: 1 bis 2 gehäufte Kaffeelöffel mit ¼ Liter Wasser kurz aufkochen, 10 Minuten zugedeckt ziehen lassen, abseihen und zweimal täglich 1 Tasse trinken.

Meisterwurz ist häufig Bestandteil von Magenschnäpsen.
Das Kopfdampfbad: 2 Eßlöffel voll mit ½ Liter kochendem Wasser übergießen und unter weiterem Erwärmen die Dämpfe inhalieren. Beruhigt Asthmazustände und die Bronchien.

MELISSE *Foto Seite 23*

(Melissa officinalis L., Folium Melissae, Zitronen-, Gartenmelisse)

FUNDORT: Aus den Mittelmeerländern und dem Orient in unseren Breiten eingebürgert. Die akklimatisierten Zuchtsorten werden für Arzneizwecke, für die Industrie und als Bienenfutter vielerorts kultiviert. Anbau in Gemüsegärten.
ERNTEZEIT: Mai bis Juli, am besten knapp vor der Blüte, später Anbau auch im August bis September.
SAMMLUNG: Für die Teezubereitung alle Blätter.
TROCKNUNG: Luftig, schattig bei Temperaturen von ca. 35 bis 40 Grad, keine Sonne.
ZERKLEINERUNG: Die vollständig trokkenen Blätter lassen sich leicht zerteilen, größere Blätter allenfalls zerschneiden.
AUFBEWAHRUNG: In dicht schließenden, lichtundurchlässigen Gefäßen ohne Kunststoffbeschichtung oder Plastikverschlüsse.
Für die Teeherstellung selbstgeerntete und getrocknete Blätter erst kurz vor der Zubereitung bzw. Herstellung von Teemischungen zerkleinern. Damit wird der ätherische Ölgehalt besser erhalten und genutzt.
HINWEISE: Frische Melisse für Würzzwecke in der Küche, nur die frischen und kleinen Blättchen.
INHALTSSTOFFE: Ätherisches Ölgemisch, Bitter- und Gerbstoffe sowie viele Nebenwirkstoffe, welche den Gehalt und die Wirkung stark beeinflussen.
WIRKUNG: Beruhigend für den nervösen Menschen, für Herz- und Kreislauf, für die Magennerven und das Gesamtbefinden. Steigerung der Gallensekretion, weiters schweißtreibend und krampflösend. In der Volksmedizin bei Nervenleiden, nervösen Unterleibsleiden, Hysterie, Melancholie, Migräne, nervösen Kopfleiden und bei nervösem Erbrechen. Bei Reisekrankheiten und Kostumstellungen.
ZUBEREITUNG: 1. Innerlich: Melissentee zur Schlafförderung: 2 gehäufte Kaffeelöffel mit ¼ Liter kochendem Wasser überbrühen, einmal kurz aufkochen, 10

Minuten zugedeckt ziehen lassen, abseihen und abends 1 Tasse trinken.
Tee zur Magenberuhigung: wie oben, jedoch ohne Aufkochen und ungesüßt.

Melissengeist (Spiritus aromaticus compositum, Spiritus melissae), auch als handelsfertiger Melissengeist verschiedener Firmen sowie fertige Arzneispezialitäten.

Nicht zu vergessen der selbsthergestellte Melissenpreßsaft aus den frischen Blättern!
2. Äußerlich: Für das Melissenbad ca. 60 Gramm getrocknete und zerkleinerte Blätter mit 1 Liter Wasser übergießen, zum Kochen erhitzen, 10 Minuten zugedeckt ziehen lassen, abgießen und dem Vollbad zusetzen. Dafür können auch die im Handel erhältlichen fertigen Melissenbäder verwendet werden. Die Melisse kann der Bestandteil von Kräuterkissen sein, dient als vorzügliches Einschlaf- und Nervenstärkungsmittel.
Melissentinktur (Tinktura Melissae) aus der Apotheke kann für Rheumaeinreibungen verwendet werden.

MISTEL *Foto Seite 23*

(Viscum album L., Folium-, Herba Visci albi, Vogelmistel, Hexenbesen)

FUNDORT: Ursprünglich heimisch in Skandinavien und England. Durch die Übertragung der Früchte und Samen durch Vögel weltweit verbreitet, doch immer und überall als Halbschmarotzer auf bestimmten Wirtspflanzen wie Ahorn-, Apfelbaum, Birke, Eiche, Linde, Pappel, Pinusarten.
ERNTEZEIT: August und September, jedenfalls vor der Fruchtbildung.
SAMMLUNG: Nur die Blätter und jüngeren Zweige. Keinesfalls die Früchte (Beeren).
TROCKNUNG: Gute Lufttrocknung, bei mittleren Temperaturen und ohne Feuchtigkeit. Künstliche Wärme verkürzt zwar die Trocknungszeit, mindert aber den Wirkstoffgehalt.
ZERKLEINERUNG: Brechen bzw. Schneiden der ganz getrockneten Blätter und Zweige.
AUFBEWAHRUNG: Trocken, in dunklen Gläsern, Porzellandosen, Papp-, Aluminium- oder Holzdosen, keine Papier- oder Kunststoffbeutel.
HINWEISE: Je nach Wirtspflanze können die Inhaltsstoffe in der Stärke zwar variieren, dies hat aber für die Teezubereitung oder sonstige Einnahme keine Bedeutung. Mistelzweige mit den weißen Beeren, wie diese etwa zur Advent- und Weihnachtszeit in den Wohnräumen aufgestellt werden, sind von den Kindern fernzuhalten! Diese Früchte können eingenommen zu Unverträglichkeiten oder zumindestens zu Hautreizungen führen.
INHALTSSTOFFE: Viscotoxine, Cholin, Acetylcholin, Histamin und als Begleitstoffe Saponin, Schleim, Flavonoide, Harze und Eiweißanteile.
WIRKUNG: Bei Bluthochdruck, Arteriosklerose, in der Volksmedizin zur Herzmuskelstärkung und in der Rekonvaleszenz. Tumorhemmende Wirkungen nach neuerer Erkenntnis.
ZUBEREITUNG: Der Misteltee: 2 bis 3 gehäufte Kaffeelöffel kalt mit ¼ Liter Wasser übergießen, 10 bis 12 Stunden unter mehrmaligem Umrühren ausziehen, dann abseihen und die Flüssigkeit trinkwarm erwärmen. Zweimal täglich 1 Tasse nehmen.
Das Mistelpulver: dreimal täglich 1 Messerspitze voll auch trocken zur Blutdrucksenkung einnehmen. Arzneispezialitäten und fertige diätetische Mistelpräparate sind im Apothekenhandel erhältlich.

Zur Krebsbehandlung stehen über ärztliche Verordnung einige Injektionszubereitungen zur Verfügung. Diese Therapie darf nur von Ärzten durchgeführt werden.

Kneippwort: »Auch bei anderen Störungen im Blutkreislauf kann diese Pflanze zu Rate gezogen werden. Die Heilwirkungen der Mistel erstrecken sich in erster Linie auf das Blut und auf die Störungen des Blutumlaufs.«

NELKENWURZ *Foto Seite 23*

(Geum urbanum L., Radix Gei urbani = in der BRD, Radix Caryophyllatae = in Österreich, Mauernelkenwurz)

FUNDORT: Europaweit in Laubwäldern, an Waldrändern, an Mauern und Zäunen.
ERNTEZEIT: März bis Mai, je nach Lage, aber am Beginn der Blütezeit.
SAMMLUNG: Wurzelstock ausgraben und von der Erde reinigen.
TROCKNUNG: Lufttrocknen.
ZERKLEINERUNG: Samt den anhaftenden Fadenwurzeln in kleine Stücke schneiden.
AUFBEWAHRUNG: In gutschließenden, lichtgeschützten Gefäßen, ohne Plastik.
HINWEISE: Die Nelkenwurz ist kein Gewürznelkengewächs, also keine überseeische Myrthenart, sondern ein einheimisches Rosengewächs. Nur die Inhaltsstoffe sind teils ähnlich.
INHALTSSTOFFE: Bis 0,1 % ätherisches Öl Eugenol, Gerb- und Bitterstoffe und zahlreiche weitere Wirkstoffe, welche für die Anwendungen maßgebend sind.
WIRKUNG: Zur Magenkräftigung, bei Durchfall und Schleimhautentzündungen.
ZUBEREITUNG: 2 gehäufte Kaffeelöffel mit ¼ Liter kochendem Wasser aufgießen, 15 Minuten ziehen lassen, abseihen und zwei- bis dreimal täglich 1 Tasse ohne Zuckerzusatz trinken. Diese Teezubereitung soll insbesondere als Magentee nicht aufgekocht werden, weil sonst unnötig viele Bitterstoffe gelöst werden.
Häufig wird die Nelkenwurz für entsprechende Teemischungen oder zur Bereitung von Magenbitter verwendet.
Wegen des großen Bedarfs für die Getränkeindustrie und der fast ausschließlichen Verwendung der Wurzel ist dieses früher so reichlich zu findende Rosengewächs sehr rar geworden. Wo die Pflanze noch nicht naturgeschützt ist, wäre es wert, den Naturschutz zu beantragen, denn sonst gibt es in wenigen Jahren keine Nelkenwurz mehr!
Mögen wir uns für alle Fälle mit dem oberirdischen Nelkenwurzkraut begnügen! Es leistet gleiche Dienste!

Kneippwort: »Als besonders dienlich hat es sich nur erwiesen gegen faule Gase und verdorbene faule Säfte und Stoffe im Magen.«

ODERMENNIG *Foto Seite 23*

(Agrimonia eupatoria, Herba Agrimoniae, Ackerblümchen)

FUNDORT: Europaweit an Hecken, Wegrändern, Zäunen, auf trockenen Wiesen und Äckern.
ERNTEZEIT: Juni, Juli, jedenfalls kurz vor der Blüte.
SAMMLUNG: Das ganze Kraut über dem Boden abschneiden und bündeln.
TROCKNUNG: Bündel luftig aufhängen und bei Sommertemperaturen bis über 30 Grad trocknen.
ZERKLEINERUNG: Das gut trockene Kraut, die Stengelteile klein schneiden, die beginnenden Blütenstände und die Blätter rebeln.
AUFBEWAHRUNG: Gut verschlossen in dunklen Gläsern, sonstigen Dosen oder Tiegeln.
HINWEISE: Späte Sorten fallen durch Häkchen auf, welche an Menschen und Tieren festkleben. So werden die Früchte weitergetragen für den nächstjährigen Austrieb.
INHALTSSTOFFE: Gerb- und Bitterstoffe, Kieselsäure, Schleimstoffe und viele Nebenwirkstoffe, welche die gute Wirkung und die mannigfaltige Verwendung ausmachen.

WIRKUNG: Als Gerb- und Bitterstoffdroge bei Durchfall, Magen- und Darmerkrankungen. Bei Appetitlosigkeit, wenn diese vor allem bei Magenfermentmangel und Gallenstauungen auftritt. In der Volksmedizin bei Blasen- und Nierenleiden, bei Bettnässen der Kinder, als Gurgelmittel bei entzündetem Zahnfleisch. Früher von Rednern und Sängern bei Stimmlosigkeit verwendet. In der Veterinärmedizin bei Mauke der Pferde.

ZUBEREITUNG: 1 gehäuften Kaffeelöffel mit ¼ Liter siedendem Wasser aufbrühen, nur 2 Minuten ziehen lassen, abseihen und zweimal täglich 1 Tasse als Magen- und Verdauungstee ungesüßt trinken. Odermennig ist auch häufig Bestandteil von Magen-, Galle- und Lebertees.

PASSIONSBLUME *Foto Seite 24*

(Passiflora incarnata L., Herba Passiflorae, Passionskraut)

FUNDORT: Heimisch in Nord-, Mittel- und Südamerika sowie Ostindien. Eingebürgert und kultiviert im südlichen Mitteleuropa, sonnenreichen Gärten und im Feldanbau.
ERNTEZEIT: Ab Mai, bei beginnender Blüte.
SAMMLUNG: Abschneiden der oberirdischen Pflanzenteile, mit den dünnen Kletterranken, aber ohne die oft sehr dicken und viele Meter langen Stengel, die großen Blüten und die Früchte (später).
TROCKNUNG: Luftig-schattig, ohne direkte Sonneneinstrahlung und künstliche Wärme.
ZERKLEINERUNG: Alles einheitlich klein zusammenschneiden.
AUFBEWAHRUNG: In halbwegs dicht schließenden dunklen Glasgefäßen, Holz- oder beschichteten Pappdosen. Keine Kunststoffe!
HINWEISE: Die Passionsblumenblüten (Flos Passiflorae) mit den Früchten werden bisweilen ebenso und gesondert verwendet und enthalten etwa dieselben Inhaltsstoffe wie die Arzneibuchware.
INHALTSSTOFFE: Alkaloidgemisch der Harmanreihe, ferner Sterine, Flavone und zahlreiche Nebenwirkstoffe, welche die gute Wirkung der Heilpflanze ausmachen.
WIRKUNG: Bei Schlaflosigkeit in höherer Dosierung, sonst als Tagesberuhigungsmittel. Bei Neuralgien und zur Herz-Nerven-Beruhigung. In der Volksmedizin krampflösend bei Koliken.

ZUBEREITUNG: Beruhigungs- und Schlaftee: 2 gehäufte Kaffeelöffel voll mit ¼ Liter kochendem Wasser aufbrühen, 10 Minuten ziehen lassen, abseihen und zweimal täglich, vor allem abends vor dem Schlafengehen 1 Tasse warm und schluckweise trinken.

Arzneispezialitäten mit Passionsblume und meist in rein pflanzlicher Zusammensetzung sind in der Apotheke erhältlich.

Homöopathische Zubereitungen aus der Frischpflanze: Passiflora Urtinktur Ø, als Schlafmittel abends 20 bis 25 Tropfen, als Tages-Beruhigungs- und Nervenkräftigungsmittel dreimal täglich je 10 Tropfen.
Weiters eine bewährte Mischung:
Passiflora-Urtinktur Ø
Avena sativa-Urtinktur Ø
Hypericum-Urtinktur Ø
zu gleichen Teilen gemischt auf 30 oder 50 Gramm, zwei- bis dreimal täglich 10 bis 15 Tropfen.

Bemerkung des Verfassers: Die Passionsblume hat erst vor mehreren Jahren über die Homöopathie in die Medizin Eingang gefunden und ist heute als vollkommen unschädliches und zeitgemäßes Nervenberuhigungsmittel anerkannt. Die Inhaltsstoffe sind untersucht und bekannt, vor allem hat sich die Frischpflanzenzubereitung der homöopathischen Urtinktur Ø bis Dilution D1 als bestens wirksam erwiesen.

PFEFFERMINZE *Foto Seite 25*

(Mentha piperita L., Folium Menthae piperitae, Edel-, Englische-, Garten- oder Teeminze)

FUNDORT: Die medizinische Pfefferminze wird weltweit in Kulturen angebaut. Auch die in Kräutergärten angebaute Minze sollte nach zwei Jahren mit den Wurzelausläufern umgepflanzt werden bzw. sind neue Pflanzen zwischenzusetzen.
ERNTEZEIT: Erster Schnitt vor der Blüte, etwa Juni bis Juli, zweiter Schnitt im Herbst, vor Eintritt des ersten Nachtfrostes.
SAMMLUNG: Die frischen Blätter abpflücken. Beim Feldanbau werden die ganzen Pflanzen geschnitten und die Blätter meist maschinell gepflückt.
TROCKNUNG: Schonendes Trocknen der ganzen Blätter, bis sie sich zwischen den Fingern zerkrümeln lassen.
ZERKLEINERUNG: Am besten lassen

sich die ganzen Blätter aufbewahren. zur medizinischen Verwendung und für Teemischungen ist der Kleinschnitt unbedingt notwendig.

AUFBEWAHRUNG: In dicht schließenden, dunklen Gläsern, lichtundurchlässigen Porzellangefäßen oder Aluminiumdosen. Die frischen und kleinen Blätter werden auch gerne tiefgefroren und sind dann das Jahr über für Würzzwecke immer frisch verfügbar.

HINWEISE: Bei überzüchteten Sorten ist Schädlingsbefall möglich. Diese Blätter dürfen nicht verwendet werden.

Bei unterschiedlichen Klimabedingungen und Bodenbeschaffenheiten können die Gehalte der Pfefferminze sehr unterschiedlich sein. Zudem gibt es an die 60 Pfefferminzarten mit verschiedener Namensbezeichnung.

INHALTSSTOFFE: Ätherisches Öl, Gerb- und Bitterstoffe und sehr viele Nebenwirkstoffe, welche die unterschiedlichen Wirkungen der Heilpflanze ausmachen.

WIRKUNG: Magen-, Darm-, Leber-, Gallenwirkung durch den ätherischen Ölgehalt mit seinem Mentholinhaltsstoff. Besonders bei magenempfindlichen Personen und Kindern kann es zu einer Überempfindlichkeit gegen das Menthol kommen; deshalb dürfen diese Personen den Pfefferminztee nicht ständig trinken. Ratsam wäre es, Teemischungen mit etwa 10 bis 20 % Folium Menthae zu gebrauchen.

ZUBEREITUNG: 1. Für den Pfefferminztee 1 gehäuften Eßlöffel mit ¼ Liter kochendem Wasser überbrühen, 10 Minuten zugedeckt ziehen lassen, abseihen und ungesüßt trinken.

2. Pfefferminzgeist (Spiritus Menthae), Pfefferminztinktur (Tinctura Menthae) aus der Apotheke.

Pfefferminzplätzchen (Rotulae Menthae) im Fachhandel.

3. Das Kräuterkissen kann Pfefferminze enthalten.

Kneippwort: »Die Minze zählt zu den Hauptmitteln, welche den Magen stärken und die Verdauung befördern. Schon der würzige Geruch zeigt an, daß dieses Kräutchen bezüglich seiner Heilkraft einen vornehmen Platz einnehmen müsse.«

QUECKENWURZ

(Agropyron repens L., Radix Graminis, Graswurzel)

FUNDORT: Weltweit in den gemäßigten Zonen, im Ackerland, an Wegen und Hekken.

ERNTEZEIT: Im Frühjahr bevor die oberirdischen Gräser austreiben. Mancherorts auch im Herbst, doch sind die Halme dann zu trennen.

SAMMLUNG: Die oft weitverzweigten Wurzelstöcke ausgraben und abwaschen. Die unschönen Teile und Nebenwurzeln abschneiden.

TROCKNUNG: Nach dem Lufttrocknen grob zerschneiden und dann bei künstlicher Wärme vollkommen nachtrocknen.

ZERKLEINERUNG: Die einheitlich langen Wurzeln klein aufschneiden.

AUFBEWAHRUNG: Nur ganz trockene Ware in beliebige Kräutergefäße einlagern und zeitweise auf Schimmelbefall kontrollieren.

HINWEISE: Im Handel sind die einheitlich gleich dicken Stengelteile, fein aufgeschnitten, erhältlich. Diese eignen sich besonders für Teemischungen.

INHALTSSTOFFE: 3,52 bis 7,87 % Triticin als Polysaccharid, ferner eine Reihe von Kohlehydraten, Schleim- und Mineralstoffe, Vitamine und Spurenelemente sowie Pflanzensäuren, Saponine und viele Nebenwirkstoffe, welche die zahlreichen Wirkungen ausmachen.

WIRKUNG: Bei Stoffwechselleiden, Hypertonie, Wassersucht, Rheumatismus, Gichtleiden, Bronchialkatarrh und Hautleiden. Die Volksmedizin gibt an: Als auflösendes, einhüllendes, reizmilderndes, schweißtreibendes und blutreinigendes Mittel, bei Erkrankungen der Harnorgane, Hämorrhoiden, Leber und Galle, bei fieberhaften Erkrankungen, Nieren- und Blasensteinen. Neuerdings wurde eine antibiotische Wirkung festgestellt.

ZUBEREITUNG: Als Queckenwurztee: 2 gehäufte Kaffeelöffel voll mit ¼ Liter kaltem Wasser zustellen, einmal kurz aufkochen, sofort abseihen und zwei- bis dreimal täglich 1 Tasse warm trinken. Die Queckenwurz ist oft Bestandteil von Stoffwechsel-, Rheuma-, wassertreibenden und anderen Teemischungen.

Bemerkung des Verfassers: Die Quecken- oder Graswurz wurde seit jeher als lästiges Unkraut nur verachtet. So wie die Heublumen, die oberirdischen Wiesenblüten von allen Gräsern und Kleearten eine vorzügliche Wirkung zeigen, haben sich die Quecken- oder Graswurzeln alles Wertvolle aus dem mineral- und wirkstoffreichen Ackerboden geholt und für uns Menschen in diesen Wurzeln konzentriert! Dies macht den Wert dieser Heilwurzel im Ackerboden aus!

RAUTENKRAUT

(Ruta graveolens L., Herba Rutae hortensis, Edel-, Garten-, Weinraute und Bitterherb)

FUNDORT: Heimisch am Balkan, im Mittelmeergebiet und in Indien. Eingebürgert in Europa, vorerst angebaut in Kloster- und Bauerngärten, heute als Arzneipflanze kultiviert.

ERNTEZEIT: Ab Juni zur Blütezeit, vor der großen Wärme.
SAMMLUNG: Das ganze Kraut über dem Erdboden abschneiden und bündeln.
TROCKNUNG: Aufhängen der Bündel an einem schattig-luftigen Ort.

ZERKLEINERUNG: Die nicht zu starken, rohrartigen Stengel sowie die Sprosse und Blätter klein schneiden.

AUFBEWAHRUNG: In gut schließenden, dunklen Gläsern oder Kräuterdosen.

HINWEISE: Vor allem das frische Kraut kann bei Hautberührung und bei Sonneneinstrahlung zu Reizungen führen. Die Inhaltsstoffe sind heute sämtliche untersucht und teils als stark wirksam befunden worden. Wegen der vielfältigen Wirkung ist die alleinige Teezubereitung weniger zu empfehlen. Schwangere dürfen Rautenkraut nicht nehmen!

INHALTSSTOFFE: Rutinglykosid, viele Alkaloide, Bitter- und Gerbstoff, Cumarine, Harze, Vitamin C, Pflanzensäuren und viele weitere Wirkstoffe, welche die unterschiedlichen Wirkungen ausmachen.

WIRKUNG: Krampfstillend, schweißtreibend. In der Volksmedizin als Hautreizmittel usw. Wegen der wehenerregenden Wirkungen dürfen Schwangere keine Zubereitungen mit Rautenkraut verwenden.

ZUBEREITUNG: 10 bis 20 % Rautenkraut in den Teemischungen ist auch für haut- und magenempfindliche Patienten unbedenklich. Das aus dem Rautenkraut gewonnene Rutin wird auch für viele Arzneispezialitäten als Zusatz verwendet, um die genannten Kapillarwirkungen bei der Aufnahme von Arzneistoffen ins Gewebe und die Körperorgane zu nutzen. In letzter Zeit wurde bekannt, daß zuviele Rutinwirkungen zu Leberbelastungen führen können.

Kneippwort: »Diese edle, heilkräftige Pflanze ist leider noch allzuwenig bekannt, das heißt, in ihren vorzüglichen Wirkungen anerkannt. Die Pflanzen reden zu uns durch ihren Geruch. Wie klar und durchdringend meldet die Raute ihren guten Willen, uns Menschen, für die sie geschaffen, zu helfen, verschiedenes Leid zu lindern, als wenn jedes kleine Blättchen gleichsam ein Zünglein wäre, daß wir dieses Sprechen stets verstünden! Die Raute wirkt, wie und wo immer sie angewendet wird, stärkend und kräftigend.«

RINGELBLUME *Foto Seite 26*

(Calendula officinalis L., Flos Calendulae, Studentenblume)

FUNDORT: Heimisch in Mittel-, Ost- und Südeuropa. Heute weltweit in allen gemäßigten Zonen kultiviert und in Zier- sowie Kräutergärten gezogen. Oft auch verwildert.
ERNTEZEIT: Juni bis Oktober, bei voller Blüte der gelben Kronen.
SAMMLUNG: Als Arzneibuchware werden nur die Kronenblüten, ohne Kelchblätter (= Flos Calendulae sine calycibus!) verwendet, in der Volksmedizin sind auch die ganzen Blüten in Gebrauch.
TROCKNUNG: Luftig und trocken, ohne Sonne und künstliche Wärme, bis sich die Blüten papieren anfühlen und leicht glänzen.
ZERKLEINERUNG: Die losen Blütenblätter bleiben ganz und müssen nach dem Trocknen nur aufgelockert werden. Die ganzen Blüten sind zu zerteilen.
AUFBEWAHRUNG: Vor Licht geschützt in dicht schließenden Gefäßen, sonst keine besonderen Vorschriften.

HINWEISE: In Ziergärten gibt es mehrere andere Ringelblumenarten, welche für die arzneiliche Verwendung nicht geeignet sind. Die reine Blütenware, welche den Arzneibuchvorschriften entspricht, gibt es verläßlich in der Apotheke oder Drogerie.
INHALTSSTOFFE: Ätherisches Öl, Bitterstoffe, Carotin, Gummi, Schleim, Harz, Albumin, verschiedene Fruchtsäuren, Saponin, Glykoside, Pflanzenfermente, Vitamin C und eine Reihe von Nebenwirkstoffen, welche die vielfältigen Wirkungen der Blüten ausmachen.
WIRKUNG: Innerlich bei leicht entzündlichen Erkrankungen, allenfalls leicht krampflösend und schweißtreibend. Große Bedeutung für die Wundbehandlung und bei schlecht heilenden, alten Geschwüren. In der Volksmedizin zur Entwässerung, bei Erbrechen, Leberleiden und Typhus. Weiters Verwendung in der Kosmetik und in der Färberei.
ZUBEREITUNG: Für den Ringelblumentee 2 gehäufte Kaffeelöffel voll mit ¼ Liter siedendem Wasser überbrühen, 10 Minuten ziehen lassen, abseihen und zweimal täglich 1 Tasse trinken. Dieselbe Teezubereitung kann auch äußerlich für Umschläge, Verbände, Kompressen und Auflagen bei Geschwüren und Verletzungen verwendet werden.
Die Ringelblumenblüten sind häufig Bestandteil von Teemischungen bei Blasen-, Durchfall-, Fieber-, Gallen-, Leber- und Venenerkrankungen.

Die Ringelblumen-Butter: Gleiche Teile Ringelblumenblätter und Ziegenbutter vermengen, aufkochen, abseihen und die fertige Wundsalbe in kleine Tiegel ausgießen. Fertige Ringelblumen-Salben und -Öle gibt es in der Apotheke.

ROSMARIN

Foto Seite 25

(Rosmarinus officinalis L., Folium Rosmarini, Hochzeitsbleaml)

FUNDORT: Heimisch im Mittelmeerraum, seit langem auch in unseren Breiten eingebürgert und bei geeignetem Klima sogar in Kulturen angebaut. Der Rosmarin ist nicht winterhart und muß als immergrüner Strauch während der kalten Jahreszeit unter Dach, also in Glashäuser oder vom Kräutergarten ins Zimmer gebracht werden.
ERNTEZEIT: Mai bis Juni, je nach Anbaugebiet und Klima, während oder kurz nach der Blüte.
SAMMLUNG: Abschneiden der kleingewachsenen Sträucher, bei großem Auswuchs nur die oberen Strauchteile.
TROCKNUNG: Luftig, schattig und ohne künstliche Wärme.
ZERKLEINERUNG: Wenn sich die blättertragenden Stengel nach dem vollständigen Trocknen leicht brechen lassen, können sich dann die kleinen, harten und wie eingerollt aussehenden Blätter leicht abstreifen lassen. Anschließend die von restlichen Stengelteilen gereinigten Blätter nochmals bei ca. 30 bis 35 Grad nachtrocknen.
AUFBEWAHRUNG: Lichtgeschützt in gut schließenden Gefäßen, ohne Kunststoff.
HINWEISE: In südlichen Gebieten gibt es zahlreiche Rosmarin-Unterarten und Formen, deren ätherisches Öl sich vom officinellen und echten Rosmarin sehr unterscheidet.
INHALTSSTOFFE: Ätherisches Öl (Aetheroleum Rosmarini), welches für die Likör- und Bademittelherstellung aus den Kulturanbauten gewonnen wird. Daraus wird auch der natürliche Rosmarin-Kampfer hergestellt. Weiters: Saponine, Pflanzensäuren, Wachs, Gerbstoff und viele Nebenwirkstoffe, welche für die Wirkungen mitverantwortlich sind.
WIRKUNG: Der Rosmarin-Kampfer wirkt anregend auf den Kreislauf mit deutlicher Blutdrucksteigerung. Weiters zur Nervenkräftigung, als Magen-, Gallen- und Verdauungsmittel. In der Volksmedizin

für Umschläge bei Hauterkrankungen und schlecht heilenden Wunden. Als Insektenvertilgungsmittel.
ZUBEREITUNG: Der Rosmarintee: 1 gehäuften Kaffeelöffel mit 1/4 Liter kaltem Wasser zustellen, einmal kurz erhitzen, sogleich abseihen und morgens sowie mittags 1 Tasse trinken, vor allem für ältere Patienten nach überstandener Infektionskrankheit, Grippe und Erschöpfungszuständen. Teemischungen mit Rosmarin nach passenden Zusammensetzungen bei Herz- und Kreislauf-, Nerven-, Schlaf- und Venenstörungen.
Der Rosmarin-Wein: 100 Gramm getrocknete Blätter mit 1 Liter säuerlichem Weißwein in einem Weithalsglas unter öfterem Umschwenken bis zu 14 Tage ansetzen, abpressen und durchseihen. Für ältere Menschen 1 Likörglas vor den Hauptmahlzeiten und vor allem vor einem üppigen Festtagsessen. Dieses altbewährte Kneipp-Mittel wirkt magennervenstärkend und appetitanregend. Die Zubereitung ist auch gebrauchsfertig im Fachhandel, in Apotheken, Drogerien und im Reformhaus erhältlich.
Das Rosmarinbad: 50 Gramm getrocknete Blätter mit 1 Liter Wasser zum Sieden erhitzen, möglichst zugedeckt ziehen lassen, abseihen und dem Halb- bis Vollbad zusetzen. Diese Badezubereitung niemals am Abend und für ältere bzw. herzbelastete Personen nur im Halb- oder Vollbad sitzend! Fertige Rosmarin-Extrakte und Bäder sind im Fachhandel erhältlich.
Die Rosmarin-Herz-Salbe (Unguentum Rosmarini compositum): Diese wird links in der Herzgegend in kreisenden Bewegungen in die Haut eingerieben und dient zur örtlichen Herzkräftigung bei herzbedingten Erschöpfungszuständen und Abfall des Blutdruckes. Erhältlich in der Apotheke.
Rosmarin-Spiritus (Spiritus Rosmarini): Ein altbewährtes Hausmittel bei rheumatischen Beschwerden. Ebenfalls aus der Apotheke.

Kneippwort: »Ein Sträußchen von Rosmarin darf am Hochzeitstage keinem Gaste, bei solennen Festlichkeiten keinem rechten Theilnehmer fehlen. Eine Schande wäre es nicht minder, wenn dem Sammler für die Hausapotheke dieses würzige Kraut entginge.«

ROSSKASTANIE

(Aesculus hippocastanum L., Semen hippocastani, Keste)

FUNDORT: Heimisch in Persien, Nordindien, dem Kaukasus und in den Vorgebirgen Nordgriechenlands. Von dort als Zierbaum in die K. u. K-Monarchie Österreichs gebracht. Durch Kultivierung und Verwilderung heute weitverbreitet und für gewerbliche sowie medizinische Zwecke genutzt.
ERNTEZEIT: September bis Oktober, wenn die stachelig umhüllten Samen (Früchte) abfallen und dabei aufspringen.
SAMMLUNG: Für die großabnehmende pharmazeutische Industrie, für technische Zwecke und als Wildfütterungsmittel.
TROCKNUNG: Beim ganzen Samen nicht notwendig.
ZERKLEINERUNG: Nach dem Schälen bei der oben angeführten pharmazeutischen bzw. gewerblichen Verwendung.
AUFBEWAHRUNG: Bei feuchter Lagerung kann äußerliche Schimmelbildung auftreten. Die Industrie verarbeitet meist sofort.
HINWEISE: Die Kastanien eignen sich, vor allem wegen des hohen Stärkegehaltes, nicht für die Teeherstellung und den sonstigen einfachen arzneilichen Gebrauch. Die roten oder weißen Blüten (Flos hippocastani) enthalten etwa dieselben Inhaltsstoffe, nur in wesentlich geringerer Menge.

INHALTSSTOFFE: Aescin und andere Saponine, viel Stärke, Gerbstoffe, Glykoside, Eiweißstoffe, Zuckerarten, Eiweiß, Purine, Vitamine, Farbstoffe und sehr viele

Nebenwirkstoffe, welche auch für die gute Wirkung der Hauptinhaltsstoffe beitragen.

WIRKUNG: Bei Venenerkrankungen, Krampfadern und Hämorrhoiden. Entzündungshemmend bei diesen Erkrankungen, wie auch bei Muskelprellungen und Frostschäden.

ZUBEREITUNG: Als gebrauchsfertige Arzneimittel in Dragees, Kapseln, Tropfen, Salben, Gelees, Zäpfchen, Ampullen und Bademittel. In der Homöopathie als Aesculus-Urtinktur Ø, dil. D1, D2 usw. für die angegebenen Wirkungen.

In der Kosmetik für Hautcremen, Packungen und Bäder.

SÄGEPALMENFRUCHT

(Sabal serulata, Fructus Sabalis serulatae, Zwergpalmenfrucht)

FUNDORT: Tropisches Mittel- und Südamerika, südliche USA, Mexiko.
ERNTEZEIT: Je nach Wachstum verschieden, bei Ausreifen der Früchte.
SAMMLUNG: Früchte in Olivengröße von dunkler bis schwarzer Farbe.
TROCKNUNG: Die Früchte dürfen nicht ganz trocken sein, weil sie dann nur schwer oder kaum teilbar sind.
ZERKLEINERUNG: Sofort nach der Ernte, dann für die Teezubereitung erst nachtrocknen.
AUFBEWAHRUNG: Keine besondere Vorschrift für die getrockneten und zerkleinerten, allenfalls gestoßenen Früchte.
HINWEISE: Diese überseeische Säge- oder Zwergpalmenfrucht ist über die Homöopathie auch für die allgemeine Medizin bekanntgeworden. Sie wird nicht für die Einzelteezubereitung verwendet und nur selten als Bestandteil von speziellen Heilkräutermischungen.
INHALTSSTOFFE: Reich an ß-Sitosterin, Flavonoide, ätherisches und fettes Öl, Pflanzenfermente, Gerbstoffe, Zuckersorten, organische Aromastoffe und viele Nebenwirkstoffe, welche die gute Gesamtwirkung ausmachen.
WIRKUNG: Bei Blasen- und Prostataleiden, Hoden- und Uteruserkrankungen. In der Volksheilkunde auch bei Wassersucht, als Beruhigungsmittel, bei Lungenleiden und Eierstockerkrankungen.
ZUBEREITUNG: Für Arzneimittel der männlichen und weiblichen Genitalorgane und homöopathische Anfertigungen.

Anmerkung des Verfassers: Leider hat Kneipp die Sägepalmenfrucht und andere prostatawirksame Heilmittel noch nicht zur Hand gehabt!

SALBEI *Foto Seite 27*

(Salvia officinalis L., Folium Salviae, Edel-, Gartensalbei)

FUNDORT: Heimisch im gesamten Mittelmeergebiet, in unseren Breiten feldmäßig kultiviert und in Hausgärten angebaut.
ERNTEZEIT: Mai bis Juni, vor oder zu Beginn der Blüte, allenfalls auch im September.
SAMMLUNG: In kleinen Mengen nur die Blätter von den niederen Halbsträuchern abnehmen. Sonst auch das ganze Kraut.
TROCKNUNG: Die Blätter bzw. das Kraut luftig-schattig, ohne Sonneneinwirkung bzw. künstliche Wärme und doch möglichst rasch trocknen.
ZERKLEINERUNG: Die Blätter schneiden bzw. von den Stengeln abstreifen und erst dann zerkleinern.
AUFBEWAHRUNG: In dicht schließenden Lichtschutzgläsern, Porzellangefäßen oder Aluminiumdosen.
HINWEISE: Vom Salbei sind an die 500 Unterarten und Sorten bekannt, welche medizinisch nur geringe Wirkungen zeigen. Davon kann der sogenannte »Wiesensalbei« auch als Küchengewürz verwendet werden. Von diesem und vom Edel- und Gartensalbei können die frischen, zarten Blätter in kleinsten Behältern bzw. portioniert tiefgefroren werden.
INHALTSSTOFFE: 0,5 bis 2,5 % ätherisches Öl, Bitter- und Gerbstoff, Harz, Eiweiß, Pflanzensäuren, Vitamine, Zuckerarten, Mineralstoffe und viele Nebenwirkstoffe, welche die Gesamtwirkung des Salbeis ausmachen. In jüngerer Zeit wurde auch ein bestimmter pflanzlich-antibiotischer Stoff isoliert.
WIRKUNG: Gegen Entzündungen im Mund- und Rachenbereich, gegen das übermäßige Schwitzen mit Geruchsbelästigung, zur Wundbehandlung und bei Krampfzuständen. In der Volksmedizin als Magen-, Gallen- und Lebermittel, zur Erleichterung des Abstillens und bei Reizhusten. Bei »weicher erschlaffter Haut mit schwacher Zirkulation und kalten Extremitäten«. Auffallend ist die gute keimtötende Wirkung in allen Bereichen!

ZUBEREITUNG: 2 gehäufte Kaffeelöffel voll mit ¼ Liter siedendem Wasser überbrühen, 15 Minuten ziehen lassen, abseihen und zwei- bis dreimal täglich 1 Tasse warm trinken. Derselbe Tee kann auch zum Gurgeln und Spülen verwendet werden. Gegen das Schwitzen kann die Teemenge auf 3 Kaffeelöffel erhöht werden. Die in Apotheken erhältliche Salbei-Tinktur (Tinctura Salviae) wirkt ebenso. Für Salbeibäder gibt es fertige Bademittel im Fachhandel.

> **Kneippwort:** »Wer ein Gärtchen beim Hause hat, wird, wenn er es neu anlegt, den Salbeistock nicht vergessen; er ist eine hübsche Zierpflanze. Oft habe ich schon gesehen, daß Vorübergehende ein Blatt nehmen und damit die schwarzen Zähne rieben. Dieses besagt, daß Salbei reinigende Kraft besitzt.«

SCHAFGARBE *Foto Seite 27*

(Achillea millefolium L., Herba Millefolii, Achilleskraut)

FUNDORT: Weitverbreitet an sonnigen, trockenen Abhängen, steinigen Orten, Wegen und Feldrainen, auf Grasplätzen und in Weinbergen. Auf sonnigen, trockenen Wiesen.
ERNTEZEIT: Mai bis September, zu Beginn der Blütezeit.

SAMMLUNG: Das ganze Kraut über dem Boden abschneiden und bündeln.
TROCKNUNG: Luftig-schattig aushängen und vollständig trocknen.
ZERKLEINERUNG: Von der ganzen Pflanze nur die stärkeren Stengel aussortieren, alles andere klein schneiden.
AUFBEWAHRUNG: Vor Licht geschützt in gut schließenden Behältern.
HINWEISE: Eine Reihe von Achillea-Arten enthalten gleiche oder ähnliche Inhaltsstoffe und werden in der Volksmedizin gleich verwendet wie die Millefolium-Sorte. Bei hautallergieempfindlichen Personen kann die Berührung mit frischem Schafgarbensaft Hautentzündungen verursachen, besonders bei starker Sonnenbestrahlung!
INHALTSSTOFFE: Ätherisches Öl (ähnlich wie bei der Kamille!), Bitterstoffe, Asparigin, Pflanzensäure, Vitamine, Mineralstoffe, Gerbstoffe, Harz und eine Reihe von weiteren Wirkstoffen, welche die vielfältige Verwendung der Schafgarbe ermöglichen.
WIRKUNG: Als aromatisches Bittermittel (Aromaticum amarum) bei Magen-, Gallen- und Leberbeschwerden, appetitanregend, entzündungshemmend, krampflösend und desinfizierend. Als Frauenmittel bei Menstruationsstörungen und Blutungen. Für Frühjahrskuren und bei sklerotischen Alterserscheinungen. Zur Wund- und Geschwürebehandlung. In der Zahnheilkunde. In der Volksmedizin bei Kopfschmerzen, nächtlichen Wadenkrämpfen, Wurmerkrankungen, als Wundmittel und als Bittermittel in manchen Biersorten.
Neuerdings wurde ein antibiotischer Effekt festgestellt.
ZUBEREITUNG: Der Schafgarbentee: 2 gehäufte Kaffeelöffel voll mit ¼ Liter siedendem Wasser aufbrühen, 10 bis 15 Minuten zugedeckt ziehen lassen, abseihen und zweimal täglich eine Tasse lauwarm trinken. Derselbe Tee kann auch zur Wundbehandlung verwendet werden. Für Teemischungen ist die Schafgarbe als wirksamer bzw. ergänzender Bestandteil sehr gut zu verwenden: Für den Durchfall-, Fieber-, Gallen-, Leber-, Menstruationsbeschwerden- oder Rheumatee.
Der Schafgarben-Saft: Der frische Preßsaft wird gerne zur Frühjahrskur genommen.
Das Schafgarben-Bad: Ca. 50 bis 100 Gramm getrocknetes Kraut mit 1 Liter siedendem Wasser überbrühen, 15 Minuten ziehen lassen, abseihen, abpressen und dem Voll- oder Halbbad zusetzen. Für das Sitzbad dementsprechend weniger. Fertige Schafgarbenextrakte und Bademittel sind im Fachhandel, in Apotheken und Drogerien erhältlich.

Kneippwort: »In Ermangelung von Johanniskraut wende man für all die dort genannten Zustände die Schafgarbe (Achillea millefolium L.) an.«

SCHLÜSSELBLUME *Foto Seite 27*

(Primula veris L., Flos, Radix Primulae officinalis, Echte Schlüsselblume, Himmelsschlüssel, Arzneiprimel)

FUNDORT: Heimisch im östlichen Asien, Zentral- und Vorderasien und Europa, ausgenommen der hohe Norden. Hier im Flach- und Alpenvorland auf sonnigen Wiesen, in Gebüschen und lichten Wäldern.
ERNTEZEIT: April bis Mai die Blüten, Wurzeln vor der Blüte im März.
SAMMLUNG: Die Blüten mit Kelch, aber ohne Stengel, besonders der langstieligen Primeln (Primula elatior). Die Wurzel wird ausgegraben und von der Erde abgewaschen.
TROCKNUNG: Die Blüten vorsichtig und luftig-schattig, keine natürliche oder gar künstliche Wärme. Die Wurzeln allenfalls der Länge nach spalten und warm-schattig trocknen.
ZERKLEINERUNG: Die Blüten können für die Einzelteezubereitung ganz bleiben, für die Teemischungen ist der Kleinschnitt zu empfehlen. Die Haupt- und Nebenwurzeln sind einheitlich klein zu schneiden.
AUFBEWAHRUNG: Die Blüten nicht ganz luftabgeschlossen, in lichtundurchlässigen Gläsern oder Porzellangefäßen, die Wurzeln auch in Holz- oder Aluminiumdosen.
HINWEISE: Achtung auf den Naturschutz! Die oberirdischen Teile und vor allem die Wurzeln sind fast in allen mitteleuropäischen Staaten und Ländern teilweise bzw. ganz naturgeschützt! Vorherige Erkundigung bei den zuständigen Amtsstellen wäre ratsam! – Wenn gesammelt werden darf, gilt der Hinweis, daß die deutlich bis dunkelgelb gefärbten Blüten gehaltvoller sind. Jedoch gibt es von den beiden offizinellen Primelarten, der Primula veris und der Primula elatior auch mindere Wildsorten und vor allem hochgezüchtete gleiche Zierblumen. Die einwandfreie Arzneibuchware ist in Apotheken erhältlich. – Weiters ist darauf zu achten, daß manche Menschen allergisch auf Schlüsselblumen reagieren und zwar schon bei Berührung mit frischen Pflanzen, und auch beim Teegenuß besteht Gefahr der Schleimhautreizung!

INHALTSSTOFFE: Saponin, Primulasäure und eine Reihe von verwandten Vorstufen, ätherisches Öl, Pflanzenfermente, Flavone, Zuckeralkohol, Gerbstoff, Kieselsäure und andere Minerale, Stärke, Vitamine und zahlreiche zusätzliche Wirkstoffe, welche die angeführten Hauptinhaltsstoffe ergänzen, sich im frischen oder getrockneten Zustand weiterentwickeln und die vielen arzneilichen Wirkungen ausmachen.
WIRKUNG: Bei chronischer Bronchitis, Altershusten, weiters wassertreibend. Der Hustenreiz wird gelindert, der Schleimauswurf gleichzeitig vermehrt. In der Volksmedizin bei Rheuma, Gicht, Migräne und Neuralgien.

ZUBEREITUNG: Für den Schlüsselblumentee: 1 bis 2 gehäufte Kaffeelöffel getrockneter Blüten mit Kelchen mit ¼ Liter siedendem Wasser überbrühen, 10 Minuten ziehen lassen, abseihen und zwei- bis dreimal täglich trinken, als Hustentee auch mit Honig oder Kandiszucker gesüßt und recht warm.
Teemischungen mit Schlüsselblumen bei Bronchial- und Hustentees bzw. bei Herz- und Kreislauftees.
Primulahältige Arzneimittel in Sirup-, Tropfen- oder Tablettenform hat die Apotheke vorrätig.

Kneippwort: »Nur die dunkelgelbe Schlüsselblume hat Werth für die Hausapotheke.
Wer Anlage zur Gliedersucht, zur Gliederkrankheit hat, trinke täglich durch längere Zeit eine Tasse Schlüsselblumentee. Die heftigen Schmerzen werden sich lösen und allmählich ganz verschwinden.«

SCHWARZER TEE

(Camellia sinensis, Folia nigrae, chinesischer, Russischer Tee)

FUNDORT: Beheimatet in Südchina, Assam und Kambodscha, später in vielen Ländern und Erdteilen bis zu 600 meist tropische Arten bekannt. Kulturen in den für den Anbau geeigneten Zonen.
ERNTEZEIT: Die Anzahl der jährlichen Ernten ist sehr unterschiedlich. Beispielsweise im Tiefland von Ceylon kann das ganze Jahr über alle 5 bis 8 Tage geerntet werden, hingegen im Norden Indiens gibt es nur 3 Erntezeiten, die verschiedene Sorten liefern, von März bis November ruht die Ernte.
SAMMLUNG: In den fertig ausgepflanzten Kulturen meist dreimal im Jahr gepflückt.
TROCKNUNG: Die Aufbereitung ist sehr kompliziert, dabei verschiedene Fermetationsarten.
ZERKLEINERUNG: Die eingerollten Blätter sind verschieden groß und von den vielen Sorten gibt es unterschiedlichste Aufbereitungsvorschriften.
AUFBEWAHRUNG: Die Handelsware Folium Theae nigrae für medizinische Zwekke besteht aus den besten Sorten und die fermentierten, eingerollten kleinen Blättchen werden am besten in dicht schließenden Metall- oder dunklen Glasgefäßen aufbewahrt.

HINWEISE: Als Arzneibuchware gelten nur fermentierte Spitzensorten, etwa Souchong, Orange-Pecco, Congu usw.
INHALTSSTOFFE: z.B. Catechine und Catechingerbstoffe, Protein, Coffein (Thein), Theobromin, Theophyllin, andere Stickstoff-Verbindungen, Zucker, Stärke, Pektin, Cellulose, Lignin, Asche, Inosit und dazu noch unzählige Aromastoffe, welche von Sorte zu Sorte stark variieren. Die vielen Fermentationsmethoden wandeln die Wirkstoffgehalte vielfältig ab. Zusätzliche Parfümierungen sind bei arzneilich geeigneten Sorten nicht erwünscht.

WIRKUNG: Anregung des Zentralnervensystems, wassertreibend, gewebszusammenziehend bei Durchfällen.

ZUBEREITUNG: Für Anregungs- und Genußzwecke: 1 Kaffeelöffel voll mit ¼ Liter siedendem Wasser in einem Porzellangefäß überbrühen, bis 5 Minuten zugedeckt ziehen lassen, abseihen und je nach Wunsch und Zweck heiß bis lauwarm trinken.
Als Heiltee bei Magen- und Durchfallerkrankungen: 1 gehäuften Kaffeelöffel voll mit ¼ Liter kaltem Wasser zustellen, aufkochen, 5 Minuten ziehen lassen, abseihen und zweimal täglich 1 Tasse ungesüßt trinken. Dazu nur ungesalzenen Diätzwieback oder auch gebähtes (geröstetes) Weißbrot nehmen.

SENNESBLÄTTER

(Cassia senna L., Folium Sennae)

FUNDORT: Heimisch im nördlichen Zentralafrika, im Nilgebiet von Ägypten kultiviert.
ERNTEZEIT: August bis September, zweite Ernte im März.
SAMMLUNG: Abstreifen der Fliederblättchen vor der Fruchtreife.
TROCKNUNG: Die sortierten Blätter an der Sonne.
ZERKLEINERUNG: Die in Ballen gepreßten und versandten Blätter werden meist maschinell klein geschnitten.
AUFBEWAHRUNG: In gut schließenden Behältern, ohne Feuchtigkeits- und Lichtzutritt.

HINWEISE: Von den vielen Cassia-Arten gilt auch die Cassia angustifolia aus Vorderasien und Vorderindien als Arzneibuchqualität und gleichwertig der afrikanischen Cassia senna. Weitere Sorten gelten als Verfälschungen. Von beiden Arten werden auch die Sennesfrüchte (Fructus-, Folliculi Sennae, Mutterblätter) als Heilpflanze verwendet und zu Arzneizubereitungen sowie Arzneispezialitäten verarbeitet.
INHALTSSTOFFE: Bis 3 % Anthrachinonverbindungen und andere Glykosidvorstufen. Weiters Flavone, Kampherol, Bitter- und Gerbstoffe, Schleim, Harz, Säuren und Mineralstoffe.

ZUBEREITUNG: Für den Sennesblättertee 1 bis 2 Kaffeelöffel geschnittene Blätter mit ¼ Liter kaltem Wasser bis 24 Stunden kalt ausziehen, mehrmals umrühren, abseihen und abends 1 Tasse nach Erwärmen trinken. Heiß überbrühen oder Aufkochen des Teeansatzes ergibt stärkere Wirkung, jedoch auch Durchfallkrämpfe. Zur schonenden Zubereitung gibt es: Entharzte Sennesblätter (Folium Sennae Spiritu extractum), welche milder wirken und auch unbeschadet als Einzeltee heiß überbrüht werden können.

Abführtee-Mischungen (Species Laxantes, -St. Germain usw.) enthalten fast immer geringe Sennesanteile und können wie andere Tees durch Aufguß (Infusum) oder Abkochung (Decoctum) zubereitet werden.

Arzneispezialitäten für Abführzwecke enthalten meist Bestandteile von Sennesblättern bzw. deren Extrakte.

SONNENHUT *Foto Seite 29*

(Echinacea angustifolia, Herba-, Radix Echinaceae, Kegelblume)

FUNDORT: Heimisch in den USA, in Rußland kultiviert, in unseren Breiten in Gärten und ab und zu verwildert.

ERNTEZEIT: Mai bis September zur Blütezeit.

SAMMLUNG: Die Pflanze über dem Boden abschneiden und bündeln.

TROCKNUNG: Die oberirdischen Pflanzenteile, vor allem die Blüten an einem schattigen-luftigen Ort. Die Wurzel ohne künstliche Wärme.

ZERKLEINERUNG: Die Pflanze – oder nur die kleineren Stengelteile – mit den übrigen Blättern und Blüten klein schneiden, ebenso die Wurzeln.

AUFBEWAHRUNG: In gut schließenden Behältern, unter Lichtabschluß.

HINWEISE: Die indianische Volksmedizin aus Nordamerika gab die Anhaltspuntke für die heute anerkannte medizinische Wundbehandlung.

INHALTSSTOFFE: Echinacin, ätherisches Öl, Harze, Pflanzensäuren, Bitterstoffe, Vitamine, bakterizide Stoffe usw.

WIRKUNG: Als innerliches und äußerliches Abwehrsteigerungs- und Wundmittel, bei fieberhaften Erkrankungen aller Art, zur »Umstimmungstherapie«, in der Zahnheilkunde.

ZUBEREITUNG: Wenig oder keine Wirksamkeit der Teezubereitung. Jedoch Frischzubereitungen, vor allem alkoholische Auszüge aus der frischen Wurzel bzw. der übrigen Heilpflanze, Herstellung von entsprechenden Arzneispezialitäten und Salben. In der Homöopathie die Verwendung von Echinacea-Urtinktur Ø.

> **Bemerkung des Verfassers:** Der nordamerikanische Sonnenhut wurde erst vor wenigen Jahrzehnten in der Phytotherapie bekannt und in jüngster Zeit als hochwertiges Heilmittel weiterentwickelt. In der Wirksamkeit übertrifft diese Heilpflanze die Arnika und die Ringelblume durch ihren infektionshemmenden und allgemein umstimmenden Effekt.

SONNENTAU *Foto Seite 29*

(Drosera rotundifolia, Herba Droserae, Herba Rorellae)

FUNDORT: Heimisch in Mittel- und Osteuropa in Mooren, Sümpfen und sumpfigen Wiesen. In Polen, Rußland und Belgien in größeren Beständen wildwachsend und auch kultiviert.

ERNTEZEIT: Juli bis August während der Blütezeit.

SAMMLUNG: Die ganze Pflanze.

TROCKNUNG: Schonend an einem schattigen, luftigen Ort, ohne Wärme.

ZERKLEINERUNG: Ohne die derben Stengelteile klein schneiden.

AUFBEWAHRUNG: In gut schließenden Behältern unter Lichtabschluß.

HINWEISE: Wegen der Seltenheit des echten Sonnentaus ist die Pflanze regional und länderweise geschützt und darf nicht geerntet werden. Auch gibt es einige Unterarten, welche medizinisch nicht untersucht und wenig oder nicht wirksam sind.

INHALTSSTOFFE: Droseron, der Hauptwirkstoff, wirkt stark krampflösend, weiters gibt es ätherisches Öl und eine Reihe von noch nicht gänzlich geklärten Wirkstoffen und Nebensubstanzen, welche auf die Verwendungen hinweisen.

WIRKUNG: Bei Krampf- und Reizhusten sowie dem Keuchhusten der Kinder. Bei Magenkrampf und Darmerkrankungen sowie bei Alters-Asthma, als sexuelles Anregungsmittel, bei Herzkrämpfen, Leberleiden und Arteriosklerose. In der Homöopathie als Frischzubereitung die Drosera-Urtinktur Ø, die Dilution D1, D2 in flüssiger bzw. Kügelchenform auch für Kleinkinder bei Krampf-, Reiz- und Keuchhusten.

ZUBEREITUNG: Der Bronchial-, Husten- und Keuchhustentee: 1 gehäuften Kaffeelöffel voll mit ¼ Liter kochendem Wasser überbrühen, 10 Minuten ziehen lassen, abseihen und zweimal täglich 1 Tasse mit Honig gesüßt trinken.

Teemischungen bei Husten oder zur Blutdrucksenkung, damit wird die sonstige Wirkung günstig beeinflußt.

Drosera-Urtinktur Ø, die homöopathische Zubereitung aus der Frischpflanze, ist bewährt bei Husten, Keuchhusten und zur Blutdrucksenkung. Erwachsene nehmen davon dreimal täglich 10 bis 15 Tropfen, Kinder je nach Alter 3 bis 5 bis 10 Tropfen, entweder mit einem Eßlöffel warmen Brusttee oder auch warmen Wasser. Die homöopathischen Potenzen D1, D2, D3 usw. können ebenso verwendet werden.

SPITZWEGERICH

Foto Seite 28

(Plantago lanceolata, Folium Plantaginis, Spitzwegeblatt)

FUNDORT: Weltweit auf Wiesen und Weiden, Trockenrasen, auf nährstoffreichen, sandigen oder reinen Lehmböden, von der Ebene bis in Gebirgen bis 1900 m in der gemäßigten Zone.

ERNTEZEIT: Im Frühjahr bis zur beginnenden Blüte mit besten Wirkstoffgehalten, sonst auch von Mai bis September.

SAMMLUNG: Abernten der schönen, staubfreien Blätter.

TROCKNUNG: Auflegen auf mäßig warme Holzböden, ohne Sonneneinwirkung.

ZERKLEINERUNG: Die Blätter klein schneiden.

AUFBEWAHRUNG: Keine besondere Aufbewahrungsvorschrift.

HINWEISE: Die meisten Wegericharten der unzähligen Plantagogewächse können ebenso verwendet werden, enthalten meist weniger Wirkstoffe oder es sind Teile der anderen Arten für spezielle Verwendungen geeignet. So z. B. von Plantago psyllium der Samen (Semen Psylli, Flohsamen) wegen des hohen Schleimgehaltes als Quellstoff für Abführmittel.

INHALTSSTOFFE: Ca. 1 bis 2 % Schleim, 6,5 % Gerb- und Bitterstoffe, Kieselsäure, Aucubin-Glykosid und ein pflanzlicher Antibiotikastoff.

WIRKUNG: Als Hustenmittel der oberen Luftwege, wirksam im Lungenbereich, zur Appetitanregung und zur Gewebskräftigung, hauptsächlich in der Kinderheilkunde.

In der Volksheilkunde weiters bei verminderter Wasserausscheidung und äußerlich werden die Blätter (auch die Breitwegerichblätter, Plantago major) zum Auflegen auf frische Wunden verwendet, und zum Abheilen sind im Volksgebrauch Wegerichsalben in Verwendung.

ZUBEREITUNG: Die Spitzwegerichtee-Zubereitung: 1 bis 2 gehäufte Kaffeelöffel voll getrockneter Blätter mit ¼ Liter siedendem Wasser überbrühen, 10 Minuten ziehen lassen, abseihen und zwei- bis dreimal täglich 1 Tasse gut warm trinken. Süßen mit Honig oder Kandiszucker.

Der Spitzwegerich-Sirup (Sirupus Plantaginis) wird in der Apotheke zubereitet und ist für Kinder gut verwendbar.
Obwohl diese siruphaltige Zubereitung Zucker enthält, schimmelt diese Arznei niemals. Dies ist auf die antibiotische Wirkung des Spitzwegerich zurückzuführen.
Plantago major-Urtinktur Ø, die homöopathische Zubereitung vom Breitwegerich ist bewährt bei Zahn- und Ohrenschmerzen sowie bei Neuralgien.

Kneippwort: »Wenn die Landleute sich bei ihren Arbeiten verwunden, so suchen sie rasch Blätter von Spitzwegerich und ruhen nicht mit Drucken und Kneten, bis das etwas störrige Blatt sich einige Tropfen auszwingen läßt. Diese bringen sie entweder direkt in die frische Wunde oder sie befeuchten damit ein Läppchen, das sie an den wunden Theil bringen.«

STEINKLEE *Foto Seite 29*

(Melilotus officinalis, Herba Meliloti, Honigklee)

FUNDORT: Europaweit an Weg- und Akkerrändern, auf kalkreichen Böden.
ERNTEZEIT: Juli, August.
SAMMLUNG: Nur die oberen und mittleren Pflanzenteile, die Blätter und blühenden Zweige.
TROCKNUNG: Schattig-luftig und langsam, bis sich das waldmeisterähnliche Aroma entwickelt. Große Stengel ausscheiden.
ZERKLEINERUNG: Die Pflanzenteile einheitlich, klein schneiden.
AUFBEWAHRUNG: In dicht schließenden Gefäßen, ohne Lichtzutritt.
HINWEISE: Der Weiße Steinklee (Melilotus albus), der orientalische Kleinblütige Steinklee (Melilotus indicus) oder der Geruchlose Steinklee (Melilotus dentatus) gelten als Verfälschung und sind für Arzneizwecke nicht verwendbar.
INHALTSSTOFFE: Melilotin und Melilotol als Vorstufen von Cumarin, Gerbstoffe, Flavone, Schleim, ätherisches Öl und Cholin.
WIRKUNG: Innerlich als Venenmittel, bei Krampfadern, Hämorrhoiden, Ulcus cruris, Ödemen, ferner als Entwässerungsmittel und bei Rheuma. Äußerlich in Kräuterkissen, als zerteilendes Mittel bei Schwellungen und Geschwüren, bei Kopfschmerzen und Migräne. Früher auch als Mottenmittel und Tabakaroma.
ZUBEREITUNG: 1 bis 2 gehäufte Kaffeelöffel mit ¼ Liter siedendem Wasser überbrühen, 10 Minuten zugedeckt ziehen lassen, abseihen und zwei- bis dreimal täglich 1 Tasse trinken.
Teemischung mit Steinklee, insbesondere bei Venentees, wenn auf die gleichartige Wirkung wie bei der Roßkastanie nicht verzichtet werden soll.
Der sogenannte »Erweichende Tee« (Species emollientes) = Folium Althaeae-, -Malve, Flos Chamomillae, Herba Meliloti, Semen Lini contussum für die oben angegebene zerteilende Wirkung.

STIEFMÜTTERCHEN

(Viola tricolor L., Herba Violae tricoloris, Acker-, Feldstiefmütterchen, Dreifaltigkeitskraut) *Foto Seite 29*

FUNDORT: Europa- und asienweit in gemäßigten Breiten auf Äckern und trockenen Wiesen. In Gärten, meist als Zuchtsorten.
ERNTEZEIT: Mai bis Ende Juni.
SAMMLUNG: Das ganze Kraut abschneiden und bündeln.
TROCKNUNG: An einem schattig-luftigen Ort schnell trocknen.
ZERKLEINERUNG: Samt Blüten klein schneiden.

AUFBEWAHRUNG: In gut schließenden, lichtundurchlässigen dunklen Gläsern, Porzellangefäßen oder Dosen.
HINWEISE: Wegen den unzähligen Varietäten der Stiefmütterchen werden medizinisch nicht nur rein dreifärbige Arten, sondern auch gelbliche oder blau-violette Sorten verwendet. Überzüchtete Zierpflanzen sind inhaltlich wertlos.

INHALTSSTOFFE: Emetin, Violaglykosid, Flavone, verschiedene Farbstoffe, Saponin, Salicylsäuremethylester, Gerbstoff, Xanthin, Zucker, Schleim und viele Nebenwirkstoffe, welche für die Entwicklung, Haltbarkeit und die Wirkungen maßgebend sind.

WIRKUNG: Als Bronchial- und Hustenmittel mit schweißtreibender Wirkung. Bei Harnbeschwerden und Blasenleiden. Zur Förderung des Stoffwechsels als Blutreinigungsmittel. Bei Ekzemen und dem Milchschorf der Kinder. Äußerlich zur ebensolchen Hautpflege und für Erwachsene in der Kosmetik, ebenso wie bei Akneerkrankungen.

ZUBEREITUNG: Für den Stiefmütterchentee 2 gehäufte Kaffeelöffel voll mit ¼ Liter kochendem Wasser überbrühen, 10 Minuten ziehen lassen, abgießen und in akuten Fällen bis dreimal täglich 1 Tasse trinken. Zur allfälligen Hautbehandlung zusätzlich täglich nur 1 Tasse, dafür durch mehrere Wochen.

Teemischungen mit Stiefmütterchen als Beimengung zu Blasen-, Blutreinigungs-, Ekzem- und wassertreibenden Tees.

Homöopathische Viola tricoloris Urtinktur Ø bis Dilution D3 bei Ekzemen, Milchschorf und Hautallergien, dreimal täglich 5 bis 10 Tropfen. Bei empfindlichen Personen wird erst ab D1 aufwärts gegeben, um keine zusätzlichen Hautreaktionen zu verursachen.

SUMPFPORSTKRAUT

(Ledum palustre, Herba Ledi palustris, Wilder Rosmarin) *Foto Seite 29*

FUNDORT: Heimisch in Nord-, Ost- und Mitteleuropa, Nordasien und Nordamerika, in Mooren und Torfsümpfen.

ERNTEZEIT: Je nach Lage und Klima sehr unterschiedlich.

SAMMLUNG: Nur die jungen Zweigspitzen, zur Zeit der Blüte.

TROCKNUNG: Schattig-luftig, schnell und doch gründlich trocknen.

ZERKLEINERUNG: Klein zusammenschneiden, samt den holzigen Stengelteilen.

AUFBEWAHRUNG: In Aluminiumdosen, gut verschlossen.

HINWEISE: Sumpfporst eignet sich alleine und in Teemischungen nicht für Schwangere.

INHALTSSTOFFE: Ätherisches Öl, Gerbstoffe, Bitterstoffe, Flavonol, Säuren und einige Nebenwirkstoffe, welche die Wirkungen beeinflussen.

WIRKUNG: Wassertreibend, gegen Keuchhusten, Hautausschläge und als Rheumamittel. In der Volksmedizin äußerlich in der Wundbehandlung und gegen Insektenstiche.

ZUBEREITUNG: Als Einzelteezubereitung wenig oder kaum gebräuchlich, jedoch als Zusatz bei wassertreibenden und antirheumatischen Teemischungen. Äußerlich sehr bewährt bei pflanzlichen Rheumaeinreibungen.

SÜSSHOLZWURZEL

(Glycyrrhiza glabra L., Radix Liquiritiae, Lakritzholz) *Foto Seite 29*

FUNDORT: Heimisch im Mittelmeergebiet und in Westasien, dort und in Mitteleuropa angebaut und auch verwildert. Weiters in Südfrankreich, Italien, Jugoslawien, Spanien und in allen weiteren Kontinenten der gemäßigten Zonen.

ERNTEZEIT: Im Sommer oder Herbst, regional und klimatisch verschieden.

SAMMLUNG: Die Einzelwurzelbestände werden mit Hacken gegraben, die Kulturen maschinell umgepflügt und mit Eggen eingesammelt. Mit kaltem Wasser reinigen. Die dunklen Teile der Wurzel werden geschält, dann kommt es erst zur Trocknung.

TROCKNUNG: Entweder schon aufgeschnitten in würfeligem Kleinschnitt oder manche, weniger harte Varietäten erst nach dem Trocknen schneiden.

ZERKLEINERUNG: Für die Teezubereitung und die Teemischungen auf jeden Fall kleinwürfelig schneiden.

AUFBEWAHRUNG: In gut schließenden Gefäßen, vor Licht, Feuchtigkeit und Insektenfraß geschützt.

HINWEISE: Von Glycyrrhiza glabra sind mehrere Varietäten offizinell, je nach Herkunft mit leicht unterschiedlichen Inhalten. Arzneibuchware, welche nicht den Mindestanforderungen entspricht, wird von der Freigabe zurückgewiesen.

INHALTSSTOFFE: 5 bis 15 % Glycyrrhizinsäure, Saponine, viele Zuckerarten, Bitterstoffe, Harze, Stärke, Gerbstoffe, Farbstoffe und sehr viele Begleitstoffe, welche die Güte und die Wirkungen der Wurzel ausmachen.

WIRKUNG: Zur Husten- und Magengeschwürbehandlung, bei Gastritis und in der Volksmedizin als Abführmittel, zur Milchbildung und bei Darmerkrankungen. Manchmal auch als allgemeines Kräftigungsmittel verwendet.

ZUBEREITUNG: Der Süßholztee: 1 Kaffeelöffel voll mit ¼ Liter kaltem Wasser zustellen, einmal kurz aufkochen, abseihen und bis zweimal täglich 1 Tasse trinken.

Teemischungen mit Süßholzwurzel sind die häufigeren Verwendungsarten, etwa bei Abmagerungs-, Blutreinigungs-, Brust- und Husten-, Eibisch-, Kinder- und wassertreibenden Tees. Dabei wird oft auch eine Geschmacksverbesserung erreicht.

Süßholzstangen (Succus Liquiritiae in bacillis), auch Lakritzstangen genannt, sind die eingedickten, dunklen und in Stangen ausgegossenen Trockenextraktzubereitungen von Süßholz. Diese werden in Teilmengen in warmem Wasser aufgelöst und die Flüssigkeit bei Magenschleimhautentzündungen usw. eingenommen.

TAUBNESSELBLÜTE

(Lamium album L., Flos Lamii albi, Weißer Bienensaug) *Foto Seite 30*

FUNDORT: Europaweit, in allen warmen und gemäßigten Zonen, an Dorfwegen, Bahndämmen, Schuttplätzen, Zäunen und Hecken.
ERNTEZEIT: April bis Oktober.
SAMMLUNG: Nur die weißen Blumenkronen mit den Staubblättern und ohne Kelch abzupfen.
TROCKNUNG: Sehr schonend lufttrocknen, ohne Sonne und künstliche Wärme.
ZERKLEINERUNG: Keine weitere Teilung notwendig. Verunreinigungen aussortieren.
AUFBEWAHRUNG: Die nicht verfärbten, trockenen Blüten in dicht schließenden, lichtgeschützten Gefäßen. Dunkle Blütenteile neigen zur Schimmelbildung!
HINWEISE: Andere Nesselarten, wie Gelbe Nessel (Lamium luteum) oder Goldnessel (Lamium galeobdolon) oder Kleine (rote) Taubnessel (Lamium purpureum) oder Gefleckte Nessel (Lamium maculatum) sind Verfälschungen und werden allenfalls nur in der Volksheilkunde verwendet.
Längere Zeit gelagerte weiße Taubnesselblüten müssen fallweise durchgesehen und dunkel gefärbte Teile ausgeschieden werden. Schimmelbildung bei Feuchtigkeitszutritt.
INHALTSSTOFFE: Schleim- und Gerbstoffe, Saponine, ätherisches Öl, Lamiosid-Alkaloid, Cholin, Histamin, Rutin, Pflanzensäuren und weitere Wirkstoffe, welche die Haltbarkeit und Wirkungen der Blütendroge ausmachen.
WIRKUNG: In der Volksheilkunde sehr beliebt als Frauenmittel bei Menstruationsbeschwerden, bei Störungen des Verdauungstraktes, wie Durchfall, Verstopfung und als »Blutreinigungsmittel«. Bei Erkrankungen der Atemwege und bei Katarrhen.
ZUBEREITUNG: Für den Taubnesselblütentee 1 bis 2 Kaffeelöffel voll mit ¼ Liter kochendem Wasser überbrühen, einmal kurz aufkochen, 5 Minuten zugedeckt ziehen lassen, abseihen und zwei- bis dreimal täglich 1 Tasse, mit Honig gesüßt, trinken. Für ältere Leute auch abends als Nerven- und Schlaftee geeignet.

TAUSENDGULDEN-KRAUT *Foto Seite 31*

(Centaurium minus, Centaurium umbellatum und andere Arten, Echtes Magenkraut, Zentauer)

FUNDORT: Heimisch in Europa, ausgenommen im Norden, in lichten Wäldern, auf Wiesen, an Wegrändern, in Gebüschen und auf Kahlschlägen. Kultiviert in Nordafrika und Kleinasien.
ERNTEZEIT: Juli bis September, je nach Lage.
SAMMLUNG: Das trockene Kraut am Nachmittag über dem Boden abschneiden und bündeln.
TROCKNUNG: An einem schattigen und luftigen Ort aufhängen.
ZERKLEINERUNG: Die ganze Pflanze klein schneiden. Bei der Arzneibuchware werden vorher die groben Stengelteile ausgeschieden.
AUFBEWAHRUNG: Vor Licht geschützt in gut schließenden Behältern.
HINWEISE: Mexikanische, chilenische, südeuropäische und ägyptische Varianten gelten nicht als Arzneibuchware und müssen bei allfälliger Einfuhr zurückgewiesen werden. Der Name Tausendguldenkraut stammt daher, daß man früher einen Sack der gesammelten Pflanze mit tausend Gulden aufwog.
INHALTSSTOFFE: Bitterste Bitterstoffe, pflanzliche Säuren, Harz, Wachs, ätherisches Öl, Nicotinsäureverbindungen und weitere Wirkstoffe.
WIRKUNG: Bei Appetitlosigkeit, Magenschwäche mit verminderter Magensaftsekretion und schlechter Magenentleerung. Das »Alte-Leute-Magenmittel«! Bei Leber- und Gallenminderleistung. In der Volksheilkunde bei Menstruationsstörungen und Unterleibsdrüsenerkrankungen, bei Fieberzuständen, Anämie, Skrofulose, Gicht und Nervenleiden.
ZUBEREITUNG: Der Tausendguldenkrauttee: 1 gehäuften Kaffeelöffel voll mit

¼ Liter kaltem Wasser einen halben Tag unter mehrmaligem Umrühren ausziehen, abseihen und ½ Stunde vor den Hauptmahlzeiten nach Erwärmen ungesüßt trinken.
Teemischungen mit Tausendguldenkraut werden zu den angegebenen Wirkungen aus geschmacklichen Gründen lieber genommen.
Die Tausendguldenkraut-Tinktur (Tinctura Centauri) hat Kneipp aus dem frischen Kraut herstellen lassen und bei nervöser Appetitlosigkeit für Mädchen, Frauen und überarbeitete Menschen empfohlen.
Viele Bittermittel, sogenannte »Amara«, Magensäfte und Magenbitter enthalten Tausendguldenkrautauszüge.

Kneippwort: »Welch merkwürdige Namen unsere Voreltern manchem Kräutchen beilegten, sie kannten eben doch ihren Wert! Unser Kraut muß bei ihnen in hoher Geltung und Schätzung gestanden sein. Seine Verwendung kündigt schon der sehr bittere Geschmack an, der es begleitet. Der Name lautet auf eine sehr hohe Summe; die Hilfe spendet das Kräutchen einem jeden umsonst.«

TEUFELSKRALLE

(Harpagophytum procumbens, Radix oder Tubera Harpagophyti)

FUNDORT: In den Savannen der Kalahariwüste Süd- und Südwestafrikas.
ERNTEZEIT: Nach der Blüte und dem Abfall der ersten Blätter.
SAMMLUNG: Von den ausgegrabenen Gesamtwurzeln werden nur die sekundären, knolligen Speicherwurzeln (Tubera) verwendet.
TROCKNUNG: Diese Knollen lassen sich getrocknet schlecht zerteilen, deshalb schon vor dem Trocknen klein schneiden.
ZERKLEINERUNG: Die Teezubereitungsware muß ganz trocken sein. Die arzneilich verwendungsfähigen Wurzelteile sehen dann wie Körner aus.
AUFBEWAHRUNG: Vor Licht geschützt in gut schließenden Gefäßen.
HINWEISE: Minderwertige Ware besteht oft nur aus der eigentlichen Wurzel bzw. hat viele Anteile davon. Die medizinisch verwendete und wirksame Speicherwurzel ist wertvoll und kostspielig. Wegen des Fehlens von einheitlichen Einfuhrvorschriften und der noch nicht vollständig geklärten Wirkungsmechanismen und allfälligen Nebenwirkungen ist die Teufelskralle zumindest in Österreich rezeptpflichtig.
INHALTSSTOFFE: Harpagosid, Harpagid und Procumbid als Glykoside und weitere Wirkstoffe.
WIRKUNG: Bei Stoffwechselerkrankungen, Arthritis, Rheuma, Gelenksentzündungen, Leber-, Gallen-, Nieren- und Blasenleiden. In der südafrikanischen Volksheilkunde auch noch viele andere Angaben.

ZUBEREITUNG: 1 gehäuften Kaffeelöffel voll mit ½ Liter kochendem Wasser überbrühen, die Nacht über ziehen lassen und tagsüber 10 Minuten vor den Hauptmahlzeiten je ⅓ der Menge leicht erwärmt trinken. Die kurmäßige Anwendung soll einige Wochen dauern.
In der Homöopathie wird Harpagophytum als Urtinktur Ø und in den Dilutionen ab D1 bzw. in Ampullen zur Injektion ärztlich verwendet.

THYMIAN *Foto Seite 31*

(Thymus vulgaris, Folium Thymi, Echter Thymian, Gartenthymian)

FUNDORT: Heimisch in den Mittelmeerländern, wildwachsend und kultiviert. In Mitteleuropa eingebürgert und in Kräutergärten gezogen. Auf trockenen, sonnigen Plätzen, im Heideland, an Wegrändern und auf Hügeln.
ERNTEZEIT: Juni bis Juli, kurz vor oder bei beginnender Blüte.
SAMMLUNG: Die Triebspitzen oder das nicht zu grobe Kraut werden abgeschnitten und gebündelt.
TROCKNUNG: Die Bündel sind luftig-schattig zu trocknen.
ZERKLEINERUNG: Für den Hausgebrauch die ganze obere Pflanze abschneiden. Die Arzneibuchware besteht nur aus den getrockneten, eingerollten Blättchen.
AUFBEWAHRUNG: In dunklen, dichtschließenden Gläsern, Porzellangefäßen oder Aluminiumdosen, an einem kühlen und trockenen Ort.
HINWEISE: Die vorerst sehr gehaltvollen südländischen Züchtungen enthalten zwar sehr viel ätherisches Öl, das sich bei langer Lagerung aber leicht verflüchtigt. Vom einheimischen Anbau sind haltbarere Qualitäten zu erwarten. Der Thymian aus dem Kräutergarten ist schwächer und eignet sich vorzüglich zum Tieffrieren für Würzzwecke.
INHALTSSTOFFE: Ätherisches Öl mit hohem Thymolgehalt, Gerbstoff, Saponin, Bitterstoff, Glykoside, Zuckersorten und zahlreiche Nebenwirkstoffe, welche die Hauptinhaltsstoffe stabilisieren und ergänzen.

WIRKUNG: Bei Bronchialerkrankungen, Krampf- und Reizhusten, für Kinder bei Keuchhusten. Keimtötend bei allen Erkrankungen im Bronchial- und Darmbereich, also auch bei Gärungsstühlen. Als Magenmittel, zur Anregung der Nierentätigkeit und zur Harndesinfektion. Äußerlich für Umschläge, Bäder, als Gurgel- und Spülmittel, zur Inhalation, als Einreibemittel und zur Salbenherstellung zum Brustauftragen, Inhalieren und zur Juckreizstillung.

ZUBEREITUNG: Die Thymian-Tee-Zubereitung: 1 gehäuften Kaffeelöffel voll mit ¼ Liter kaltem Wasser zustellen, zum Sieden erhitzen, 5 bis 10 Minuten zugedeckt ziehen lassen, abseihen und dreimal täglich 1 Tasse, gut warm, mit Honig oder Kandiszucker gesüßt, trinken.
Teemischungen mit Thymianzusatz für Husten- und Kindertees.
Das Thymian-Bad: 100 Gramm getrocknetes Kraut oder nur Blätter mit 1 Liter Wasser kurz aufkochen, ca. ¼ Stunde zugedeckt ziehen lassen, abseihen und dem Badewasser zusetzen. Fertige Thymian-Badezusätze im Fachhandel.
Die Thymian-Inhalation: Heiß-feuchte Tücher mit Thymian-Öl (Aetheroleum Thymi aus der Apotheke) beträufeln und bei Keuchhusten am Kinderbettrand aufhängen.
In Inhalationsapparaten kann Thymian-Öl ebenfalls verwendet werden. Vor allem bei infektiösen Atemwegserkrankungen zu empfehlen!
Das Thymian-Öl soll rein nicht eingenommen werden, weil das darin enthaltene Thymol in größerer Menge bei Drüsenüberempfindlichkeit zu Störungen führen kann.

VEILCHEN *Foto Seite 31*

(Viola odorata L., Herba et Radix Violae odoratae, Wohlriechendes Märzveilchen)

FUNDORT: Eingebürgert in ganz Europa an Wegrändern, Hecken und Waldlichtungen. In vielen Gegenden und Gärten Bastarde ohne Geruch, auch sogenannte »Hundsveigerln« (Viola canina).
ERNTEZEIT: März bis Mai, je nach Wachstum. Wurzeln auch im September bis Oktober.
SAMMLUNG: Die ganze oberirdische Pflanze, die Wurzel alleine im Herbst.
TROCKNUNG: Kühle Lufttrocknung.
ZERKLEINERUNG: Die gesamte Pflanze klein schneiden, die Blüten zerpflücken.
AUFBEWAHRUNG: Vor Licht geschützt in gut schließenden Gefäßen.
HINWEISE: Das im Garten gepflanzte, wohlriechende Veilchen kann auch in den folgenden Jahren mit seinem Wohlgeruch (und somit seiner vollen Heilwirkung!) erhalten werden, wenn es umgepflanzt und mit neuen, wildwachsenden Veilchen gekreuzt wird.
INHALTSSTOFFE: Die Blüte enthält ätherisches Öl, Saponine, Schleimstoffe, Glykoside und Zuckerarten. Die Wurzel kein ätherisches Öl, aber Alkaloide und Bitterstoff.
WIRKUNG: Die Blüten als Husten- und Nervenmittel, die Wurzel als Bitter- und Hustenmittel. In der Volksmedizin außerdem bei Bettnässen der Kinder und Ekzemen, bei Rheuma und Migräne.
Die Homöopathie gibt folgendes an: Viola-Urtinktur Ø und die Dilution D1 (Herstellung aus der frischen Pflanze) haben eine Wirkung bei Milchschorf der Kinder. Man nimmt dreimal täglich 5 bzw. 15 Tropfen.
ZUBEREITUNG: Der Veilchenblütentee: 2 gehäufte Kaffeelöffel voll kalt zustellen, aufkochen, 5 Minuten zugedeckt ziehen lassen, abseihen und zweimal täglich 1 Tasse trinken, bei Husten mit Honig gesüßt. Derselbe, aber ungesüßte Tee wird zum Gurgeln bei Halsentzündung und für Hautwaschungen verwendet.

Der Veilchen-Sirup: Zur Selbstherstellung wird eine Handvoll frischer Veilchenblüten mit $\frac{1}{4}$ Liter heißem Wasser übergossen, 24 Stunden zugedeckt unter mehrmaligem Umrühren stehen lassen, abpressen, durch Mull seihen und warm mit der gleichen Menge Honig vermengen. Diese Zubereitung wird von Kindern bei Husten gerne genommen.

> **Kneippwort:** »Dieses liebliche, wohlduftende Frühlingsblümchen soll mit seinem Heildufte auch unsere Hausapotheke erfüllen.«

VOGELKNÖTERICH

(Polygonium aviculare, Herba Polygoni, Lungenknöterich) *Foto Seite 31*

FUNDORT: Weltweit in den gemäßigten Zonen.

ERNTEZEIT: Mai bis Oktober, zu jeder Blütezeit.

SAMMLUNG: Ganze Pflanze, auch mit den Wurzeln, welche allenfalls kalt gewaschen werden müssen.

TROCKNUNG: Ganze Pflanze im Schatten oder in der Sonne auflegen.

ZERKLEINERUNG: Alles gleichmäßig klein aufschneiden, große und allenfalls nicht beblätterte Stengelteile ausscheiden.

AUFBEWAHRUNG: Vor Licht geschützt in gut schließenden Gefäßen.

HINWEISE: Von den vielen Dutzenden Knötericharten sind nur wenige Arten untersucht, alle anderen gelten als wenig oder nicht brauchbar. Die offizinelle Vogelknöterich-Heilpflanze ist in Apotheken als Arzneibuchware erhältlich.

INHALTSSTOFFE: Gerbstoffe, teils wasserlösliche Kieselsäureverbindungen, Saponin und unzählige Nebenwirkstoffe, welche die angegebenen Hauptinhaltsstoffe ergänzen, für die Gewebsaufnahme brauchbar machen und die Haltbarkeit der getrockneten Pflanze ergänzen.

WIRKUNG: Bei Husten-, Bronchial- und Lungenerkrankungen, bei Nachtschweiß, Gicht und Rheuma. In der Volksheilkunde bei Hauterkrankungen und äußerlich zur Wundbehandlung, weiters bei Durchfall, zur Blutstillung, bei Hämorrhoiden sowie Blasen- und Nierenerkrankungen, bei Grieß- und Steinleiden.

ZUBEREITUNG: Der Vogelknöterichtee: 2 gehäufte Eßlöffel mit ¼ Liter kaltem Wasser zustellen, aufkochen, abseihen und zwei- bis dreimal täglich 1 Tasse trinken. Als Husten- und Lungentee mit Honig oder Kandiszucker gesüßt, sonst und auch für die äußerliche Anwendung für die Haut oder Wunden ohne Zusatz.

WACHOLDER

(Juniperus communis L., Fructus Juniperi, Kranawittbeeren)

FUNDORT: Europa- und weltweit auf Heideflächen und im Gebirge, im Flachland im Unterholz, in lichten Wäldern und in Moorlandschaften. Oft auch in Gärten gepflanzt.
ERNTEZEIT: September bis Oktober, nach dem ersten Frost auch November.
SAMMLUNG: Die reifen Früchte von den Zweigen abklopfen und einsammeln. Die trockenen Blätter (Nadeln) aussortieren.
TROCKNUNG: Schattig lufttrocknen.
ZERKLEINERUNG: Erst zur Weiterverarbeitung quetschen bzw. stoßen.
AUFBEWAHRUNG: Die ganzen Früchte in lichtundurchlässigen gut verschlossenen Gefäßen lagern. Keine besondere Aufbewahrungsvorschrift.
HINWEISE: Im Handel gibt es sogenannte »deutsche« Ware, oft etwas kleiner, und »italienische« Ware, schön groß und sorgfältig verlesen. Für diese werden oft überseeische, besonders große Früchte angeboten, welche aber aus Zierstrauchanlagen stammen und nur wenig oder kaum ätherisches Öl und andere Inhaltsstoffe enthalten.
INHALTSSTOFFE: Bis 2 % ätherisches Öl, ferner bis zu 30 % Invertzucker, ein Gerbstoffglykosid, ca. 9 % Harz, Wachs, Gummi, Pektin, Pflanzensäuren und weitere Nebenwirkstoffe, welche die Gesamtwirkung ausmachen und die Hauptwirkstoffe ergänzen sowie die Haltbarkeit der gelagerten Früchte erhöhen.
WIRKUNG: Stark wasserausscheidend durch erhöhte Nierentätigkeit. Nicht verwenden bei allen entzündlichen Nierenerkrankungen, es können Reizungen auftreten. Zur Harnwegdesinfektion, als Magen- und blähungswirksames Mittel. Äußerlich zur Hautreizung bei Rheuma und Gicht. Für die Badeanwendung zur Durchblutungsförderung und für das Kräuterkissen als erfrischender Bestandteil. In der Volksmedizin zur Blutreinigung und als Wehenmittel. Deshalb sollten Schwangere keine innerlichen Wacholderzubereitungen nehmen.

ZUBEREITUNG: Innerlich: Die Wacholderbeeren-Teezubereitung: 1 bis 2 Kaffeelöffel voll zerstoßen bzw. quetschen, mit ¼ Liter siedendem Wasser überbrühen, 10 Minuten zugedeckt ziehen lassen, nach dem Erkalten abseihen und wieder trinkfähig erwärmt täglich 1 bis 2 Tassen trinken.
Teemischungen mit Wacholderbeeren: Zur milden und zusätzlich entwässernden Wirkung werden bei Nieren- und Wassersuchttees gerne Wacholderbeeren zugemischt. Auch diese kleinen Mengen sind vor der Teezubereitung gesondert zu stoßen bzw. zu quetschen, und mit den anderen Kräuterbestandteilen zu mischen.
Das Wacholdermus, die Wacholdersalse, ist eine beliebte eingedickte Einkochung als Zusatz zu Stoffwechselzubereitungen, etwa zu den bekannten Schwedenkräutermischungen. Dieses dunkelbraune und dickflüssige Mittel ist aus der Apotheke unter dem Namen »Succus Juniperi inspissatus« zu beziehen.
Wacholderschnäpse (Steinhäger, Genever, Gin usw.) und Wacholderliköre von der Schnaps- und Likörindustrie sind zur Magenanregung sehr beliebt, doch werden auch diese Zubereitungen von empfindlichen Personen sowie Schwangeren nicht gut vertragen.
Äußerlich: Der Wacholderspiritus (Spiritus Juniperi): der Selbstansatz von 20 % gestoßenen Beeren in Alkohol oder Branntwein bzw. das fertige Produkt aus der Apotheke. Dieses Mittel wurde früher mit dreimal täglich 20 Tropfen auf 1 Stück Würfelzucker auch innerlich genommen. Heute dient der Wacholdergeist meist als Zusatz zu Einreibungen bei Migräne, Rheuma und Gicht.

Kneippwort: Die Wacholderkur – »Solche, die an schwachem Magen leiden, mögen das folgende Verfahren einhalten, gleichsam eine kleine erprobte Kur machen: Den ersten Tag sollen sie mit 4 Beeren beginnen, den zweiten Tag mit 5 Beeren fortsetzen, den dritten Tag sollen sie 6, den vierten 7 Beeren kauen und so mit Tagen und Beeren bis auf 12 Tage und 15 Beeren auf- und dann wieder auf 5 Beeren heruntersteigen, beim Absteigen jeden Tag eine Beere auslassend. Viele kenne ich, deren gasgefüllter und infolgedessen geschwächter Magen durch diese einfache Beerenkur gelüftet und gestärkt wurde.«

WALDMEISTER *Foto Seite 31*

(Galium odoratum, Asperula odorata, Herba Asperulae, Maikraut)

FUNDORT: Mittel-, Ost- und Südosteuropa, Balkanländer, Nordafrika und Westasien. Heimisch in schattigen Laubholzwäldern.
ERNTEZEIT: Mai bis Juni während der Blüte.
SAMMLUNG: Über dem Boden die ganze Pflanze abschneiden und bündeln.
TROCKNUNG: Die Bündel an einem schattig-luftigen Ort aufhängen.
ZERKLEINERUNG: Das gesamte Kraut klein schneiden, dicke Stengelteile allenfalls ausscheiden.
AUFBEWAHRUNG: Vor Licht geschützt in gut schließenden Gefäßen.

HINWEISE: Nachdem die natürlichen Waldmeisterbestände den Bedarf nicht decken können, werden andere Labkrautarten als Verfälschungen angeboten. Auch zur »Maibowle«-Bereitung gibt es künstliche Aromamischungen, die ebenso mit künstlichem Aroma-Cumarin angesetzt werden. Der Waldmeister als Arzneibuchware ist in der Apotheke zu haben. Übrigens: Sowohl frischer Waldmeister, wie auch das getrocknete Kraut können bei Überdosierung in jeder Form zu Kopfschmerzen führen!
INHALTSSTOFFE: Cumarin, im frischen Kraut in der geruchlosen, glykosidischen Form, beim Trocknen Umwandlung in das reine Cumarin mit dem charakteristischen, aromatischen Geruch. Weiters: Asperulosid, Gerb- und Bitterstoffe, Vitamin C, antibakterielle Substanzen und weitere Inhaltsstoffe.
WIRKUNG: Mildes Beruhigungs- und Schlafmittel, weiters bei Magenkrämpfen, Leber- und Darmerkrankungen und in der Volksheilkunde in der Rekonvaleszenz, bei sonstigen Schwächezuständen und äußerlich zu Umschlägen bei Krämpfen und zur örtlichen Entzündungsbehandlung.
ZUBEREITUNG: Der Waldmeistertee: 1 gehäuften Kaffeelöffel voll mit ¼ Liter siedendem Wasser überbrühen, 5 Minuten ziehen lassen, abseihen, zwei- bis dreimal täglich bzw. nur abends als Schlaftee und mit Honig gesüßt trinken.
Teemischungen: Nicht nur wegen des aromatischen Geschmackes, sondern auch wegen der guten ergänzenden Wirkung wird zu vielen Teemischungen Waldmeister zugegeben, z.B. bei Venentees und Stoffwechselmischungen.

Kneippwort: »Würde die Mutter statt des dritten und vierten Theiles der Erdbeerblätter (zum Thee bei Rekonvaleszenz) Waldmeister nehmen, so gewänne der Thee an Geschmack und Gehalt.«

WEGWARTE *Foto Seite 31*

(Cichorium intybus L., Radix Cichorii, Zichorienwurzel)

FUNDORT: Heimisch in Europa, Asien, Süd- und Nordamerika, Australien und Neufundland.
ERNTEZEIT: Frühestens im September, meist ab Oktober.
SAMMLUNG: Die recht große Wurzel wird ausgegraben und kalt gewaschen.
TROCKNUNG: Vor der Trocknung die großen Wurzeln längsspalten und schattig-luftig, nicht zu kühl trocknen.
ZERKLEINERUNG: Die dunklen Teile abschälen und dann die holzige Wurzel feinfaserig aufschneiden.
AUFBEWAHRUNG: Vor Licht geschützt in gut schließenden Gefäßen.
HINWEISE: Die sogenannte »Kaffeezichorie« (Cichorium intybus var. sativum oder radicosum) ist eine besondere Zucht zur Zichorienkaffeeherstellung, dem bekannten Kaffee-Ersatz. Ebenso gibt es eine besondere »Salatzichorie« (Cichorium intybus var. foliosum), deren Blätter als Salat- und Gemüsepflanze geschätzt werden.
INHALTSSTOFFE: Fructose, Pentosan und andere Zuckerarten, Gerb- und Bitterstoffe, Cholin, ätherisches Öl, Pektin, Harz und zahlreiche Nebenwirkstoffe, welche die vielen Zuckerarten in der frischen Wurzel beim Trocknen umwandeln und haltbar machen.
WIRKUNG: Als Tonikum amarum (anregende Bitterstoffdroge) bei schlechtem Appetit, verminderter Magentätigkeit, zur Galle-Leberförderung und allgemeiner Stoffwechselbelebung. Bei Blähungen, Leibschmerzen, Völlegefühl und Kopfschmerzen.
ZUBEREITUNG: Der Wegwartentee: 1 gehäuften Kaffeelöffel voll mit ¼ Liter kaltem Wasser zustellen, zum Sieden erhitzen, zwei- bis dreimal aufkochen, abseihen und täglich 2 bis 3 Tassen ungesüßt trinken.
Teemischungen mit Wegwartenwurzelzusatz bei Stoffwechsel- und Blutreinigungstees.

Kneippwort: »Der Wegwart wartet am Wege auf den, der ihn in seine Hausapotheke einheimsen will, auf jedem Wege. Er heißt auch Sonnenwirbel, da seine Blätter sich stets der Sonne zukehren. Wenn man ihn ansieht, den guten Wegwart, mit seinem verkümmerten Stengel und den zerzausten Blättchen, so kommt er einem vor wie ein Struwelpeter unter den Pflanzen. Nur die blaue Blüthe, etwas heller als die Kornblume, bringt ihn wieder etwas in Kredit und Achtung. Das Aussehen täuscht gar oft; auch beim Wegwart ist es so; denn sein Inneres ist golden.«

WEIDENRINDE

(Salix alba, -purpurea, -caprea usw., Cortex Salicis, Silber-, Korb-, Palm- usw. -weidenrinde)

FUNDORT: Weltweit wildwachsend an Fluß- und Bachufern, feuchten Wiesenrändern, von den Ebenen bis zu den Voralpentälern.
ERNTEZEIT: Bald im Frühjahr, wenn die Rinde richtig im Saft ist.
SAMMLUNG: Die glatten und bis mittelstarken Zweige werden ausgeschnitten, die Rinde sofort geschält und zur Tocknung an die Luft gelegt.
ZERKLEINERUNG: Dann erst Zerkleinerung der Rindenstücke in Größen, welche sich zur Teeabkochung bzw. zur Mischung mit anderen Kräutern eignen.
AUFBEWAHRUNG: Vor Licht geschützt in gut schließenden Gefäßen.
HINWEISE: Für den medizinischen Gebrauch eignen sich die angegebenen Varietäten.
Die Teezubereitung ist im allgemeinen gut verträglich, Schwangeren ist die Verwendung abzuraten.
INHALTSSTOFFE: Salicin und andere Salix-Glykoside, daneben noch viele Vorstufen dieser Salicylverbindungen, sowie Gerb- und Zuckerstoffe, welche heute alle auf die Wirkungen untersucht sind.

WIRKUNG: Bei rheumatischen, neuralgischen, fiebrigen und grippeartigen Erkrankungen. In der Volksheilkunde bei Gicht, Rheuma, zu Umschlägen, bei Wunden und Geschwüren, als Antiseptikum bei Blasenentzündungen, Magen- und Darmerkrankungen. Schweißtreibend.
ZUBEREITUNG: Der Weidenrindentee: 1 gehäuften Kaffeelöffel voll mit ¼ Liter kaltem Wasser zustellen, langsam aufkochen, 5 Minuten ziehen lassen, abseihen und zweimal täglich 1 Tasse trinken.

WEIDENRÖSCHEN

(Epilobium angustifolium, aut parviflorum, Herba Chamaenerii, Langblättriges oder Kleinblütiges Weidenröschen)

FUNDORT: Heimisch in Europa und Nordasien, in Nordamerika, auf den Kanarischen Inseln und in Grönland.
ERNTEZEIT: Mai bis September, je nach Region und Höhenlage verschieden.
SAMMLUNG: Das Kraut über dem Boden abschneiden und bündeln.
TROCKNUNG: Das gebündelte Kraut luftig-schattig gut trocknen.
ZERKLEINERUNG: Alles klein schneiden, dicke Stengel allenfalls ausscheiden.
AUFBEWAHRUNG: Vor Licht geschützt in gut schließenden Gefäßen.

HINWEISE: Erst vor einiger Zeit wurde die Verwendung dieser Pflanze bei Prostata-Hyperthrophie bekannt. Auf Grund wissenschaftlicher Untersuchungen wurden vor allem im angegebenen Langblättrigen und Kleinblütigen Weidenröschen nennenswerte Mengen des dafür wirksamen Inhaltsstoffes gefunden.

INHALTSSTOFFE: ß-Sitosterin (als blasenwirksamer Stoff), Gerbstoff, Schleim, Zucker, Cerylalkohol und weitere Wirkstoffe.
WIRKUNG: Bei Prostata- und Blasenbeschwerden mit nächtlichem Harndrang. Früher in der Volksheilkunde als aufweichendes Wundenmittel bei eitrigen Wunden. Die Blätter werden in Rußland statt schwarzem Tee als sogenannter »Koptischer Tee« verwendet.

ZUBEREITUNG: 1 bis 2 gehäufte Kaffeelöffel voll mit ¼ Liter kochendem Wasser überbrühen, einmal kurz aufkochen, 10 Minuten ziehen lassen, abseihen und zweimal täglich 1 Tasse warm trinken. Die kurmäßige Anwendung durch mehrere Wochen wird empfohlen.

Bemerkung des Verfassers: In manchen Laienschriften wird dem Weidenröschen eine Wirkung bei Blasenkrebs zugeschrieben. Dies trifft bestimmt nicht zu und es ist ratsam, möglichst frühzeitig bei der Gesundenuntersuchung vom Arzt den einwandfreien Befund erheben zu lassen. Bei der alleinigen und gutartigen Prostatavergrößerung kann zusätzlich zur angeratenen medizinischen Behandlung die Verwendung des Weidenröschentees gute Dienste leisten. Krebsheilmittel kann es gewiß nicht sein!

WEISSDORN *Foto Seite 32*

(Crataegus oxyacantha L., Flos et Fructus Crataegi, Weißdornblüte und -frucht)

FUNDORT: Heimisch in ganz Europa, bis nach Mittelskandinavien und Südfinnland. Bisweilen kultiviert.
ERNTEZEIT: Die Blüte Mai bis Juni, während der vollen Blüte. Die Frucht im Herbst bei voller Reife.
SAMMLUNG: Die weißen Blüten werden von den Büschen bzw. Baumgewächsen abgeerntet, die Früchte gelesen.
TROCKNUNG: Die Blüten schattig-luftig möglichst schnell trocknen, die Früchte im ganzen bei natürlicher Wärme trocknen.
ZERKLEINERUNG: Die Blüten von Blattbestandteilen aussortieren und rebeln, die Früchte zerteilen und allenfalls von den Kernen befreien. Die gerebelten Blüten und die zerteilten Früchte sind gut über 1 Jahr zur Teezubereitung haltbar.
AUFBEWAHRUNG: Vor Licht geschützt in gut schließenden Gefäßen.

HINWEISE: Von den zahlreichen in der Volksheilkunde bekannten Crataegus-Unterarten sind keine medizinischen Angaben vorhanden. Die Arzneibuchware stammt ausschließlich von Crataegus oxyacantha, nur diese wird auch für die zahlreichen Arzneispezialitäten verwendet.
INHALTSSTOFFE: Crataegussäuregemisch, Adenosin, Cholin, Flavone, Glykosid, Vitamine, Gerbstoff, Wachs, Farbstoff und unzählige weitere Wirkstoffe, welche für die Verwendungen, die Haltbarkeit und die Wirkstoffabgabe mitverantwortlich sind.
WIRKUNG: Als Herzmittel bei Altersherz, Belastung durch extreme sportliche Leistungssteigerung und bei außerordentlicher Herzbelastung im Krankheitsfall. Zur besseren Sauerstoffaufnahme im Herzmuskel, zur Durchblutungsförderung im Blutkreislauf, bei vegetativer Dystonie und Herzrhythmusstörungen. Bei Herzbeschwerden nach überstandenen Infektionskrankheiten. Die Volksheilkunde gibt eine Reihe von weiteren Wirkungen an. Bei Herzerkrankungen ist jedoch immer die ärztliche Beratung unumgänglich notwendig!

ZUBEREITUNG: Für den Weißdorntee 2 gehäufte Kaffeelöffel voll getrocknete Blüten mit ¼ Liter siedendem Wasser überbrühen, 10 Minuten zugedeckt ziehen lassen, abseihen und 1 Tasse nach dem Essen warm trinken. Mit Honig süßen.
Herztee-Mischungen enthalten meist Weißdornblüten bzw. auch zerteilte und gestoßene Früchte.
Fertige Arzneispezialitäten mit Weißdornextrakten haben über die Pflanzenheilkunde seit langem in die Medizin Eingang gefunden und sind aus der zeitgemäßen Herztherapie und vorbeugenden Herzpflege nicht mehr wegzudenken.

WERMUT *Foto Seite 34*

(Artemisia absinthium L., Herba Absinthii, Bitterer Beifuß, Absinth, Magenkraut)

FUNDORT: Beheimatet in den Mittelmeerländern, europaweit eingebürgert in trockenen, kalkreichen Lagen, in Kulturen angebaut und in Kräutergärten gezogen.

ERNTEZEIT: Juli bis August während der Blüte.
SAMMLUNG: Obere Teile des Krautes abschneiden und bündeln.
TROCKNUNG: An einem schattigen, luftigen Ort aufhängen.
ZERKLEINERUNG: Ganze Pflanze klein schneiden, dicke Stengelteile ausscheiden.
AUFBEWAHRUNG: Vor Licht geschützt in gut schließenden Gläsern, Prozellangefäßen oder Blechdosen.
HINWEISE: Die Arzneibuchware stammt meist aus dem Kulturanbau und enthält nur einheitlich große Blatt- und Krautteile. Die wildwachsenden Sorten sind oft derb und die dicken, verholzten Stengel sind nicht zu verwenden. Für Würzzwecke werden nur die oberen, jungen Blätter alleine genutzt. Bei der Ernte ist es möglich, daß die Augen und Schleimhäute von empfindlichen Menschen gereizt werden.

Auch ist die Einwirkung auf die sensiblen Geschmacksnerven möglich. Weiters sollten Schwangere keinen Wermut verwenden. Auch robuste Naturen können beim Genuß von Wermutschnaps (»Absinth«) Vergiftungen davontragen.

HINWEIS: Wermut und seine Zubereitungen sollen nie länger als 14 Tage angewendet werden, da eine zu lange Verwendung Nebenwirkungen auslösen kann (Erkrankungen des Zentralnervensystems)!

INHALTSSTOFFE: Ätherisches Öl, viele Bitterstoffe, Gerbsäure, Harz, Vitamine, Flavone, Pflanzensäuren und unzählige weitere Inhaltsstoffe, welche die Gesamtwirkungen ausmachen.

WIRKUNG: Als aromatische Bitterstoffdroge bei Magen-, Gallen- und Darmbeschwerden, bei Verdauungsschwäche und Appetitlosigkeit. In der Volksheilkunde darüber hinaus als Brech- und Abtreibungsmittel, äußerlich bei Quetschungen, Blutergüssen und Geschwüren. Der Frischpflanzenextrakt zur Steigerung der Abwehrkräfte und gegen Schnupfen.

ZUBEREITUNG: Die Wermut-Teezubereitung: 1 gehäuften Kaffeelöffel voll mit $\frac{1}{4}$ Liter siedendem Wasser aufbrühen, 10 Minuten zugedeckt ziehen lassen, abseihen und dreimal täglich 1 Tasse nach dem Essen sehr warm und ungesüßt trinken. Der überaus bittere Geschmack kann durch die Zugabe von anderen aromatischen Kräutern (Pfefferminze, Waldmeister usw.) gemildert werden.

Teemischungen mit Wermutkraut: Meistens bei Gallen-, Leber-, Magen- und Abführtees mit Magenwirkungen.

Wermuttinktur (Tinctura Absinthii) und zusammengesetzte Wermuttinktur (Tinctura Absinthii comp.) sind die Wermuttropfen bzw. die zusammengesetzte Mischung mit Auszügen aus Orangenschalen, Kalmus- und Enzianwurzel sowie Zimtrinde. Wer die reine Tinktur zur Appetitanregung und bei den oben angegebenen Beschwerden trotz ausgeprägter Bitterkeit nehmen kann, nimmt diese einfachen Tropfen. Die zusammengesetzte Wermuttinktur bringt die Wermutwirkung ebenso zur Geltung, wird durch andere Kräuterdrogen ergänzt und der Geschmack ist vor allem durch die Orangentinktur milder geworden.

Von fertigen Wermutarzneien gibt es einige auch in Kombination mit herzstärkenden Bestandteilen.

Der Wermut-Preßsaft wird aus den frischen, jungen Blättern hergestellt.

Kneippwort: »Wermuth zählt mit zu den bekanntesten Magenmitteln. Er leitet die Magenwinde aus, verbessert und unterstützt die Magensäfte und hilft so guten Appetit und gute Verdauung bereiten, mag er als Thee oder als Pulver genommen werden.«

WOLLBLUME *Foto Seite 34*

(Verbascum thapsiforme, Flos Verbasci, Großblütige Wetterkerze, Wollkraut)

FUNDORT: Heimisch in Mittel- und Südeuropa, in Kleinasien und Marokko, eingebürgert in vielen gemäßigten Zonen, an allen sonnigen Standorten, wie steinigen Hängen, Dämmen, Feldrainen, Waldlichtungen und im Ödland. Auch Kulturanbauten.
ERNTEZEIT: Bald im Juni bis August, zu Beginn der Blüte und wegen der Empfindlichkeit der Blüten immer am mittleren Vormittag, nach Abtrocknen des Morgentaus und vor der Mittagshitze.
SAMMLUNG: Es werden nur die Kronblätter mit den Staubblättern gepflückt. Transport in passenden Gefäßen, ohne Druck.
TROCKNUNG: Sorgfältig, luftig-schattig und rasch, bis maximal 40 Grad. Ohne Sonne.
ZERKLEINERUNG: Nur die großen Blüten verlesen und teilen. Von etwaigen Fremdteilen befreien.
AUFBEWAHRUNG: In gut schließenden Gefäßen, ohne Luftfeuchtigkeit lagern. Braun verfärbte Blüten aussortieren.

HINWEISE: Für die Arzneiverwendung sollen nur die Varietäten Flos Verbasci tapsiforme (die Großblumige Wollblume) oder Flos Verbasci phlomoides (die Filzige Wollblume), beide mit goldgelben Kronblättern, verwendet werden. Einige andere Sorten sind nicht offizinell und allenfalls nur in der Volksheilkunde im Gebrauch.
INHALTSSTOFFE: Saponine, Schleim, Bitterstoff, pflanzliche Zuckerarten, ätherisches Öl, Gerbstoff, Säuren, Mineralstoffe, Harz und viele Nebenwirkstoffe, welche die Wirkungen ergänzen.
WIRKUNG: Beliebtes Hustenmittel mit reizlindernder und schleimlösender Wirkung. Wegen des guten Geschmackes und der ansprechenden Farbe, – sowohl in der Blütenpflanze als auch in der Teeaufgußform –, ist die Wollblume sehr beliebt. Die schöngefärbte Blüte wird auch gern zu anderen Teemischungen als sogenanntes »Schönungsmittel« zugefügt.

ZUBEREITUNG: Für den Wollblumentee 1 bis 2 gehäufte Kaffeelöffel voll mit ¼ Liter kochendem Wasser überbrühen, 5 bis 10 Minuten ziehen lassen, abseihen und dreimal täglich 1 Tasse recht warm trinken.
Hustentee-Mischungen werden gerne mit Wollblumen gemischt.

Kneippwort: »Die Blüthen des Wollkrautes und der Wollblume werden von den Landleuten fleißig gesammelt. Sie wissen, daß dieselben zur Winterszeit ein wirksames Gurgelwasser und noch wirksameren Thee bei Halsgebrechen, Katarrhen, Verschleimungen der Brust und Athemnot abgeben. Von Neuem sei solcher Thee recht warm empfohlen. Ich mische unter die Blüthen des Wollkrautes in der Regel noch die der schwarzen Malve (Flos Althaeae var. nigra), halb und halb; solcher Thee wirkt auf die Schleimlösung noch nachhaltiger und kräftiger.«

GESUND DURCH GEWÜRZ-KRÄUTER

Als Gewürze wurden ursprünglich meist pflanzliche Zusatzstoffe zu den Speisen bezeichnet, um diese schmackhafter und auch verträglicher zu machen. Also sollten damit die Verdauungssäfte gefördert und indirekt eine Wirkung auf den gesamten Verdauungstrakt erzielt werden.

Spätestens als der Mensch in grauer Vorzeit seßhaft wurde und mit dem Ackerbau und der Viehzucht begann, setzte er seinen einfachen Körnernahrungsmitteln sowie Fisch- und Fleischspeisen pflanzliche und mineralische Stoffe zu, um die Gerichte bekömmlicher und leichter verdaulich zu machen. Die frischen, entweder zerriebenen oder mitgekochten Pflanzenbestandteile sind schon diesen Urmenschen durch den starken Geruch der ätherischen Öle und den bitteren Geschmack der Bitterstoffe aufgefallen. Auch fand der Mensch bald daran Gefallen, daß dann etwa durch gefärbte und oft nur stark duftende Pflanzenteile die Lebensmittel als fertige Speisen gefälliger und für den Appetit ansprechender wurden. Der optisch günstige Eindruck der Speisen begann den Speichelfluß zu fördern, die Magensäfte entwickelten sich stärker, und die Verdauung und Nahrungsverwertung wurden verbessert. So entstanden schon frühzeitig in der Menschheitsgeschichte die Kenntnisse über die sogenannten Aromate, später wurden diese Stoffe, vom Vorderen Orient ausgehend, zum Grundbegriff der feinen spanischen und vor allem französischen Küche.
Nicht nur das Maß und die Menge der Würzstoffe wurden schon immer beachtet, sondern auch bald der optische Eindruck des schönen Speisens, der gesellschaftliche Eindruck und die Tischaufmachung als appetitfördernd erkannt! Heute wissen wir sehr wohl, daß auch die besten Speisen unverträglich sind und uns krank machen können, wenn wir etwa nur vom Kühlschrank her leben, an der Theke den Schnellimbiß hinunterschlingen und ein eisgekühltes Getränk darüberschütten! Hingegen kann die einfache Speise, also etwa ein buntes Salatgericht, mit den passenden Gewürzen und Soßen darüber und vor der Hauptmahlzeit gegessen, sehr bekömmlich sein. Damit werden schon zwei Ziele erreicht: Erstens wird der Appetit bestens angeregt und zweitens der Heißhunger für das Hauptgericht genommen! Als weiterer Effekt werden Magen und Darm durch die faserreichen Salate, Körner und Wurzeln zur Arbeit veranlaßt und die gesamte Verdauung wird somit günstig beeinflußt.
Käme jetzt noch dazu, daß wir die einverleibten Kalorien (Joules) durch natürliche, körperliche Betätigung, also Arbeitsleistung, Sport, Wandern und Schwimmen, wieder restlos verbrauchen, gäbe es kein Übergewicht! Es ist schlimm, daß wir derzeit, bedingt durch den Wohlstand, viel zuviel Nahrung dem Körper zuführen, diese außerdem noch arg verfeinert, unnatürlich und daß unser Leben äußerst bewegungsarm geworden ist. Diesen gesundheitlich schädlichen Teufelskreis zu durchbrechen, soll auch dieses Kapitel über das richtige Würzen ein Beitrag sein. Folgende Grundregeln der Ernährungslehre nach Kneipp sollen dabei befolgt werden:

1. Die Speisen müssen so ausgewählt werden, daß der Körper nur jene Kalorien-(Joules-)Mengen zugeführt bekommt, die er nach Veranlagung, Arbeitsleistung und Organgesundheit optimal verwerten kann.
2. Die Speisen sollten so schmackhaft und abwechslungsreich sein, daß es zu keiner Ablehnung des Dargebotenen kommt. Also werden das Würzen und der Einfallsreichtum etwa mit Salaten, Müsli und Vollwertkostzubereitungen eine große Rolle spielen.

3. Die augenscheinlich schöne Aufmachung der Kost wird genauso zum Gelingen der Ernährungsumstellung beitragen wie die Bedachtnahme darauf, daß Nichtessen und Hungern nur wenig zur Abmagerung beiträgt, weil der Verdauungstrakt, und hier vor allem der Darm, unbeschäftigt bleibt und sich noch mehr Stauungen einstellen.
4. »Appetitzügler«, also vor allem sogenannte »Verbrennungsaktivatoren«, sind kategorisch abzulehnen, weil es bei längerem Einsatz zu Nervenschädigungen kommt. Auch sind die Abführmittel nicht geeignet, zu einer bleibenden Gewichtsreduktion zu kommen. Die natürliche Darmreinigung in mehrwöchigen Abständen wird ärztlich empfohlen, doch sollen dafür nur natürliche, salinische, pflanzliche Quell- oder Gleitmittel verwendet werden oder auch gemischte Abführteemischungen, zu denen der Apotheker raten kann. Und schließlich:
5. Das erreichte Normalgewicht kann nur dann gehalten werden, wenn wir die Lebensweise und nicht nur das Essen grundlegend umstellen und uns mehr um ein gesundes Leben bemühen.

Damit soll gesagt werden, daß sich die Kneipplehre ganz vorzüglich dazu eignet, auch die Übergewichtigkeit abzubauen.
Dabei spielt es eine bedeutende Rolle, Kenntnisse über den Einsatz von Gewürzen und Aromaten zu haben:

1. um die geänderten Ernährungs- und Kochgewohnheiten bekömmlich und ansprechend zu machen sowie
2. die Speisen besser zu verwerten und verdaulicher werden zu lassen.

Früher brachten die Seefahrer manche Gewürzkräuter in die alte Welt, und manche chinesische, indische und orientalische Gewürze und Aromate wurden noch mit Gold aufgewogen.
Heute ist es uns selbstverständlich, daß wir etwa Ingwer, Muskat, Nelken oder Zimt zu relativ billigen Preisen im Kaufhaus bekommen. Auch haben wir uns an die ausländischen Speisen gewöhnt und schätzen etwa »Chillies« oder »Currypowder«. Mönche und Wanderer brachten manche Kräuter aus östlichen und südlichen Gegenden in unsere Breiten, und heute gedeihen viele exotische Sorten, wie Anis, Origano-Arten, Rosmarin oder Majoran auch in unseren Gegenden und werden sogar in Kulturen angebaut. Durch Kreuzungen sind Sorten für das rauhere Klima entstanden, nur winterfest wird auch der schönste Rosmarin im heimischen Kräutergarten nicht werden; er hat in der warmen Stube sogar kultische Bedeutung, etwa in Bayern, erlangt.
Griechen und Römer bedienten sich seinerzeit reichlich der Gewürze und brachten es mit der hochentwickelten Kochkunst zu einer gewissen Perfektion, die richtigen Gewürze und Aromate den Speisen zuzusetzen.
Heute haben sich die Anforderungen an die Gewürztechnik deshalb einigermaßen geändert, weil unsere Lebens- und Essensgewohnheiten stärkere Anforderungen an die Verdauungsmöglichkeiten stellen: Denken wir nur an die unregelmäßigen Mahlzeiten, die unnatürlichen, oft rein chemischen Zusatzstoffe in den Speisen, die eisgekühlten, künstlichen Getränke und starken Alkoholika und schließlich die ständigen Kostumstellungen bei den Weltreisenden. Dann die neuen und früher unbekannten Infektionskrankheiten der tropischen Länder: Es kann zu heftigen organischen Erkrankungen kommen, und dann muß »Diät« gehalten werden, wenn nicht schon Schlimmeres geschehen ist. Wenn Organstörungen zurückgeblieben sind, müssen spezielle Magen-, Gallen-, Leber- oder Darmdiäten befolgt werden, und dazu sind auch wieder geeignete Gewürze und Aromate zu finden und zu verwenden, um die Diät verträglicher und gesünder zu machen. Auch der Nikotinmißbrauch kann die Gesundheit so sehr schädigen, daß eine Entwöhnung von der geliebten Zigarette notwendig sein muß. Zum Rauchenabgewöhnen können gewisse gewürzartige Heilpflanzen verwendet werden, um den Geschmack am Rauchen zu verderben und nicht zu fördern!
Zum Würzen können nicht nur pflanzliche

Stoffe verwendet werden: Eine tierische Fleischbrühe wie die Rindsuppe wirkt stark appetitanregend, wenn dabei auch der starke Salzgehalt eine gewisse Rolle spielt. Von den mineralischen Würzstoffen soll nur auf das Kochsalz näher eingegangen werden.

DAS KOCHSALZ

Ohne Zusatz unseres »Natriumchlorids« aus den heimischen Salinen würde uns fast keine Speise schmecken! Doch wird die tägliche Mindestmenge von 5 bis 6 Gramm allein schon durch die normale Mischkost, vor allem durch Gemüsearten und Salate, gedeckt. Ohne daß wir normalerweise nachsalzen, kommen wir auf eine durchschnittliche Tagesmenge von 15 bis 20 Gramm pro Tag. Wenn wir etwa im Sommer durch übermäßiges Schwitzen genügend Schweiß ausscheiden, kann diese Menge fallweise auch überschritten werden, und bei extremem Bergsteigen oder Leistungssport wird dem Körper sogar zusätzlich Kochsalz (und andere Mineralien) zugesetzt, um keine Krämpfe aufkommen zu lassen. Aber: Das Kochsalz hat die unangenehme Eigenschaft, im Körper Flüssigkeiten anzustauen. Dabei kann es direkt oder indirekt über den Herz- und Wasserkreislauf zu unliebsamen und auch krankmachenden Stauungen kommen. Daher ist es günstig, das Kochsalz in der Ernährung zu reduzieren. Zur normalen Kochsalzverminderung oder bei kochsalzfreier Diät aus medizinischen Gründen und zur diätetischen Vorsorge gibt es bewährte mineralische und pflanzliche Austauschstoffe, welche das Kochsalz ersetzen können bzw. müssen. Mit der Steuerung des Wasserhaushaltes hängt auch die Fetteinlagerung in den Geweben eng zusammen, und die eigentliche Fettleibigkeit ist oft durch übermäßigen Salzgenuß hervorgerufen worden.
Bei kochsalzfreier Diät können auch die Küchengewürze als Austausch für das Kochsalz dienen, es darf das verwendete Gewürz nur in jener Menge genommen werden, daß nicht ein übermäßiges Durstgefühl provoziert wird.

DER ZUCKER

Der Rohrzucker, auch der Rübenzucker, also unser weißer Zucker, ist einerseits Würzmittel und andererseits Nährstoff, wenn auch ein relativ ungesundes Produkt für unsere Zahn- und manche Organgesundheit. Zucker führt fallweise rasch zur Übergewichtigkeit, und wir führen dem Körper vor allem mit vielen künstlichen Getränkeerzeugnissen meistens zuviel von diesem Produkt zu. Für diätetische Zwecke und vor allem zum Süßen gibt es eine Reihe von Austauschstoffen, teils künstliche Süßmittel oder auch natürliche Stoffe aus dem Pflanzenreich, diese Zuckerarten werden im menschlichen Körper leichter und unschädlicher abgebaut. Ungesüßte Speisen und Getränke zu sich zu nehmen ist eine reine Gewöhnungssache, und man sollte vor allem bei den kleinen und kleinsten Kindern darauf achten, mit dem Zuckern sparsam zu sein, keine Leckereien anzubieten und für später den »Gusto« nach Süßigkeiten nicht schon in jüngsten Jahren anzuerziehen! Auch die Zähne werden es im späteren Leben danken!

Nun wird Ihr Mund schon wäßrig und der Magensaft soll angeregt sein, daß wir nun zum eigentlichen Gewürzkatalog kommen. Nach dem üblichen Pflanzennamen nenne ich den offizinellen, in Apotheken und Drogerien üblichen fachlichen Namen und schließlich die rein botanische Bezeichnung. Einer kurzen Heilpflanzenwirkung folgen dann die Gewürzverwendung und allfällige sonstige Zubereitungen, wie alkoholische Getränke, Diätmittel; schließlich und fallweise besondere Hinweise und Aufbewahrungsvorschriften. Vollständig kann die Liste natürlich nicht sein, dazu gibt es zu viele Möglichkeiten und oft örtliche bzw. räumliche Gewohnheiten, noch andere Pflanzen als Gewürze zu verwenden.

ANIS *Foto Seite 9*
(Fructus Anisi vulgaris, Pimpinella anisi L.)

Wird medizinisch hauptsächlich als Hustenmittel, weniger als aromatisches Magenmittel und zur Krampflösung verwendet. In der Küche nimmt man Anis zu feinen Bäckereien und zum Schwarzbrot. Im Benediktinerlikör und ausländischen alkoholischen Getränken ist Anis enthalten. In der Volksmedizin wird Anis-Tee wie folgt verwendet: 1 bis 2 gehäufte Teelöffel Anis frisch im Mörser zerquetschen, mit 1/4 Liter kochendem Wasser übergießen, 15 Minuten zugedeckt ziehen lassen, abseihen und zur Steigerung der Milchmenge täglich 1 Tasse trinken.

ANGELIKA *Foto Seite 9*
(Radix Angelicae, Engelwurz, Angelica archangelica L.)

Ist häufig Bestandteil von Abführ-, Magen- oder windtreibenden Tees. In der Küche werden kandierte Wurzelteile für feine Mehlspeisen zur Aromaverbesserung und Verdauungsförderung verwendet. In Likören wird Angelika eine nervenberuhigende Wirkung zugeschrieben.

BASILIKUM *Foto Seite 11*
(Herba Basilici, Basilienkraut, Deutscher Pfeffer, Ocimum basilicum L.)

Wird in der Volksmedizin als Heilkraut bei Blähungen und Magenverstimmung verwendet. Der angenehme Duft des frischen Krautes hebt den Geschmack von fetten Fleischspeisen, Fischgerichten und Eintöpfen. Frische Salate und manche Käsesorten werden durch Basilikum verträglicher. Auch Kochsalz kann mit Basilikum eingespart werden.

BEIFUSS *Foto Seite 11*
(Herba Artemisiae vulgaris, Wilder Wermut, Artemisia vulgaris L.)
Wirkt mit seinen Bitterstoffen und den ätherischen Ölen stark appetitanregend und wird als Küchengewürz wegen des milderen Geschmackes dem Wermut vorgezogen. Magen, Galle und Leber werden angeregt und damit der feiertägliche Gänse- und Entenbraten verträglicher.

BIBERNELLE
(Radix Pimpinellae vulgaris, Pfefferwurz, Pimpinella major L.)

Dessen ätherisches Öl, mit den Bitterstoffen, Gerbstoffen und Harzen sowie Harze und Zuckerarten machen den würzigen Geschmack aus. Die frische, feingehackte Wurzel verfeinert Salate, Suppen, Fischgerichte und Soßen. Gemüse schmeckt herzhafter und wird leichter verdaulich. Der Magensaft wird deutlich aktiviert. Blähungen bei Erbsen, Karfiol und anderen Kohlarten werden vermieden.

BOHNENKRAUT *Foto Seite 13*
(Herba Saturejae, Pfefferkraut, Wurstkraut, Satureja hortensis L.)

Findet sich neuerdings wieder in manchen Kräutergärtchen. Die Volksmedizin bereitet davon einen Tee bei Magenverstimmungen und Durchfällen. Der etwas scharf-bittere und doch aromatische Geschmack eignet sich als Würze von vielen kräftigen Speisen, Fleischeintöpfen, Gemüse und Wurstsorten. Mit Bohnenkraut kann auch Kochsalz eingespart werden.

BORRETSCH
(Herba Boraginis, Gurkenkraut, Borago officinalis L.)

Ist seit langem ein beliebtes Küchenkraut und wird frisch dem Salat und Gemüse wie Schnittlauch zugegeben. Er färbt mitgekocht das Kohlrabigemüse schön grün und verleiht den Einlegegurken einen angenehmen, bekömmlichen Geschmack. In der Volksmedizin wirkt die Teezubereitung des getrockneten Krautes für viele Organe entzündungshemmend sowie herz- und nervenberuhigend.

BRUNNENKRESSE *Foto Seite 13*
(Herba Nasturtii, Bitter- oder Bachkresse, Nasturtium officinalis aut aquaticum L.)

Wird als Heilkraut wegen des hohen Gehalts an Vitamin A, C und D sowie entzündungshemmenden Senfölglykosiden, Kalium und Eisen usw. sowie Bitterstoffen als Bestandteil von Abmagerungs-, Blutreinigungs-, Fieber- und Gichtteemischungen sehr geschätzt. Das frische Kraut wird den Frühlingssalaten zugesetzt, der frisch gepreßte Saft der Blätter dient als Würze für sonst wenig schmackhafte Gemüsesorten und Geflügelsuppen. Die Blätter und das Kraut werden im Frühjahr vor der Blüte gesammelt und am besten für den Jahresvorrat in kleinsten Portionen tiefgefroren.

CHILI
(Fructus Capsici fastigiatum, -lousiana und andere überseeische Paprikaarten, Cayennepfeffer, Capsicum varietatis L.)

Kommt aus Übersee und wird auch bei uns als fertiges Würzmittel mit schärferem Geschmack als der einheimische Paprika angeboten. Wegen der Reizmöglichkeiten sparsamer Gebrauch. Wird manchmal anderen »Hot«-Gewürzprodukten zugesetzt. Eignet sich nicht für Magenempfindliche.

CURRYPULVER
(Mischung folgender Pulver: Rad. Curcumae – Gelbwurzel, Cortex Cinnamomi – Zimtrinde, Flos Caryophylli – Nelkenblüte, Fructus Coriandri – Koriander, Semen Myristicae – Muskatnuß, Radix Zingiberis – Ingwerwurz, Fructus Piperis nigri – Pfeffer, Semen Sinapis alba – weiße Senfkörner)

Macht Reisgerichte ansehnlicher und auch verträglicher. Die Gallensekretion wird gesteigert, und viele sonst schwer verdauliche, insbesondere indische, malaysische oder chinesische Spezialgerichte werden mit Curry auch von empfindlichen Personen vertragen.

DILL *Foto Seite 13*
(Fructus Anethi, Dillfrüchte oder -samen, Anethum grav. L.)

Eine in unseren Gärten häufig anzutreffende Gemüse- und Gewürzpflanze. Das Gemüse ist magenverträglich, wirkt leicht entwässernd, und in der Volksmedizin wird der Tee aus dem getrockneten Kraut zur Förderung der Milchsekretion empfohlen. Jedoch ist eine Verstärkung der Menstrualblutung möglich, und für Schwangere ist Dill in größerer Menge nicht zu raten.

DOST *Foto Seite 13*
(Herba Origani vulgaris, Echter Dost, Wilder Majoran, Origanum vulgaris L.)

Wird richtig als Origanum bezeichnet und kommt in unverfälschter Form in Mittel- und Südeuropa sowie im europäischen Rußland und im Kaukasus vor. Er schmeckt herzhafter als der Majoran, der fälschlicherweise oft Dost genannt wird. Zu einer italienischen Pizza gehört der echte Dost, auch als »Oregano« bezeichnet. Zu vielen anderen italienischen Gerichten, Spaghetti mit Fleischsauce oder gegrillten Fleischgerichten gehört diese Würze. Magen, Galle und Darm werden vom Dost günstig beeinflußt. Auch kann mit Origanum Kochsalz gut eingespart werden.

ESTRAGON *Foto Seite 15*
(Herba Dracunculi, Tarragona, Artemisia dracunculi L.)

Wächst als eine der vielen Wermut-Abarten in Gewürzpflanzenkulturen auch in unseren Breiten. Die Sorten »deutscher, französischer oder russischer Estragon« verleihen den damit gewürzten Senf- oder Essiggurken und sauren Gemüsemischungen (»Mixed Pickles«) ganz eigentümliche Geschmacksrichtungen. Die Bitterstoffe vom Estragon wirken stark appetitanregend.

FENCHEL *Foto Seite 15*
(Fructus Foeniculi vulgaris, Brotsamen, Anethum foeniculum L.)

Das aus den Mittelmeerländern stammende und jetzt auch bei uns feldmäßig angebaute Doldengewächs (Pflanzenfamilie der Umbelliferengewächse) gehört in die Gewürzreihe »Anis – Fenchel – Kümmel«. Der als Gemüse zubereitete Küchenfenchel ist eine Zuchtform von italienischen Fenchelarten, wird aber wegen der guten Magen- und Darmverträglichkeit sowie einer milden krampflösenden und entzündungshemmenden Wirkung gerne gekocht. Die an ätherischem Öl viel reicheren Fenchelfrüchte dienen als Gewürz für feine Bäckereien, Brotsorten sowie manche Früchte- und Gemüsezubereitungen. Der sparsam verwendete Fenchel muß immer in der benötigten Menge frisch gestoßen oder gequetscht werden. Je nach Back- oder Kochvorschrift wird das grobe Pulver dem Teig bzw. der Speise zugesetzt. Somit werden etwas schwer verdauliche Speisen bekömmlicher, und es lassen sich Blähungsbeschwerden jedenfalls vermeiden. Die Volksmedizin verwendet die Fenchelfrüchte zur Milchbildung während der Stillzeit und auch als Teegetränk für blähungsanfällige Kleinkinder. Die Zubereitung ist in beiden Fällen folgende: 1 gehäufter Kaffeelöffel frisch gestoßener Fenchel wird mit ¼ Liter siedendem Wasser überbrüht, 10 Minuten zugedeckt ziehen gelassen und abgeseiht.

GEWÜRZNELKEN
(Flos Caryophylli, Nägeli, Nagerln, Caryophyllus aromaticus L.)

Gewürznelken sind Blütenknospen eines Myrtengewächses von den Gewürzinseln, den Molukken, stammend. Heute wird dieses kostbare und beliebte Gewürz in Malaysia und Ostafrika feldmäßig angebaut. Die Gewürznagerln waren schon im Altertum bekannt und wurden auch in ägyptischen Gräbern gefunden, wobei das wertvolle ätherische Öl, das »Eugenol«, noch nach mehreren Jahrtausenden nachweisbar war! Heute wird das ätherische Öl oder der alkoholische Auszug von den Nelken medizinisch für appetitanregende Spirituosen usw. verwendet. In der Küche ist die sparsame Verwendung der Gewürznelken oberstes Gebot! Dann kommt bei Kompotten, eingemachten Früchten und bei vielen Gemüsen, Saucen und auch feinen Fleischgerichten der angenehme Geruch und Geschmack am besten heraus. Mitkochen soll möglichst vermieden werden, also am besten immer erst zuletzt beim Kochen zusetzen. Beim Einbeizen von Wild kann Nelke gut verwendet werden. Auch liebt die mitgekochte Zwiebel je 1 Nelke pro quergeschnittener Zwiebelscheibe.

HEFEEXTRAKTE
(Ascomyces-Sorten, Schlauchpilze, div. Bierhefen)

Gehören nicht unmittelbar zum Pflanzenreich, sondern zu den einfachen Pilzen. Aus der Vielfalt der Züchtungen und für die zahlreichen Verwendungsmöglichkeiten interessieren uns die Gewürzsorten, also die im Handel erhältlichen Speisewürzen, Brühwürfel und flüssigen Suppenwürzen. Diese enthalten meist reichlich Vitamine der B-Gruppe, doch auch reichlich Kochsalz. Sparsam verwendet können Saucen, Salate und Teiggerichte damit im Geschmack sehr gut verbessert werden.

INGWER
(Radix Zingiberis, Zingiber officinale Roscoe)

Stammt aus Südostasien und wird heute in vielen tropischen Ländern kultiviert.

Seit alten Zeiten wird die gepulverte Wurzel vielen Speisen als Magenstimulans zugesetzt. Zu Früchten, Gemüse, Fleischspeisen und auch Backwaren wird Ingwer verwendet, ebenso für bestimmte Biersorten und zahlreiche alkoholische

Zubereitungen. Zur Diätkost für Magenkranke und Schwangere wird die sparsame Verwendung geraten. Die Verträglichkeit ist sehr gut.

KALMUS *Foto Seite 19*
(Radix Calami, Deutscher Ingwer, Acorus Calamus L.)

Kommt aus Ostasien bzw. Nordamerika und gedeiht seit langem auch in unseren Breiten. Die geschälte, bitterstoffreiche Wurzel wurde früher kandiert und den Kindern zum Lutschen bei Appetitlosigkeit gegeben. Trotz der großen Bitterkeit schätzt man die günstige Magenwirkung. Die Likörindustrie stellt damit Bitterschnäpse, Alpenkräuterliköre und Gewürzextrakte her. Zum Würzen von Speisen wird Kalmus wenig verwendet. Doch darf die geschälte und geschnittene Kalmuswurzel bei guten Magenteemischungen nie fehlen.

KAPERN
(Flos Capparaceae, Capparis spinosa L.)

Kapern sind die Blütenknospen vom südländischen Kapernstrauch, und wir kennen sie, in Essig eingelegt, zum Würzen von Saucen, Salaten und bestimmten Fleischspeisen. Ein Senföl macht den guten Geschmack aus, und das Rutin fördert die Verträglichkeit von schweren Gerichten. Die Magen- und Darmschleimhäute werden besser durchblutet und somit die Verdauung bestens gefördert.

KERBELKRAUT *Foto Seite 19*
(Herba Cerefolii, Gartenkerbel, Anthriscus cerefolium L.)

Stammt wohl aus Südostrußland und kam über Vorderasien und die Mittelmeerländer auch in unsere Küchenkräutergärten. Das frische Kraut und die gerebelten Blätter dienen als Suppenwürze und Beigabe zu Salaten, Soßen und wegen seines angenehmen und doch kräftigen Geruches und Geschmackes auch zum Gemüse. Das Kraut enthält Apiin, ätherische Öle und Bitterstoffe, die sich aber beim Trocknen rasch verflüchtigen. Deshalb wären das Tiefkühlen und die Verarbeitung zu Gewürzextrakten sehr zu empfehlen. In der Volksmedizin ist das Kerbelkraut als leicht wassertreibend bekannt, und deshalb dürfte es als Würzmittel eine leicht ableitende Wirkung haben. Die Nachfrage ist in jüngster Zeit deutlich gestiegen, und auf Bauernmärkten wird in den Städten ebenfalls dieses gute Küchengewürz angeboten.

KNOBLAUCH
(Bulbus Alli sativi, Knoblauchzwiebel, Allium sativum L.)

Beheimatet in Ägypten, Vorder- und Südostasien, ist Knoblauch seit Jahrtausenden als Glücksbringer, Allheilmittel und für Speisezwecke bekannt. Beim Bau der Cheopspyramide in Ägypten bekamen die Bauarbeitertrupps große Mengen von Knoblauch als Nahrung, und es wird von einem Streik der Arbeitermassen (ca. 2500 Jahre v. Chr.) berichtet, weil die Pharaonen die nötigen Knoblauchmengen nicht zeitgerecht heranschaffen konnten. Heute weiß die Medizin Bescheid über die wertvollen Inhaltsstoffe des Knoblauchs, und zwar als pflanzliches Antibiotikum bei entzündlichen Erkrankungen im Magen-Darm-Trakt sowie bei Wurmbefall. Heute werden die Inhaltsstoffe zu Dragees und Kapseln ohne Geruchsbelästigung verarbeitet, und diese sind als Naturheilmittel hochgeschätzt. Die Hausfrau kennt die Vorzüge des Knoblauchs als Küchengewürz: »Nur ein Hauch von Knoblauch hebt den Geschmack der Speisen und fördert die Bekömmlichkeit ganz vortrefflich!« Es wird empfohlen, nach dem Knoblauchgenuß Schwarzbrot nachzuessen. Oder noch besser: Mehrere Stunden nicht unter Leute gehen!

Knoblauch ist nützlich zur Vorbeugung und Behandlung von Alterungsprozessen des Gefäßsystems (Arteriosklerose).

KORIANDER

(Fructus Coriandri, Schwindelkörner, Coriandrum sativum L.)

Der Koriander ist auch eine Umbelliferenfrucht und an Wirksamkeit dem Kümmel nahestehend; der Duft der zerstoßenen oder gequetschten Früchte mutet etwas orientalischer und stärker an, die Wirkung ist aber schwächer als beim Kümmel. Das Süßlich-Liebliche macht Koriander sehr geeignet für Lebkuchenbäckereien, und manchen Biersorten wird er beigefügt. Die geringen Mengen bei der Verwendung machen den Wert aus!

KÜMMEL

(Fructus Carvi, Feld-, Garten- und Wiesenkümmel, Carum carvi L.)

Er ist nach Anis und Fenchel das dritte bedeutende Doldengewächs unserer Umbelliferen, enthält ähnliche Inhaltsstoffe, jedoch in teils abgewandelter und stärkerer Form. Er stammt zwar auch aus den wärmeren Regionen, ist aber schon längst bei uns heimisch und wird feldmäßig angebaut. Er ist seit langer Zeit als Heilmittel bei Verdauungsbeschwerden und starken Blähungen bekannt. Die sogenannte carminative Wirkung ist hervorragend und wesentlich stärker als beim Anis oder Fenchel. Der doch sehr scharfe Geschmack verlangt in der Küche eine sparsame Verwendung, und es werden dem Gemüse, den Fleischgerichten, Käsesorten und Salaten nur kleine Mengen, womöglich in gestoßener Form, beigefügt. Kümmelbrote sind ebenso beliebt. Schließlich gibt es noch zahlreiche Schnäpse und Liköre aus Kümmeldestillaten, welche nach kräftigen Mahlzeiten genommen werden und die Gallentätigkeit stark anregen. Auch zu vielen Heilkräutermischungen werden kleine Mengen von gestoßenem Kümmel beigefügt: zu Magen-, Kinder- und windtreibenden Tees.

KUBEBEN

(Fructus Cubebae, Kubebenpfeffer, Piper Cubebae L.)

Kubeben sind eine ostasiatische Pfefferart mit aromatischen Bittermitteln als Inhaltsstoffe und deshalb in der Medizin auch als Verdauungsmittel bekannt. Die unreifen Früchte haben einen eigenartig harzigen Geschmack und werden wegen der geringen Schärfe auch gerne zum Backen von Pfeffernüssen verwendet. In der Volksmedizin von Java und anderen südasiatischen Ländern spielen die Kubeben eine große Rolle bei magenstimulierenden Getränken.

KREN

(Radix Armoraciae, Meerrettich, Armoracia rusticana)

Jenes scharf-aromatische Gewürz war ursprünglich in Südosteuropa, Rußland und Westasien beheimatet. Heute wächst Kren als »Rusticana«-Sorte in ganz Europa in Bauerngärten und Feldanbauten. Medizinisch wird die Wurzel als pflanzliches Antibiotikum geschätzt, und die Volksmedizin kennt die starke Wirkung bei Eiterungen und innerlichen Entzündungen schon lange. Als Beigabe zu stark geräucherten Fleischsorten wird der Kren sehr geschätzt, das Selchfleisch wird verträglicher. Die scharfen Senföle, pflanzliche Fermente und nun auch bekannte bakterizide Stoffe machen den Wert dieser Wurzel aus. Dem Kren kann die Schärfe genommen werden, wenn er in Mayonnaisesaucen oder Sahne in geriebener Form eingerührt wird. In der Volksmedizin wird die stark wassertreibende Wirkung gelobt, allerdings soll bei Nierenempfindlichkeit der Kren gemieden werden. Als Gewürz soll Kren mäßig verwendet werden, als Küchengemüse sind entschärfte Sorten auch als Lebensmittel in großer Menge verwendbar.

LIEBSTÖCKEL *Foto Seite 20*
(Radix Levistici, Maggikraut, Levisticum officinale L.)

Enthält ätherisches Öl, Harz und Bitterstoffe, welche zusammen gut wassertreibend wirken. Zusätzliche Aroma-, Pflanzensäure- und Zuckerbestandteile machen es aus, daß die Wurzel seit langer Zeit zur Geschmacksverbesserung von Suppen, Fleischsaucen und Gemüsen verwendet wird. So kam es zur Bezeichnung »Maggikraut«, und der Liebstöckel stand dieser altbekannten Suppenwürze gewissermaßen Pate! Feinschmecker schätzen die frischen, gehackten Liebstöckelblätter aus dem Kräutergarten als Beigabe zu feinen Käsesorten und Topfenspeisen. Die Likörindustrie gibt Liebstöckel auch zu gewissen Magenschnäpsen. Die Volksmedizin gibt noch Wirkungen als Magen- und Verdauungsmittel an, auch als Hustenmittel und Abtreibungsmittel soll Liebstöckel wirksam sein. Also wäre bei Schwangeren mit der Wurzel als Tee in größerer Menge Vorsicht geboten.

LORBEER *Foto Seite 21*
(Folium Lauri, Lorbeerblatt, Laurus nobilis L.)

Der Lorbeerstrauch ist in den Mittelmeerländern heimisch. Das ganze Lorbeerblatt hat unsere Großmutter häufig in Saucen, im Gemüse und in vielen anderen Speisen gerne mitgekocht und vor dem Anrichten herausgenommen. Das aromatische Öl und die Bitterstoffe machen den guten Geschmack aus und ergeben eine günstige Verdauungswirkung. Das ausgepreßte, fette Öl wird medizinisch als Zusatz zu Rheumaeinreibungen, Windsalben für Kinder und bei Geschwüren mit sehr gutem Erfolg verwendet.

MACIS
(Arillus Myristici, Muskatblüte, Myristica fragans L.)

Die Samenhülle der Muskatnuß aus tropischen Ländern wird Macis genannt. Das ätherische Öl gibt diesem Samenhäutchen einen ganz besonders feinen aromatischen Geruch und Geschmack und wird vor allem den teuren Likören und auch den echten Schwedenkräuter-Elixieren zugesetzt. Galle, Leber und Magen werden durch geringe Mengen der wertvollen Inhaltsstoffe bestens angeregt. Große Mengen sind sowohl kostenmäßig teuer als auch übel schmeckend und sogar giftig. Geringe Mengen sind ganz unschädlich.

MAJORAN *Foto Seite 21*
(Herba Majoranae, Wurstkraut, Majorana hortensis)

Gehört wie der Dost auch zu den Origanumgewächsen und stammt aus den Mittelmeerländern. Heute wird Majoran in ganz Europa angebaut und ist in jedem guten Küchengärtlein zu finden. Das typische ätherische Öl und die Bitter- und Gerbstoffe machen den guten Geschmack und die Verwendung als Magen-, Verdauungs- und krampflösendes Kraut aus. Er dient zur Geschmacksverbesserung von fettem Braten, vielen Wurstsorten, Suppen, Eintöpfen, Hülsenfrüchtegerichten und Fettsaucen. Manche Hausfrauen mischen Majoran mit Thymian, Rosmarin, Basilikum und Beifuß und haben damit ein vielfach zu verwendendes Würzkräutergemisch zur Hand. Die im Majoran enthaltenen vielen Terpenöle und Bitterstoffe machen die günstige Wirkung auf die Fettverdauung aus. Die Volksmedizin gibt folgendes an: Bei Nervosität, Bleichsucht, Husten, Asthma und Schleimhautentzündungen soll er helfen; medizinische Untersuchungen dieses Volksmittels sind allerdings noch ausständig.

MANDELN

(Semen Amygdalae amarae et dulce, Bitter- und Süßmandeln, Prunus amygdalus L.)

Kommen vom Mandelbaum der wärmeren Regionen. Die süßen Mandeln werden zur Zubereitung von Mehlspeisen und Marzipan und zu Schokoladezubereitungen genommen. Gewürzwirkung haben wohl nur die bitteren Mandeln. Sie enthalten in geringer Menge Blausäureverbindungen, und diese verleihen den Backwaren, Süßgerichten und Likören, in geringer Menge zugesetzt, einen anregenden Geruch und Geschmack.

MELISSE *Foto Seite 23*

(Folium Melissae officinalis, Zitronenkraut, Melissa officinalis L.)

Wirkt als Heilkraut beruhigend bei nervösem Magen und herzkräftigend. Die frischen Blätter aus dem Kräutergarten oder heute tiefgefroren vom Fachgeschäft dürfen bei vielen Saucen, Salaten, Gemüse, Eintöpfen und Suppen nicht fehlen. Manche Käsesorten vertragen sich vortrefflich mit frischer Melisse. Im Fachhandel gibt es mit Melisse die Karmeliter- und Melissengeiste, welche nach schweren Speisen, Kostumstellungen und Reisebeschwerden gerne genommen werden.

MINZE

(Folium Menthae piperitae, -arvensis, -crispae, pulegii, -spiacatae usw. in ca. 200 Sorten von Mentha piperita, Edelminze, Hausminze, Englische Minze)

Sie wird in allen Weltteilen in Hausgärten, wild wachsend und im Feldanbau angetroffen und ist als Heil- und Würzkraut hochgeschätzt. Durch zweijähriges Umpflanzen erhält man immer die hochwertigen, ölreichen Ernteerträge. Für medikamentöse Zwecke soll der Ölgehalt 1,2 % betragen, und damit ist die Teezubereitung auch geschmacklich recht angenehm. Minzesorten mit höheren Öl-Prozenten sind zwar für die industrielle Ölgewinnung wertvoll, ergeben aber für die Teezubereitung einen weitaus zu scharfen und mentholreichen Trunk, welcher sogar zu Schleimhautreizungen führen kann. Kleinkindern soll die Minze nur sparsam oder mit geringer Teilmenge in Heilkräutermischungen gegeben werden. Die frischen und auch die sorgfältig getrockneten Minzeblätter sind wertvoll für den Magen- und Gallentee. Bei Blähungen und allerlei Krampfzuständen wirkt der mäßig warme Pfefferminztee, schluckweise getrunken, vorzüglich, und die Gallensekretion wird stark angeregt. Die frischen oder auch getrockneten Blätter werden vielen Speisen, Suppen, Salaten, Fleischgerichten, dem Gemüse und Käsesorten gerne beigefügt. Der gute Kräuteressig enthält Minze, und es gibt viele Kräuterschnäpse damit. Die Verwendung der Minze soll auf jeden Fall sparsam sein, sonst tritt der scharfe Mentholgeschmack zu deutlich hervor.

MOHN

(Semen Papaveris, Garten-, Ölmohn, Papaver somniferum L.),

Die reifen Mohnsamen der deutschen, französischen, russischen, levantinischen oder ostindischen Sorten, welche nur zur Mohngewinnung und nicht für den Opiumhandel gezüchtet werden, enthalten im Mohnöl eine Reihe von Stoffen, welche vor allem vielen Mehlspeisen und Backwaren einen guten Geschmack geben und die Bekömmlichkeit stark verbessern. Opium- und Morphinbestandteile sind in den für die Gewürzgewinnung geeigneten Sorten selbstverständlich nicht enthalten, und die Verwendung dieses Garten- und Feldmohns kann als vollkommen unbedenklich gelten.

MUSKAT
(Semen Myristicae, Muskatnuß, Myristica fragans)

Wird als aromatisches Gewürz in sparsamer Menge vielen sauren und süßen Speisen zugefügt. Man reibt den harten Samenkern mit der Reibe fein ab und gibt diese Würze zu fertigen Eintöpfen und Suppen sowie zu Salaten und auch Mehlspeisen. Die Gallensaftproduktion und die Leberfunktion werden angeregt. Muskatnuß eignet sich gut für die Zubereitung von Diätspeisen.

PAPRIKA
(Fructus Capsici, roter Piment, Spanischer Pfeffer, Capsicum annuum L.)

Ist in Süd- und Osteuropa als Küchengewürz sehr beliebt und in unseren Breiten oft sehr geschätzt. Von den verschiedenen Sorten macht die scharfe Art, der Rosenpaprika, das ungarische Gulasch nicht nur richtig scharf, sondern durch die verdauungsfördernden Inhaltsstoffe erst gut verträglich. Milde Zuchtsorten liefern den »süßen« Paprika. Gelobt wird die gute Verträglichkeit, und der Vitaminreichtum ist von Nutzen!

PASTINAK *Foto Seite 25*
(Fructus Pastinacae, Pastinakfrüchte, Pastinaca sativa L.)

Gemeint sind die Früchte (Samen) der Pastinakpflanze, von der vor allem die Spindelwurzel auch als Gemüse Verwendung findet. Die Früchte dieses Doldengewächses (Umbelliferengewächs wie Anis, Fenchel, Kümmel und Dill!) werden gerne als aromatisches und blähungswidriges Küchengewürz zum Gemüse, wie Kraut und Kohl, zu Suppen und Salaten genommen. Diese Früchte sollen in der Volksmedizin wirksam sein bei Wassersucht, Magenbeschwerden, Blasenleiden und beruhigen bei Schlafstörungen. Dazu werden die gequetschten Früchte (1 gehäufter Teelöffel) mit ¼ Liter siedendem Wasser überbrüht, 10 Minuten zugedeckt ziehen gelassen, abgeseiht und nach dem Essen lauwarm schluckweise getrunken.

PETERSILIE *Foto Seite 25*
(Fructus et Radix Petroselini, Petersilienfrüchte bzw. Wurzel, Petroselinum crispum, -hortensis L.)

Ist in unseren Breiten als Würz- und Gemüsepflanze weit verbreitet und bekannt als nahe Verwandte des vorher erwähnten Pastinaks. Sowohl Früchte als auch die getrockneten und geschnittenen Wurzeln sind oft Bestandteile von wassertreibenden und windtreibenden Teemischungen. Das doch beträchtlich scharfe Petersilienöl wird von nierenempfindlichen Personen nicht gut vertragen, deshalb sind die Petersilienblätter auch als Salatpflanze ungünstig. Als Würze werden die frischen, gehackten Blätter aber gerne zur Geschmacksverbesserung für viele Speisen verwendet und geben dem Gemüse, Kartoffeln oder auch Teiggerichten nicht nur einen pikanten Geschmack, sondern erfreuen auch das Auge. Dies gilt auch für viele Weißkäsesorten.

PFEFFER
(Fructus Piperis nigri, Pfefferkörner, Piper nigrum L.)

Er kommt als Ganzes und gemahlen als ursprünglich schwarze Pfeffersorte sowie in grob- oder feingemahlener Form der geschälten Körner als weißer Pfeffer (Fructus Piperis albi) in den Handel. Der schwarze Pfeffer ist jedenfalls kräftiger. Er wird medizinisch als Hautreizmittel und auch zur Schmerzlinderung verwendet. Das Gewürz zu Gemüse, Fleischspeisen sowie zu Käse und Quark soll sehr sparsam erfolgen: Zwei bis drei Pfefferkörner beim Kochen bzw. wenig schwarzes Pfefferpulver den fertigen Speisen zusetzen. Bei Magenschleimhautentzündungen ist Pfeffer abzuraten! Die reifen, geschälten Pfefferkörner (Fructus Piperis albi) sind milder, doch soll auch diese

Würze sparsam verwendet werden. Die Magensaftsekretion wird schon durch geringe Mengen stark angeregt. Dieses ursprünglich ostindische Gewürz wird auch in der Bäckerei für Pfeffernüsse verwendet. Die Volksmedizin kennt aus alter Überlieferung eine starke Hautreizwirkung sowie die Hebung der männlichen Zeugungskräfte. Heute kann man schwarzes Pfefferpulver noch im sogenannten »Stierpulver« in der Veterinärmedizin finden.

PIMENT
(Fructus Pimentae, Englisch-, Neugewürz, Jamaika-Pfeffer, Pimenta officinalis in diversen Sorten)

Kommt von Westindien oder Jamaika und wirkt als Gewürz durch seine aromatischen Bitterstoffe gut magenstärkend und verdauungsfördernd. Der Appetit wird angeregt, und deshalb ist auch der Zusatz zu speziellen Wurstsorten und Backwaren günstig.

PORTULAK *Foto Seite 25*
(Herba Portulacae, Gartenportulak, Portulaca oleracea L.)

Stammt aus Ostasien, ist heute in mehreren Sorten in ganz Europa bekannt und wird als Gemüse- und Gewürzpflanze wieder sehr geschätzt. Die Magensaftsekretion wird deutlich gesteigert und somit die Verdauung grundlegend gefördert. Zu Suppen und zum Gemüse wird er gerne verwendet, und die reichlichen Inhaltsstoffe verdienen es, daß wir uns dieser uralten Gemüsepflanze wieder mehr annehmen. Die Volksmedizin kennt den kleinen Portulak vor allem als wassertreibende, blutdrucksenkende und entzündungswidrige Pflanze mit hohem Vitamin- und Mineralstoffgehalt.

POMERANZEN
(Fructus, Pericarpium Aurantii var. pumila, Pomeranzenfrucht bzw. -schale, Citrus Aurantium pumila L.)

Das sind jene unreifen italienischen Orangensorten, deren Schalen ebenfalls in den Handel kommen. Das bittere ätherische Öl wirkt appetitanregend. Besonders die schlechtessenden Kinder zeigen nach Zugabe von einigen Fruchtschalen zu Brei- und Süßspeisen einen deutlich besseren Appetit. Ebenso bekannt ist die Verwendung bei Likören, Schnäpsen, Marmeladen und in der Süßwarenindustrie.

RETTICH *Foto Seite 25*
(Radix Raphanus sativus, Bierrettich, Radi, Raphanus sativus L.)

Unsere einheimischen und altbekannten Zuchtformen in verschiedenen Arten, Formen und Größen, vom Großrettich bis zum zierlichen Radieschen, und besonders der schwarze Bierrettich sind als stark gallensaftanregend und entzündungshemmend bekannt und in Österreich sowie in Bayern beliebt. Die enthaltenen Senföle schmecken zwar scharf, jedoch vermindert das Einsalzen die Schärfe, aber auch die gute Wirkung als Choleretikum! Pfarrer Kneipp lehnte das Salzen des Rettichs überhaupt ab, weil damit wieder der Wasserrückstau in den Organen und im Gewebe nachteilig beeinflußt wird. Eine bakterienhemmende Wirkung ist deutlich erwiesen. Auch der Zusatz von frisch geraspeltem Rettich auf Fleisch oder Brötchenaufstriche schmeckt vorzüglich. Zur Abwechslung kann die Frühjahrskur zur »Blutreinigung« auch mit Rettichsäften gemacht werden. Der hohe Vitamin-C-Gehalt ist bestimmt auch nützlich.

ROSMARIN *Foto Seite 25*
(Folium Rosmarini officinalis, Rosmarinblätter, Rosmarinum officinalis L.)

Darf in keinem Haushalt fehlen! Zwar stammt er aus südlichen Regionen, wie Dalmatien, Südfrankreich, Spanien und Nordafrika, doch gedeiht er auch bei uns wenigstens den Sommer über in sonnigen Kräutergärten. Im Winter wird er in Töpfen ins Küchenfenster oder ins Glashaus gestellt. Nicht nur die medizinisch bekannte herz- und magennervenstärkende Wirkung bedeutet den Wert dieser Heilpflanze, sondern auch die Verwendung als Küchengewürz. Einige frische oder getrocknete Blattstämmchen verleihen den Fleischspeisen einen angenehmen Geschmack und machen schwere Gerichte besser verträglich. Ältere Personen schätzen den Rosmarin besonders, und Pfarrer Kneipp gab den guten Rat, den älteren Leuten vor den Hauptmahlzeiten und vor allem vor reichlichen Festtagsessen jeweils ein kleines Gläschen selbstangesetzten Rosmarinwein zu geben. Auch Gemüse und Käse gewinnen durch Rosmarin bedeutend an Geschmack. Liköre und Schnäpse werden gerne mit Rosmarin destilliert. Ein guter Rat wäre auf jeden Fall zu befolgen: Rosmarin ist in jeder Form sparsam zu verwenden! Der Rosmarinkampfer im ätherischen Öl darf nicht vorschmecken, und die zahlreichen anderen Inhaltsstoffe dürfen nur ihre Milde entfalten!

SAFRAN *Foto Seite 27*
(Flos Croci, Echter Gewürzsafran, Crocus sativus L.)

Als Safran werden die Narbenschenkel der Krokusblüten bezeichnet. Er stammt aus südlichen Regionen, und er enthält nicht nur stark färbende, sondern auch außerordentlich anregende Wirkstoffe! Früher wurden Mehlspeisen damit gefärbt, heute gilt die Verwendung der Geschmacks- und Geruchsverbesserung für Delikatessen. Der außerordentlich hohe Preis bedingt eine sehr sparsame Verwendung. Auch der echte Schwedenbitter enthält Auszüge von Safran und macht dieses wertvolle Mittel damit auch gut anregend für Leib und Seele! Der wertvolle Safran als Arzneibuchware darf nur von der angegebenen Sorte gewonnen werden, minderwertige falsche Safrane sind wertlos, und der echte Safran darf auch nur die kostbaren Narbenschenkel der Krokusblüten enthalten und keine fremden Beimengungen anderer rot gefärbter Pflanzen oder gar Ziegelpulver enthalten! Billige Safransorten müssen immer verdächtig sein und sind vom Fachmann, also vom Apotheker, auf Gehalt und Verunreinigungen kritisch zu untersuchen.

SALBEI *Foto Seite 27*
(Folium Salviae, die Edelsalbeiblätter von Salvia officinalis L.)

Unser bekanntes Heilkraut bei Rachen- und Halsentzündungen ist in den Mittelmeerregionen beheimatet und enthält nur dort die genügende Menge an wirksamen Inhaltsstoffen, wie ätherisches Salbeiöl, Bitter- und Gerbstoffe sowie entzündungswidrige und stark bakterizide Bestandteile. Der auch bei uns wachsende Wiesensalbei kann frisch zum Würzen von Suppen, Gemüse, Bratensaucen und Käse verwendet werden, jedoch regen die ätherischen Öle, Bitter- und Gerbstoffe des getrockneten, südlichen Salbeis auch als Gewürz den Appetit besser an. Dalmatinische oder italienische Salbeiblätter werden gerne frisch nach Österreich oder in die Bundesrepublik mitgenommen und sofort nach der Ankunft in kleinen Portionen tiefgefroren. Damit steht für einige Zeit bester und frischer Salbei zum Würzen zur Verfügung.

SCHNITTLAUCH *Foto Seite 27*

(Folium Allii schoenuprasum, Schnittling, Allium schoenuprasum L.)

Gehört zur großen Pflanzenfamilie der Zwiebel-, also auch Knoblauchgewächse, ist aber ein typisch europäisches Küchengewürz im wahrsten Sinne des Wortes: das Schnittlauch-Blumentopfgewächs im Küchenfenster und nur im Sommer im Kräutergarten. Er treibt jedes Jahr frisch aus und muß erst nach mehreren Jahren beim Größerwerden der Röhrenblätter und der zunehmenden Verholzung neu ausgepflanzt werden. Fein geschnitten verleiht diese schmackhafte Würze vielen Speisen einen angenehmen, würzigen Geschmack und darf bei den meisten Salaten, Käsesorten, Topfenspeisen und Kartoffelgerichten nicht fehlen. Die Inhaltsstoffe sind ähnlich denen der Zwiebeln und anderen Lauchgewächse, nur viel milder und ohne unliebsamen Nachgeschmack. Die Verdauungssäfte werden mild angeregt, und das Auge freut sich über die grüne Verzierung der Speisen!

SELLERIE

(Fructus et Radix Apii graveolentis, Selleriefrüchte und -wurzel, Apium graveolens L.)

Wer kennt nicht die Selleriewurzel und schätzt sie nicht als Gemüse und für Salate? Auch nach dem Kochen wirkt sie stark wassertreibend. Die scharfen ätherischen Öle und sogar leicht giftigen Stoffe wirken im Gemüse bzw. als Salat nicht mehr reizend. Deshalb wird der Selleriesaft in speziellen fertigen diätetischen Zubereitungen zur guten Entwässerung verwendet. Auch kann die getrocknete und gepulverte Selleriewurzel bei Kochsalzverbot sehr gut als Ersatz für das Salz zum Würzen verwendet werden. Die Selleriefrüchte enthalten ähnliche Bestandteile und können gut zum Würzen von Speisen verwendet werden. Übrigens: Schwangere sollen Sellerie in jeder Form meiden!

SENF *Foto Seite 27*

(Semen Sinapis alba, d. h. Semen Erucae, weißer Senf, Brassica alba L. und Semen Sinapis nigrae, schwarzer Senf, Gartensenf, Mostrich, Brassica nigra L.)

Diese und andere Sorten werden als Gewürz und zur Senferzeugung verwendet. Die ganzen Senfkörner werden etwa dem Essiggemüse zugesetzt, aber hauptsächlich wird er in gemahlener Form für die zahlreichen Senfsorten verwendet. Mit verschiedenen Essigsorten und zahlreichen anderen Zusätzen werden vorzüglich appetitanregende und verdauungsfördernde, streichfähige Produkte hergestellt, und diese zählen zu den gesündesten Würzmitteln vieler Wurst- und Fleischsorten. So werden vor allem fettreiche Speisen bedeutend verträglicher gemacht. Von den scharfen Sorten der schwarzen Senfe dürfen zum Gemüse und zu Gemüsekonserven nur wenige Senfkörner verwendet werden. Medizinische Verwendung: stark hautreizende Einreibemittel bei rheumatischen Erkrankungen.

THYMIAN *Foto Seite 31*

(Folium Thymi officinalis, Garten- oder Feldthymian, Quendel, Thymus Serpylli L.)

Wird medizinisch als ganze Blatt- und Krautdroge geerntet, für Würzzwecke eignen sich die frischen, blühenden Triebspitzen am besten. Der Thymian stammt aus den Mittelmeerländern, heute wird er auch in unseren Breiten feldmäßig und in Kräutergärten gezogen. Die ätherischen Ölbestandteile, Bitter- und Gerbstoffe machen den Wert der Pflanze aus: als Küchengewürz zur ausgezeichneten Verdauungsförderung beim Genuß von fetten Fleischspeisen, fetten Käsesorten und Speckgerichten. Schon geringe Mengen vom frischen oder getrockneten Thymian schmecken vortrefflich und regen die Magensaftsekretion stark an. Auch hier gilt: Wenig gibt viel! Medizinisch ist der Thymian bei Husten in Form von Tee, Sirup, Tropfen, Salben und Bädern sehr bewährt, das wertvolle Öl wird auch zu antirheumatischen Salben verarbeitet.

TOMATENMARK

(Fructus Lycopersicon, Tomatenfrucht, Paradiesapfel, Paradeiser, Solanum Lycpersicon L.)

Die Tomate stammt ursprünglich aus Südamerika und wird in unseren Breiten auch seit langer Zeit gezüchtet und als Gemüsefrucht gerne verwendet. Der hohe Vitamin-C-Gehalt ist besonders bedeutend und macht die Frucht als Gemüse und das Tomatenmark zum Würzen so sehr wertvoll. Die Hausfrau kann das Mark entweder selbst zubereiten und für den Vorrat konservieren, im Handel gibt es zahlreiche Zubereitungen davon. Wegen des hohen Oxalsäuregehalts müssen zu Steinleiden neigende Personen zumindest die Frischfrucht in größerer Menge meiden!

VANILLE

(Fructus Vanillae, Vanilleschote, Vanilla planifolia)

Kommt von einer exotischen Orchideenpflanze aus den tropischen Ländern. Das wertvolle Vanillin ergibt mit weiteren Duftstoffen, Harzen usw. den aromatischen Geschmack zur Verwendung für feine Mehlspeisen, Backwaren, Speiseeis, Schokolade und für Liköre. Dafür werden heute auch billigere, künstliche Vanille- und Vanillezuckerzubereitungen im Handel angeboten. Das echte Gewürz kann damit aber nicht ganz ersetzt werden.

WACHOLDER

(Fructus Juniperi, Wacholder-, Kranawitt-, Krammetsbeeren, Juniperus communis L.)

Kommt in guten Qualitäten aus den Mittelmeerländern, doch wächst er in Strauch- oder Baumform auch in unseren Gegenden und trägt jene bekannten bläulichen Beeren, welche wir auch gut zum Würzen nehmen können. Es genügen wenige ganze oder zerquetschte Früchte als Beigabe zu Fischgerichten, zu Sauerkraut und Braten, um den Geschmack zu heben und die Verdauung der meist schweren Speisen zu erleichtern. Nierenempfindliche Personen müssen Wacholder in jeder Form meiden, auch die oft empfohlenen Wacholderschnäpse. Medizinisch werden die Wacholderfrüchte in zerquetschter Form für Tees, vor allem in Kräutermischungen, zu Inhalationen, Einreibungen und Bädern verwendet. Innerlich angewendet erhöht der Wacholder die Wasserausscheidung ganz beträchtlich, äußerlich wirkt das ätherische Öl schmerzlindernd und belebend für die Gewebe. Wacholderöl allein soll nicht eingenommen werden, es führt leicht zu Reizungen und ist vor allem von Schwangeren zu meiden.

WEINRAUTE *Foto Seite 34*

(Herba Rutae graveolentis, Garten-, Weinraute, Ruta graveolens L.)

Sie wurde im Mittelalter von Mönchen aus den Mittelmeergebieten zu uns mitgebracht und gedeiht seither wild oder angebaut in Gärten und Weinbergen. Das angenehm duftende ätherische Öl, weiters Alkohole, Ester, Ketone, Kampfer und viele andere Nebenwirkstoffe, machen den Vorzug dieser Pflanze aus. Die Raute eignet sich als Würze für Suppen und Essigansätze, auch grüne Salate vertragen sich gut mit einigen Weinrauteblättchen, sie verbessern die Verträglichkeit. Sparsame Verwendung ist angezeigt. Auch für die Verwendung als Heilkraut darf Rautenkraut nur als geringer Bestandteil von Teemischungen verwendet werden und wirkt dann krampfstillend, nervenberuhigend und ausleitend bei Rheuma, Gicht und Neuralgien. Schwangere dürfen Raute nicht verwenden.

WERMUT *Foto Seite 34*

(Herba Absinthii officinalis, Absinth, Wermutkraut, bitterer Beifuß, Heilbitter, Magenkraut, Absinthium officinale)

Gehört als einer der Hauptvertreter zur großen Pflanzenfamilie der Korbblütler (Compositae) und ist in unseren Breiten sowie in den Mittelmeerländern weit verbreitet. Viele andere Beifußarten können als Gewürz gleichermaßen verwendet werden, als medizinisches Bittermittel dient wohl der Wermut allein als bester und auch bitterster Vertreter. Das herbe, ätherische Öl gibt dem Wermut den Geruch, die verschiedenen Bitterstoffe machen den Geschmack aus, und die weiteren Inhaltsstoffe runden das Wirkungsbild ab: Zur Appetitanregung, Magenstärkung, Verdauungsförderung und bei gestörtem Säurehaushalt gibt die gute Köchin etwas frischen, zarten Wermut zum Gänsebraten und anderen schweren Wild- und Fleischgerichten. Das Fett wird besser abgebaut und nicht in vollem Maße den Organzellen angelagert. Deshalb enthält fast jeder Kräuter- und Verdauungsschnaps auch so viel Wermut, soweit der bittere Geschmack noch erträglich ist. Von der Volksmedizin hat auch die neue Heilpflanzenkunde den Wermut übernommen: Teezubereitungen in Mischungen sowie Tropfen, Mixturen und Elixiere zur Appetitanregung für jung und alt und zur Besserung von Leber- und Gallenbeschwerden. Auch fiebrige Erkältungskrankheiten sprechen gut auf Wermut an, und dann nicht zu vergessen: der gute Wermutwein! Das ätherische Öl allein soll nicht eingenommen werden, es kann zu Wermutvergiftungen führen, wie diese etwa aus Frankreich von übermäßigem Wermutschnapsgenuß bekanntgeworden sind. Für Schwangere ist Wermut höchstens als bescheidene Würze zu den Speisen ratsam.

YSOP *Foto Seite 34*

(Herba Hyssopi officinalis, Bienenkraut, Hyssopus officinalis L.)

Kam von Asien über die Mittelmeerländer bis in unsere Kräutergärten. Die Bienen lieben diesen Lippenblüter ebenso, wie ihn auch die Hausfrau wegen des angenehmen aromatischen Geruchs und Geschmacks für den Kalbsbraten, das Bohnengemüse, zu Suppen und Salaten schätzen sollte. Frische Ysopblätter, gehackt zu Weißkäse, geben einen vorzüglichen Geschmack und steigern die Verträglichkeit. Nur die Volksmedizin kennt den Ysop als Anregungsmittel für die Verdauung und bei Magen- sowie Darmstörungen. Auch die Harnmenge wird vermehrt, und es soll ihm eine Wirkung zur Schleimlösung beim Husten eigen sein.

ZIMT *Foto Seite 34*

(Cortex Cinnamomi ceylanici, Ceylonzimtrinde, Cinnamomum ceylanicum)

Ist von den zahlreichen, in tropischen Ländern weitverbreiteten Sorten die offizinelle Arzneibuchware. Als aromatisches Gewürz zu Süßspeisen werden die gepulverten, getrockneten und eingerollten Rindenstücke auch von vielen anderen Zimtgewächsen im Handel vertrieben, doch gilt der echte Ceylonzimt als der beste. Diese Sorte wird heute auch in anderen tropischen Ländern gezüchtet und gepflanzt. Kleine Mengen von Rindenstückchen werden vielen Getränken zur Geschmacksverbesserung und Verdauungsförderung zugesetzt. Die Getränkeindustrie schätzt dieses kostbare Gewürz ebenso, wie es bei selbsthergestellten Punschgetränken nicht fehlen soll. Auch das Currypulver enthält Zimtrinde.

ZWIEBEL *Foto Seite 34*
(Bulbus Allii cepae, Küchenzwiebel, Allium cepa L.)

Sie wird sowohl als Gemüsepflanze, Würzmittel und Heilmittel hoch geschätzt. In der Küche steht die Speisezwiebel dem Knoblauch an Wert kaum nach. Ob roh, geröstet oder gekocht, verleiht die Zwiebel dem Gemüse und den Fleischspeisen einen vorzüglichen Geschmack, und die reichliche Zwiebelverwendung fördert die Gesundheit beträchtlich. Ein besonderes Lob der Zwiebel als verdauungsfördernde Pflanze! Die Volksmedizin schätzt die Zwiebel nicht nur zur Verdauungs- und Sekretionsförderung, sondern lobt auch die Wirkungen bei Wasseransammlungen im Körper, zur Wundheilung als Auflage und sogar als Vorbeugungsmittel gegen Grippe und Schnupfen. Die Homöopathie kennt Allium cepa als großes Heilmittel, und die Erfolge sind erstaunlich.

Bei Insektenstichen hilft das Auflegen einer halbierten Zwiebel. Auch als Wurmmittel ist die Zwiebel bekannt.

Damit ist der Gewürzkräuterkatalog abgeschlossen, und die angeführten Geschenke unserer großen Natur sollen dazu anregen, sich dieses Schatzes zu bedienen. Vieles wächst manchmal direkt vor unserer Tür, und wir brauchen uns nur zu bücken, um manches wertvolle Gewürzkraut zu unserem Nutzen zur Hand zu haben. Wir mögen uns aber auch vieler Gewürze erinnern, welche aus unserem Gedächtnis verlorengegangen sind, und schließlich wollen wir neue Anregungen bekommen, was unserem Wohle dienen soll.
Es kann selbstverständlich sein, daß manches Gewürzkraut unerwähnt geblieben ist, doch ist das Gewürzkräuterfeld weltweit so groß, daß es immer wieder neue Raritäten zu entdecken gibt.

HEILKÄUTER-MISCHUNGEN NACH DEM VERWENDUNGS-ZWECK

Von den bisher genannten einzelnen Heilkräutern hat Sebastian Kneipp den Großteil sehr wohl gekannt. In seiner »Kleinen Hausapotheke« waren 35 Pflanzendrogen enthalten, wovon nur wenige heute nicht mehr verwendet werden. Dazugekommen sind etliche zeitgemäße Heilkräuter, welche über die Volksheilkunde bzw. weltweite Entdeckungsreisen in die medizinische Heilbehandlung Eingang gefunden haben. Sebastian Kneipp hat zu seinen über achtzig einzelnen Kräutern immer ein passendes »Kneippwort« gefunden, womit er in wenigen Worten seine Ansicht über die Wirkungen treffend zum Ausdruck brachte. Darüber hinaus verstand er es, mit natürlicher Begabung oder in Beratung mit seinen Kneippärzten Dr. Baumgarten und Dr. Kleinschrod sowie seinem Apotheker Oberhäuser, die Mehrfachwirkung von Heilkräutermischungen zu nutzen. Er hat damit in vorausschauender Weise vorweggenommen, was die moderne Phytotherapie (Heilpflanzenkunde) bestätigt hat: Der Vorteil der fachlich richtigen und wohlausgewogenen Heilkräutermischung liegt darin, daß sich die einzelnen Bestandteile einer Kräutermischung und deren zahlreiche Inhaltsstoffe sinnvoll in der Wirkung ergänzen. Der Heilerfolg ist ein besserer als vom einzelnen Heilkraut.

Der medizinisch verwendete Kräutertee wird folgendermaßen zu rezeptieren sein:
1. Etwa 2 bis 3 Basis- oder Grundmittel, welche den Hauptwirkungsteil ausmachen.
2. Ebensoviele Adjuvans- oder Begleitdrogen, welche die Grundmittel ergänzen und allenfalls den Geschmack der Teezubereitung verbessern.
3. Dazu 1 bis 2 Korrigens- oder Fülldrogen, welche meist das Aussehen der Kräutermischung verbessern und allenfalls der Teezubereitung eine kräftigere Farbe verleihen sollen.

Im Regelfall hat eine medizinische Kräutermischung aus 4 bis 8 Bestandteilen zu bestehen. Es ist ein Irrtum, wenn man glaubt, je mehr Drogen eine Kräutermischung besitzt, desto besser wäre diese. Die Kombinationen sind so auszuwählen, daß sich die geeignetste Zubereitungsform darstellen läßt. Wenn beim Einzelheilkraut bzw. bei der Teemischung keine gesonderte Zubereitungsform und Anwendungsvorschrift angegeben ist, gelten folgende allgemeine Richtlinien:

A) Sebastian Kneipp in seinem Buch »Rathgeber für Gesunde und Kranke«:
»Bei Bereitung des Thees nimmt man von den getrockneten Kräutern zu einer Tasse, soviel man mit 3 Fingern fassen kann, gießt in das Kännchen über die Theeblätter oder Blüthen sprudelndes Wasser und läßt es einige Minuten aufkochen. In dieser Weise bereiteter Thee hat den feinsten Geschmack mit dem besten, jeder Pflanze eigenthümlichen Aroma; soll der Thee recht kräftig sein, so werden die Kräuter durch längere Zeit förmlich abgekocht, gründlich ausgesotten, damit die gesamte Heilkraft im Wasser gefangen wird.«

In diesen Angaben steckt viel Wahres, doch heute können wir, – der Eigenheit der einzelnen Heilkräutersorten und den Erkenntnissen der modernen Heilkräuterkunde entsprechend –, feiner differenzieren. Wir unterscheiden, ausgehend von den unter A) gesagten allgemeinen Anweisungen von Sebastian Kneipp:

B) Den Aufguß, den Absud (Infusum):
1 bis 2 gehäufte Kaffee- bis 1 Eßlöffel voll mit ¼ Liter siedendem Wasser übergießen, durchschnittlich 5 bis 10 Minuten ziehen lassen, und zwar bei allen Drogen mit ätherischem Ölgehalt bzw. bei Teemischungen mit dem Grundmittel, d. h. Hauptwirkungsanteil an Ätherischen-Öl-Kräutern, immer zugedeckt. Wenn an solchen Hauptwirkstoffmitteln auch Rinden, Hölzer oder Wurzeln in der Teemischung

vorkommen, wird einmal kurz aufgekocht. Der Aufguß ist vor allem bei alleiniger bzw. überwiegender Verwendung von Blüten-, zarten Blatt- und Kräuterdrogen, mit oder ohne ätherischem Ölgehalt anzuwenden.

C) Die Abkochung, das Dekokt (Decoctum): in der oben angegebenen Kräuter- bzw. Wassermenge, durchschnittlich 5 bis 10 Minuten kochen lassen, bei harten und geteilten Früchten bzw. Wurzeln auch länger. Die Einzel- oder Mischungsabkochung wird sofort abgeseiht und der Rückstand abgepreßt.

D) Der Kaltauszug, das Mazerat (Maceratio): wobei speziell empfindliche bzw. schleim- oder ölhältige Kräuter mit der vorgeschriebenen Wassermenge bei Zimmertemperatur ca. 10 Stunden unter mehrmaligem Umrühren ausgezogen werden. Nach dem Abseihen bzw. Abpressen wird die Flüssigkeit trinkwarm gemacht.

In besonderen Fällen, etwa bei sehr empfindlichen Blüten oder Blättern, bzw. Rinden, Hölzern, Knollen und Wurzeln bzw. Schleim- oder Öldrogen können die Einzelkräuter auch getrennt als Aufguß, Abkochung oder Kaltauszug zubereitet und nach dem Abscheiden vom Drogenrest erst die Flüssigkeiten zum Teegetränk vermischt werden.

E) Den Frischpflanzensaft, eine Zubereitung, welche sich erst vor einiger Zeit eingebürgert hat. Ausschlaggebend dafür war die moderne Erkenntnis, daß viele Inhaltsstoffe in der erntefrischen Heilpflanze besser und reichlicher verfügbar sind als in der getrockneten Kräuterdroge. Also etwa der Großteil der löslichen Vitamine oder der pflanzlichen Enzyme und Spurenelemente. Dieses Verfahren war früher schon im Haushalt bekannt, zur Bereitung von Obst- und Fruchtsäften. Darüber wird im Kapitel »Kräutersäfte und Elixiere« noch gesondert zu sprechen sein.

F) Zuletzt das Tiefkühlverfahren, eine Möglichkeit, nicht nur die fertig im Handel erhältliche Tiefkühlkost längere Zeit frisch und wertvoll aufzubewahren, sondern auch die selbst gesammelten Heilkräuter und Gewürzpflanzen von den Jahreszeiten unabhängig und mit höchstem Gebrauchswert zur Verfügung zu haben. Die frisch geernteten Heilkräuter, – vor allem die zarten Blätter und die Gewürzpflanzen werden kurz kalt gewaschen, gebrauchsfertig zerkleinert und mit Wasser entweder in passende Eiswürfelbehälter für das Gefrierfach des normalen Kühlschrankes abgefüllt oder auch ohne Wasser in geeignete kleinst abzuteilende Spezialbehälter für die Tiefkühltruhe. Wichtig ist, daß nur in solchen Mengen portioniert wird, wie für 1 Teezubereitung bzw. für 1 Gewürzverwendung für Küchenzwecke benötigt wird. Auftauen, dann nur Teilmengen entnehmen und den Rest wieder tiefgefrieren mindert den Wirkstoffgehalt beträchtlich!

Weiters noch einige Worte zu den heute erhältlichen Heilkräutern in AUFGUSS- bzw. FILTERBEUTELN: Diese eignen sich für die einfache und zeitsparende Zubereitung von Kräuteraufgüssen in der Tasse. In die luft-, licht- und wasserdurchlässigen Fließpapierbeutel werden heute eine Vielzahl von Kräuterpulvern industriell so abgefüllt, daß der kleine Beutel mit dem daran befindlichen Faden in die Teetasse eingehängt und die Wirkstoffe beim Übergießen mit siedendem Wasser ausgezogen werden können. Wegen der relativ kurzen Vollwertigkeit der Kräuterpulver müssen die Hersteller eine sorgfältige Doppelpackung jedes einzelnen Teebeutels in beschichtetes Papier anwenden. Darüber hinaus wird auch von den staatlichen Überwachungsstellen eine gute Karton- und Zellophanüberverpackung verlangt. Daran ist die gute Qualität der Herstellung erkennbar, einzelne und offene Filterbeutelpackungen sind auf jeden Fall abzulehnen. Die einfachen, sogenannten »Haustees« bieten der Lebensmittelhandel ebenso wie die Fachgeschäfte, Apotheken, Drogerien und Reformgeschäfte an. Dann gibt es auch derartige Teegemische von vielen Herstellerfirmen, welche oft Kräuterpulver von hocharomatischen und ätherischölhältigen Heilpflanzen enthalten. Kurzzeitige

Lagerung in den Verkaufsstellen wird eine gute Teequalität gewährleisten. Offene Packungen im Haushalt sollten bald aufgebraucht werden. Zu bedenken wäre, daß die einfache Handhabung und Teezubereitung mit dem Aufgußbeutel schließlich doch mit einer allenfalls verminderten Teequalität erkauft werden muß. Die praktische Handhabung steht außer Zweifel, auch bei Reisen ist es oft leichter möglich, die gewohnten Filterbeutel mitzunehmen und allenfalls im Urlaubsquartier selbst zu überbrühen bzw. von Unterkunftsgebern bereiten zu lassen.

Bevor ich anschließend die nach Indikationen geordneten Heilkräutermischungen nenne, noch ein Wort über die sogenannten INSTANT- und LÖSTEE-Erzeugnisse. Diese tassenfertigen Wirkstoffextrakte werden industriell etwa so hergestellt, wie wir es bei den löslichen Kaffee-Erzeugnissen kennen. Bei den im Arzneimittelhandel erhältlichen »Fixfertig«-, »Lös«-, »Tassenfertig«- usw. Tees werden die Wirkstoffe meist mit Wasser, seltener mit einem Wasser-Alkohol-Gemisch herausgelöst, dann im Vakuum schonend eingedampft und in einem technischen Sprühtrockenverfahren zu haltbaren, wasserlöslichen Pulvern umgewandelt. Diese Tee-Trockenextrakte werden meist in kleine Blechdosen luft- und feuchtigkeitsdicht abgefüllt und stehen je nach der Zusammensetzung als Husten-, Gallen/Leber-, Nieren/Blasen usw. -Tees zur Verfügung. Die Zugabe von heißem Wasser ergibt ein fertiges Teegetränk. Ätherische Heilkräuter werden bei diesen Teeprodukten durch die Zugabe von ätherischen Ölen der entsprechenden Pflanzen ersetzt. Dieser Zusatz zu den Trockenextraktstoffen der übrigen Heilkräuter ergibt eine ätherische Ölwirkung. Die Haltbarkeit der geöffneten Teedose wird durch die normale Luftfeuchtigkeit nach einiger Zeit beträchtlich herabgesetzt.

Deshalb ist bei Verwendung dieser Trockenextrakttees sehr darauf zu achten, daß die Dosen oder Gläser nach der Entnahme der benötigten Pulvermenge, – mit einem trockenen Löffel! –, das Gefäß sofort gut verschlossen wird.
Dieses moderne Teeprodukt erlaubt die am wenigsten arbeitsaufwendige Herstellung von Heilkräuteraufgüssen.

Wir mögen uns die Zeit nehmen und die Mühe nicht scheuen, für die Selbstbehandlung unserer alltäglichen Unpäßlichkeiten oder auf ärztliches Anraten als Ergänzung zu den allenfalls verordneten Arzneimitteln auch die passende Heilkräutermischung zu verwenden. Viele Jahrtausende, bevor es fertige Arzneimittel zur Linderung von Alltagsbeschwerden oder zur Heilung von Krankheiten gegeben hat, waren es fast nur die Heilkräuter unserer Natur, die zur Arzneianwendung zur Verfügung standen. Später bereiteten die Ärzte und Apotheker daraus Arzneien in Form von Abkochungen, Aufgüssen, Extrakten, Säften und Pulvern. Das Angebot an Heilmitteln war bis zum Beginn des Industriezeitalters fast ausschließlich auf diese Geschenke der Natur angewiesen. Daraus schöpften auch Sebastian Kneipp und seine Mitarbeiter das Wissen über die Heilwirkungen der Kräuter, und erst ab dieser Zeit begann die pharmazeutische Industrie sich langsam zu entwickeln. Man erforschte die Inhaltsstoffe des Pflanzenreiches, entwickelte hochwirksame Medikamente und forschte unablässig weiter, um auch die Wirkungen von völlig neuen chemischen Stoffen auf den menschlichen Organismus für viele Krankheiten und Seuchen zu nutzen. Trotz gewissenhafter und langdauernder klinischer Erprobung waren die unbeabsichtigten Nebenwirkungen der synthetischen Arzneimittel am menschlichen Organismus oft nicht voraussehbar und die Veröffentlichung von Arzneimittelzwischenfällen in den Medien Presse, Rundfunk, Fernsehen und speziellen Druckerzeugnissen waren leider oft nicht aufklärend, sondern verunsichernd für die Bevölkerung.
Es ist Aufgabe der Ärzte, Apotheker und aller in den Gesundheitsberufen seriösverantwortlich Tätigen, den Kranken und

Gesunden zu helfen sowie zu raten. So kam es auch, daß die allumfassende Kneipplehre sich der alten Überlieferungen erinnerte und mit den Erkenntnissen der modernen Medizin und Gesundheitslehre ein neues Gebäude zur Erhaltung sowie zur Wiedererlangung der Gesundheit aufrichten konnte!

Nach den Erkenntnissen der modernen Heilpflanzenkunde sind die passenden Heilkräutermischungen geeignet, die natürliche Gesunderhaltung zu fördern und eine Heilung zu erreichen.

Die im folgenden angegebenen Heilkräuterzusammenstellungen sind spezifisch für die genannten Anwendungsgebiete. Es werden deshalb auch die genauen Zusammensetzungen und die richtigen Gebrauchsanweisungen detailliert angegeben, damit sich der Leser in seiner Apotheke die gewünschte Kräutermischung zusammenstellen lassen kann. In vielen Apotheken sind diese Rezepte auch bekannt und vorrätig.

REZEPTUREN – ALPHABETISCH GEORDNET

ABFÜHR- UND VERDAUUNGSTEE

Die verfeinerten, schlackenarmen Lebensmittel und die sitzende Lebensweise sind oft Ursache der lästigen Stuhlverstopfung. Die Teezubereitung aus diesen bewährten, abführenden Kräutern kann individuell abgestimmt werden: 1 Kaffeelöffel voll mit siedendem Wasser überbrüht und nur kurz ziehen gelassen, ergibt eine milde Wirkung. In hartnäckigen Fällen können bis zu 2 gehäufte Kaffeelöffel voll genommen werden und ein nur kurzes Aufkochen verursacht keine Leibschmerzen beim Stuhlgang.

Rp.	Rp.
Faulbaumrinde	Cortex Frangulae
Kamille	Flos Chamomillae vulgaris
Holunder	Flos Sambuci
Sennesblätter	Folium Sennae
Fenchel, gestoßen	Fructus Foeniculi contussum
Wermut	Herba Absinthii
Engelwurz	Radix Angelicae
zu gleichen Teilen auf	ää ad

50,0 oder 100,0 Gramm.

ABMAGERUNGSTEE

Zusätzlich zu anderen diätetischen Maßnahmen wird der wohlschmeckende Tee dieser bewährten Kräutermischung, als Frühstücksgetränk genommen, gute Dienste leisten. Die schwach abführende Wirkung reguliert die Anlage zur Fettleibigkeit. Ein kurzes Aufkochen wird nur bei Hartleibigkeit oder Gewöhnung an andere Abmagerungsmittel notwendig sein.

Rp.	Rp.
Rosmarin	Folium Rosmarini
Sennesblätter	Folium Sennae
Anis, gestoßen	Fructus Anisi contussum
Brunnenkresse	Herba Nasturtii
Goldrute	Herba Solidaginis virgaureae
Attich	Radix Ebuli
Süßholz	Radix Liquiritiae
Rhabarber	Radix Rhei
zu gleichen Teilen auf	ää ad

50,0 oder 100,0 Gramm.

Gebrauchsanweisung:
1 bis 2 gehäufte Kaffeelöffel mit ¼ Liter kaltem Wasser zustellen, kurz aufkochen, 10 Minuten zugedeckt ziehen lassen, abseihen und abends 1 Tasse warm trinken.

BLASENTEE

Die Teezubereitung dieser Kräuterbestandteile wirkt auf die ableitenden Harnwege mild desinfizierend und wird zusätzlich zu den ärztlich verordneten Maßnahmen genommen. Wenn tagsüber etwa Mengen von 1 Liter Tee angeordnet sind, ist es ratsam, ca. 4 gehäufte Eßlöffel mit 1 Liter Wasser zu überbrühen, kurz aufzukochen und in einer Thermosflasche diese Tagesmenge warmzuhalten. Davon tagsüber mehrere Tassen voll schluckweise trinken.

Rp.	Rp.
Ringelblume ohne Kelch	Flos Calendulae sine calycibus
Salbei	Folium Salviae
Bärentraubenblätter	Folium Uvae ursi
Petersilienfrüchte, gestoßen	Fructus Petroselini contussum
Ackerschachtelhalm	Herba Equiseti
Goldrute	Herba Solidaginis virgaureae
Ehrenpreis	Herba Veronicae
Stiefmütterchen	Herba Violae tricoloris
zu gleichen Teilen auf	āā ad

50,0 oder 100,0 Gramm.

Gebrauchsanweisung:
Einen gehäuften Eßlöffel mit ¼ Liter siedendem Wasser überbrühen, kurz aufkochen, 10 Minuten zugedeckt ziehen lassen und schluckweise trinken.

BLUTARMUT-TEEMISCHUNG

Zusammensetzung:

Rp.	Rp.
Eichenrinde	Cortex Quercus
Arnika	Flos Arnicae
Ringelblume	Flos Calendulae
Johanniskraut	Herba Hyperici
Schachtelhalm	Herba Equiseti
Eisenkraut	Herba Verbenae
Brunnenkresse	Herba Nasturtii
zu gleichen Teilen auf	āā ad

100,0 Gramm.

Gebrauchsanweisung:
1 Eßlöffel Tee mit ¼ Liter Wasser kalt zustellen, aufkochen, ziehen lassen, mit Honig tagsüber schluckweise trinken.

BLUTDRUCKSENKENDER TEE

Rp.	Rp.
Melisse	Folium Melissae
Weißdornblüte	Flos Crataegi
Sonnentau	Herba Droserae
Raute	Herba Rutae graveolens
Mistel	Herba Visci albi
Olive	Folia Olivae
Baldrian	Radix Valerianae
Hopfen	Strobuli Lupuli
zu gleichen Teilen auf	āā ad

50,0 bzw. 100,0 Gramm.

Gebrauchsanweisung:
1 gehäuften Eßlöffel mit ¼ Liter siedendem Wasser übergießen, zugedeckt 10 Minuten ziehen lassen, abseihen und zweimal täglich 1 Tasse trinken.

BLUTREINIGENDER TEE

Zur Anregung der Stoffwechseltätigkeit werden Blutreinigungskuren seit altersher durchgeführt. Die Teezubereitung dieser Kräuterdrogen bewirkt die Ausscheidung jener Stoffe, welche die Ursachen von unreiner Haut und Ausschlägen (bis zu Furunkel) oder späteren Rheumabeschwerden sein können. Eine Blutreinigungskur soll im Frühjahr 2 bis 3 Wochen auch von jenen Jüngeren oder Älteren gemacht werden, welche nicht an ausgesprochen hartem Stuhlgang leiden. Hier kann schon eine geringere Kräutermenge von 1 Kaffeelöffel bzw. nur kurzes Ziehenlassen die Stoffwechseltätigkeit anregen, ohne daß es zum Abführen kommt.

Rp.	Rp.
Faulbaumrinde	Cortex Frangulae
Kamille	Flos Chamomillae
Sennesblätter	Folium Sennae
Brunnenkresse	Herba Nasturtii
Stiefmütterchen	Herba Violae tricoloris
Wegwarte	Radix Cichorii
Quecke	Radix Graminis
Süßholz	Radix Liquiritiae
zu gleichen Teilen auf	āā ad

50,0 oder 100,0 Gramm.

Gebrauchsanweisung:
1 bis 2 gehäufte Kaffeelöffel mit ¼ Liter siedendem Wasser überbrühen, 10 Minuten ziehen lassen, abseihen und abends 1 bis 2 Tassen warm trinken.

BRONCHIALASTHMATEE

Zusammensetzung:

Rp.	Rp.
Huflattich	Flos Farfarae tussilaginis
Schlüsselblume	Flos Primulae
Eibischblatt	Folium Althaeae
Spitzwegerich	Folium Plantaginis
Salbei	Folium Salviae
Fenchel, gestoßen	Fructus Foeniculi contussum
Sonnentau	Herba Droserae
Johanniskraut	Herba Hyperici
Lungenkraut	Herba Pulmonariae
Gartenraute	Herba Rutae hortensis
zu gleichen Teilen auf	āā ad

50,0 oder 100,0 Gramm.

Gebrauchsanweisung:
1 gehäuften Eßlöffel mit ¼ Liter Wasser zustellen, aufkochen, 10 Minuten ziehen lassen, tagsüber schluckweise trinken.

BRUSTBALSAM

(Unguentum anticatarrhale, nach Apothekenvorschrift)
Zusammensetzung:
Rp.
Menthol
Terpentinöl, je 1 Gramm
Eukalyptusöl
Latschenkieferöl, je 1,5 Gramm
Öl aus Kampferlösung, 10 Gramm
Lanalcol Salbe, ad 50 Gramm

Anwendung:
a) Zum Einreiben auf die Brust, auch als Auflage mit Leinen und möglichst warm bandagieren. Die ätherischen Öle werden durch die Haut aufgenommen, wirken bakterizid und entzündungshemmend auf Luftröhre und Bronchien.
b) Zum Inhalieren: Ein gestrichener Kaffeelöffel voll auf 1 Liter heißes bis kochendes Wasser.

Dieser und andere fertig erhältliche Brustbalsame haben sich für die Bronchialbehandlung von Kindern und Erwachsenen gleich gut bewährt, und es tritt bei Bettlägerigkeit und damit oft verbundener Magenempfindlichkeit keine Belastung des Verdauungstraktes ein. Die akute Bronchitis klingt meist rasch ab und die chronische Form wird sehr erleichtert. Die ärztliche, auch lungenfachärztliche Behandlung soll jedoch nie versäumt werden, wenn die Hustenplage nicht nachläßt!

BRUST- UND HUSTENTEE

Zusammensetzung:

Rp.	Rp.
Veilchen	Flos Violae odoratae
Schlüsselblumen	Flos Primulae
Spitzwegerich	Folium Plantaginis
Thymian	Folium Thymi
Huflattich	Folium Tussilaginis
Johanniskraut	Herba Hyperici
Eibischwurzel	Radix Althaeae
Süßholz	Radix Liquiritiae
zu gleichen Teilen auf	āā ad

50,0 Gramm.

Gebrauchsanweisung:
1 bis 2 Eßlöffel Teemischung mit ¼ Liter Wasser zustellen, mehrmals aufwallen lassen, 10 Minuten ziehen lassen, abseihen. Mehrmals täglich 1 Tasse, mit Honig oder Kandiszucker gesüßt, trinken. Zusatz von Zitronensaft möglich.

DIÄTTEE FÜR ZUCKERKRANKE

Dieser und andere Diabetikertees haben nur eine diätetische Wirkung und sind als Ergänzung zur erlaubten Nahrungsmittelverwendung gedacht. Eine Berücksichtigung auf die Broteinheiten (BE) ist ohne ärztliche Kontrolle damit nicht möglich, selbstverständlich dürfen auf Grund solcher Teeverwendungen die verordneten Insulin- oder Tablettenmengen eigenmächtig niemals abgesetzt oder vermindert werden! **Auch soll die Diabetikerteeverwendung vom Arzt ausdrücklich erlaubt sein.**
Der Vorschlag für einen Diättee wäre:

Rp.	Rp.
Birken	Folium Betulae
Heidelbeer (Schwarzbeer)-blätter	Folium Myrthilli
Brombeerblätter	Folium Rubi fruticosi
Mariendistel	Fructus Cardui mariae
Bohnenschalen	Fructus Phasaeoli sine semine
Brennessel	Herba Urticae
Löwenzahn	Folium Taraxaci
Bockshornklee	Semen Foenugraeci toto
zu gleichen Teilen auf	āā ad

50,0 oder 100,0 Gramm.

Gebrauchsanweisung:
1 bis 2 gehäufte Eßlöffel mit ¼ Liter siedendem Wasser überbrühen, kurz aufkochen, 10 Minuten ziehen lassen, abseihen und zweimal täglich 1 Tasse warm trinken.

DURCHFALLTEE

Diese Teemischung ist als Ergänzung und zur stärkeren Wirksamkeit wie von Kamillentee, getrockneten Heidelbeeren oder stark eingekochtem Russischen Tee allein gedacht. Der Durchfalltee soll die gesamte tägliche Flüssigkeitsmenge ersetzen und zusammen mit den geeigneten Arzneimitteln und diätetischen Maßnahmen eine raschere Heilung erzielen lassen.

Rp.	Rp.
Eichenrinde	Cortex Quercus
Ringelblume ohne Kelch	Flos Calendulae sine calycibus
Kamille	Flos Chamomillae
Heidelbeerfrüchte, getrocknet	Fructis Myrthilli siccum
Johanniskraut	Herba Hyperici
Schafgarbe	Herba Millefolii
Kalmus	Radix Calami
Tormentill	Radix Tormentillae
zu gleichen Teilen auf	āā ad

50,0 oder 100,0 Gramm.

Gebrauchsanweisung:
1 gehäuften Eßlöffel Tee mit ¼ Liter kaltem Wasser zustellen, kurz aufkochen, 10 Minuten zugedeckt ziehen lassen, abseihen und ungesüßt zwei- bis dreimal täglich 1 Tasse lauwarm und schluckweise trinken.

DURCHFALL-TROPFEN

Rp.	Rp.
Tormentilltinktur	Tinctura Tormentillae
Windtreibende Tinktur	Tinctura carminativae
Ätherische Baldriantinktur	Tinctura Valeriana aetherea
zu gleichen Teilen auf	āā ad

50,0 oder 100,0 Gramm.

Gebrauchsanweisung:
Dreimal täglich 30 Tropfen.

EIBISCHTEE

Diese Arzneibuchzubereitung ist altbewährt bei Hals- und Rachenerkrankungen und wird wegen ihres guten Geschmakkes den Kindern gerne als Hustentee gegeben. Wegen des hohen Schleimgehaltes wird dieser Tee auch zum Gurgeln bei Halsentzündungen und zum Mundspülen nach Zahnextraktionen verwendet.

Rp.	Rp.
Malve	Flos Malvae
Eibischblätter	Folium Althaeae
Eibischwurzel	Radix Althaeae
Süßholz	Radix Liquiritiae
zu gleichen Teilen auf	āā ad

50,0 oder 100,0 Gramm.

Gebrauchsanweisung:
Einen gehäuften Eßlöffel mit ¼ Liter siedendem Wasser überbrühen, 10 Minuten ziehen lassen, abseihen und mit Kandiszucker warm trinken. Ungesüßt zum Gurgeln und Mundspülen verwenden.

FIEBERTEE

Die fieberherabsetzenden und schweißtreibenden Bestandteile dieser Kräutermischungen wirken günstig bei Erkältungskrankheiten und Grippe. Zusammen mit den vom Arzt allenfalls verordneten Arzneimitteln klingen die Krankheitssymptome rasch ab. Diese Teezubereitungen sollen die tägliche Flüssigkeitsmenge ersetzen und auch den übermäßigen Durst stillen.

Rp.	Rp.
Arnika	Flos Arnicae
Orangenblüte, unreif, offen	Flos Aurantii immaturi
Ringelblume ohne Kelch	Flos Calendulae sine calycibus
Holunderblüten	Flos Sambuci
Bitterklee	Folium Menyanthis
Johanniskraut	Herba Hyperici
Schafgarbe	Herba Millefolii
Brunnenkresse	Herba Nasturtii
zu gleichen Teilen auf	āā ad

50,0 oder 100,0 Gramm.

Gebrauchsanweisung:
Einen gehäuften Eßlöffel Fiebertee mit ¼ Liter siedendem Wasser überbrühen, einmal kurz aufkochen, 10 Minuten zugedeckt ziehen lassen, abseihen und warm trinken. Zugabe von Zitronensaft ist möglich.

FRAUEN- UND WECHSELTEE

Mit diesen Teemischungen können die Beschwerden der Wechseljahre langfristig erträglich gestaltet werden, wenn diese unschädlichen Heilkräuter allein oder ergänzend zur ärztlichen Therapie Verwendung finden.

1. Rp.	1. Rp.
Taubnessel	Flos Lamii albi
Schlehdorn	Flos Aciae sive Flos Pruni spinosae
Frauenmantel	Flos Alchemillae vulgaris
Hirtentäschel	Herba Bursi pastoris
Ackerschachtelhalm	Herba Equiseti
Johanniskraut	Herba Hyperici
Schafgarbe	Herba Millefolii
Vogelknöterich	Herba polygonii avicularis
zu gleichen Teilen auf	āā ad

50,0 oder 100,0 Gramm.

Gebrauchsanweisung:
Einen gehäuften Eßlöffel mit ¼ Liter siedendem Wasser überbrühen, 10 Minuten zugedeckt ziehen lassen. Zweimal täglich 1 Tasse trinken.

2. Rp.	2. Rp.
Pfingstrosen	Flos Paeoniae
Sandelholz	Lignum Santali
je 1,5 Gramm	āā 1,5 Gramm
Birken	Folium Betulae
Pfefferminze	Folium Menthae piperitae
Odermennig	Herba Agrimoniae
Hirtentäschel	Herba Bursi pastoris
je 4,0 Gramm	āā 4,0 Gramm
Bärentraubenblätter	Folium Uvae ursi
Süßholz	Radix Liquiritiae
Hauhechel	Radix Ononidis
Sarsaparillawurz	Radix Sarsaparillae
je 5,0 Gramm	āā 5,0 Gramm
Baldrian	Radix Valerianae
11,0 Gramm	āā 11,0 Gramm

Gebrauchsanweisung:
Einen Eßlöffel Tee mit 1 Schale heißem Wasser übergießen, kurz aufkochen, 10 Minuten ziehen lassen, abseihen und zwei- bis dreimal täglich 1 Schale Tee trinken.

GALLEN-TEE

Aus altbewährten und erst jüngst bekanntgewordenen Heilkräutern zusammengesetzt, wirkt diese Mischung lösend und schmerzlindernd sowie entzündungshemmend bei den Erkrankungen der Galle. Der Gallenfluß wird bestmöglich angeregt und die Lebertätigkeit unterstützt. Bei manchen Gallenerkrankungen ist auf eine geregelte Verdauungstätigkeit zu achten und allenfalls ein Drittel der Menge Abführtee hinzuzunehmen.

Rp.	Rp.
Ringelblume ohne Kelch	Flos Calendulae sine calycibus
Pfefferminze	Folium Menthae piperitae
Mariendistel	Fructus Cardui mariae
Wermut	Herba Absinthii
Johanniskraut	Herba Hyperici
Schafgarbe	Herba Millefolii
Gelbwurz	Radix Curcumae
Löwenzahnwurz	Radix Taraxaci
zu gleichen Teilen auf	āā ad
50,0 oder 100,0 Gramm.	

Gebrauchsanweisung:
1 bis 2 gehäufte Kaffeelöffel mit ¼ Liter siedendem Wasser überbrühen, einmal kurz aufkochen, 10 Minuten zugedeckt ziehen lassen und ungesüßt trinken. Kurzes Aufkochen verstärkt die Wirkung.

GESUNDHEITS- UND FRÜHSTÜCKSTEE

Für alle, denen der Schwarze Tee und der Bohnenkaffee nicht bekommt, sind diese Gesundheits-, Frühstücks- und Familien-Tages-Tees als Frühstücks- und Tagesgetränk zu empfehlen. Die gehaltvollen Zusammensetzungen ergeben vitaminreiche und stoffwechselfördernde Getränke. Im Winter werden diese Tees warm getrunken, im Sommer auch kalt zur Erfrischung.

Rp.	Rp.
Pfefferminze	Folium Menthae piperitae
Fenchel gestoßen	Fructus Foeniculi contussum
je 3,0 Gramm	āā 3,0 Gramm
Orangenblüte, unreif, offen	Flos Aurantii immaturi
Nubienblüten	Flos Hibisci
Schwarze Ribiselblätter	Folium Ribis nigri
Brombeerblätter	Folium Rubi fruticosi
Hagebutten ohne Kerne	Fructus Cynosbati sine semine
je 8,8 Gramm	āā 8,8 Gramm

Gebrauchsanweisung:
Einen gehäuften Eßlöffel mit ¼ Liter siedendem Wasser überbrühen, einmal kurz aufkochen, 10 Minuten zugedeckt ziehen lassen, mit Zucker, Honig oder Süßstoff gesüßt zu den Mahlzeiten und zwischendurch 1 Tasse trinken. Entsprechende Tagesmengen in der Thermosflasche aufbewahren.

GRIPPETEE

Rp.	Rp.
Holunder	Flos Sambuci
Kamille	Flos Chamomillae
zu gleichen Teilen auf	āā ad
	50,0 oder 100,0 Gramm.

Gebrauchsanweisung:
Wie beim Fiebertee. Eventuell mit Honig süßen.

HERZSTÄRKENDER TEE

Zusammensetzung:

Rp.	Rp.
Mistel	Herba Visci albi
Käsepappel	Folium Malvae
Melisse	Folium Melissae
Rosmarin	Folium Rosmarini
Weißdornfrüchte	Fructus Crataegi
Gartenraute	Herba Rutae hortensis
Baldrian	Radix Valerianae
zu gleichen Teilen auf	āā ad
	100,0 Gramm.

Gebrauchsanweisung:
1 Eßlöffel mit ¼ Liter Wasser kalt zustellen, aufkochen und ziehen lassen, schluckweise tagsüber trinken, eventuell mit Honigzusatz.

HERZ- UND KREISLAUFTEE

Als Herz- und Kreislauftonikum des überlasteten Herzens und als Ergänzung zur ärztlich behandelten Herztherapie. Verordnete Arzneimittel können und dürfen durch mild wirkende und herzstützende Heilkräuter niemals ersetzt werden und die ärztlichen Anweisungen sind genau zu befolgen! Die hier genannten herzwirksamen Heilkräuter sind vollkommen unschädlich.

Rp.	Rp.
Weißdornblüten	Flos Crataegi
Lavendel	Flos Lavandulae
Schlüsselblume mit Kelch	Flos Primulae cum calycibus
Rosmarin	Folium Rosmarini
Melisse	Folium Melissae
Raute	Herba Rutae
Mistel	Herba Visci albi
zu gleichen Teilen auf	āā ad
	50,0 oder 100,0 Gramm.

Gebrauchsanweisung:
Einen gehäuften Eßlöffel mit ¼ Liter siedendem Wasser überbrühen, 10 Minuten zugedeckt ziehen lassen, abseihen und zweimal täglich 1 Tasse trinken.

KINDERTEE

Bei Säuglingen treten als Folge von Nahrungsumstellungen, insbesondere beim Abstillen, oft Blähungen auf. Ebenso kommt es beim Zahnen zu Unruhe und Schlaflosigkeit. Diese Kräutermischung, nach der angegebenen Gebrauchsanweisung angewendet, beseitigt diese Unzukömmlichkeiten meist sofort und fördert den Schlaf in vollkommen unschädlicher Weise.

Rp.	Rp.
Kümmel gestoßen	Fructus Carvi contussum
Fenchel gestoßen je 3,0 Gramm	Fructus Foeniculi contussum ää 3,0 Gramm
Kamille	Flos Chamomillae
Veilchen	Flos Violae odoratae
Eibischtee	Species Althaeae
Thymian	Folium Thymi
Süßholz je 6,3 Gramm	Radix Liquiritiae ää 6,3 Gramm

Gebrauchsanweisung:
Einen gehäuften Kaffeelöffel mit ¼ Liter siedendem Wasser überbrühen, 10 Minuten zugedeckt ziehen lassen und innerhalb von 12 Stunden in Teilmengen lauwarm geben. Zur Beruhigung mit Honig oder Zucker süßen. Bei Verdauungsbeschwerden ungesüßt oder mit wenig Süßstoff geben.

LEBERTEE

Die Leber muß – als Entgiftungsorgan des menschlichen Körpers – mit allen denaturierten, verfeinerten Nahrungsmitteln, den oft überhöhten Alkoholmengen und den im Übermaß und bedenkenlos eingenommenen Arzneimitteln fertig werden, also abbauen und für die Ausscheidung aufbereiten. Leberteemischungen eignen sich nicht nur zur zusätzlichen Leber-Therapie, sondern können auch zur Pflege dieses Organs wesentlich beitragen, wenn noch keine Beschwerden erkennbar sind.

1. Rp.	1. Rp.
Pfefferminze	Folium Menthae piperitae
Bitterklee	Folium Menyanthis
Salbei	Folium Salviae
Mariendistel	Fructus Cardui mariae
Wermut	Herba Absinthii
Johanniskraut	Herba Hyperici
Schafgarbe	Herba Millefolii
Löwenzahnwurzel	Radix Taraxaci
zu gleichen Teilen auf	ää ad

50,0 oder 100,0 Gramm.

Gebrauchsanweisung:
1 bis 2 gehäufte Kaffeelöffel Tee mit ¼ Liter siedendem Wasser überbrühen, zweimal kurz aufkochen, 10 Minuten zugedeckt ziehen lassen und 1 Tasse warm trinken.

2. Rp.	2. Rp.
Melonenbaumextrakt 2,5 Gramm	Papain 2,5 Gramm
Harongarinde 10,0 Gramm	Cortex Harongae 10,0 Gramm
Pfefferminze 5,0 Gramm	Folium Menthae piperitae 5,0 Gramm
Mariendistel 7,5 Gramm	Fructus Cardui mariae 7,5 Gramm
Tausendguldenkraut	Herba Centauri
Wacholderbeeren gestoßen	Fructus Juniperi contussum
Johanniskraut	Herba Hyperici
Kamille	Flos Chamomillae
Faulbaumrinde je 5,0 Gramm	Cortex Frangulae ää 5,0 Gramm

Gebrauchsanweisung:
1 Eßlöffel Tee mit 1 Schale heißem Wasser übergießen, 15 Minuten ziehen lassen, abseihen und nach jeder Mahlzeit trinken.

MAGENTEE

Die Unrast der Zeit, die hastige und oft zu reichliche Nahrungsaufnahme und dazu die meist eisgekühlten Getränke führen häufig zu Magenverstimmungen. Hier wirken diese Kräutermischungen vorzüglich und regen den gestörten Appetit an. Nachdem eine Magenverstimmung sowohl von Durchfall wie auch von einer Stuhlverstopfung begleitet sein kann, wäre in dem einen Fall die zusätzliche Verwendung eines Durchfall- bzw. Abführtees zu empfehlen.

Rp.	Rp.
Kamille	Flos Chamomillae
Pfefferminze	Folium Menthae piperitae
Wermut	Herba Absinthii
Tausendgulden	Herba Centauri
Johanniskraut	Herba Hyperici
Engelwurz	Radix Angelicae
Kalmuswurz	Radix Calami
Enzianwurz	Radix Gentianae
zu gleichen Teilen auf	āā ad

50,0 oder 100,0 Gramm.

Gebrauchsanweisung:
1 bis 2 gehäufte Kaffeelöffel mit ¼ Liter kaltem Wasser zustellen, aufkochen, 10 Minuten zugedeckt ziehen lassen, abseihen und vor jeder Hauptmahlzeit 1 Tasse Tee ohne Zucker trinken.

MILCHBILDENDER TEE

Um die Milchbildung der stillenden Mütter zu fördern, kann diese Kräutermischung wertvolle Dienste leisten.

Rp.	Rp.
Anis gestoßen	Fructus Anisi contussum
Kümmel gestoßen	Fructus Carvi contussum
je 20,0 Gramm	āā 20,0 Gramm
Brennessel	Folium Urticae
Brennesselwurz	Radix Urticae
Geißraute	Herba Galegae
Isländisches Moos	Lichen Islandius
je 40,0 Gramm	āā 40,0 Gramm

MIXTURA SOLVENS

(schleimlösende Mixtur nach dem Arzneibuch)
Zusammensetzung:
Rp.
Süßholzfluidextrakt 30 Gramm
Ammonchlorid 4 Gramm
Destilliertes Wasser auf 200 Gramm.

Gebrauchsanweisung:
Alle 2 Stunden 1 Eßlöffel voll Mixtur einnehmen.
Wirkung: Schleimlösend und hustenreizstillend, vor allem, wenn bei älteren Diabetikern keine Sirupzubereitungen genommen werden dürfen. Eine einfache, aber wirksame Zubereitung aus der Apotheke!

NERVEN- UND SCHLAFTEE

Die Nervosität und die davon ausgehende Schlaflosigkeit sind zum Hauptübel unserer Zeit geworden! Wenn es der Arzt für notwendig befindet, werden dagegen die sogenannten Psychopharmaka bzw. Schlafmittel verordnet. In allen anderen Fällen soll getrachtet werden, mit natürlichen und durchaus unschädlichen pflanzlichen Mitteln das Auslangen zu finden. Die hier angeführten Nerventees mit Bestandteilen, die schon Pfarrer Kneipp empfohlen hat, und mit den neueren Pflanzen aus jüngster Erkenntnis bewirken eine natürliche Beruhigung, ohne tagsüber unangenehm schläfrig zu machen und bringen einen gesunden Schlaf in der Nacht.

Rp.	Rp.
Orangenblüte, unreif, offen	Flos Aurantii immaturi
Lavendel	Flos Lavandulae
Melisse	Folium Melissae
Rosmarin	Folium Rosmarini
Johanniskraut	Herba Hyperici
Passionsblume	Herba Passiflorae
Ehrenpreis	Herba Veronicae
Hopfen	Strobuli Lupuli
zu gleichen Teilen auf	āā ad

50,0 oder 100,0 Gramm.

Gebrauchsanweisung:
1 bis 2 gehäufte Eßlöffel mit ¼ Liter siedendem Wasser überbrühen, einmal kurz aufkochen, 10 Minuten zugedeckt ziehen lassen, abseihen und zweimal täglich oder nur abends 1 Tasse trinken. Allenfalls mit Honig süßen.

NIERENTEE

Zur Unterstützung der ärztlichen Anweisungen werden Nierenteemischungen bei Nierenleiden gerne angewendet. Die reizlose Nierenanregung und die milde entzündungshemmende Wirkung wird durch Nierentees erreicht. Es ist aber zweckmäßig, vorher ärztlichen Rat einzuholen.

Der Indische Nierentee (Folium Orthosiphonis, »Koemis koetjing-Tee«), von einer südostasiatischen, australischen und tropischen Heilpflanze mit einer starken, aber reizlosen, entwässernden und schmerzstillenden Wirkung im Nieren- und Blasenbereich.
Zubereitung: 1 Eßlöffel mit ¼ Liter kaltem Wasser 8 bis 10 Stunden ausziehen, mehrmals umrühren, abseihen und trinkwarm erwärmen. Morgens, mittags und nachmittags je 1 Tasse trinken.

1. Rp.	1. Rp.
Löwenzahn	Folium Taraxaci
Indischer Nierentee	Folium Orthosiphonis
Maisgriffel je 5,0 Gramm	Stigmata Maydis āā 5,0 Gramm
Bärentraubenblätter	Folium Uvae ursi
Bruchkraut je 17,5 Gramm	Herba Herniariae āā 17,5 Gramm

Gebrauchsanweisung:
1 Eßlöffel Tee mit 1 Schale heißem Wasser übergießen, 15 Minuten ziehen lassen, abseihen und dreimal täglich trinken.

2. Rp.	2. Rp.
Birke	Folium Betulae
Hagebutte ohne Kerne	Fructus Cynosbati sine seminibus
Wacholderfrüchte, gequetscht	Fructus Juniperi contussum
Petersilienfrüchte, gestoßen	Fructus Petroselini contussum
Goldrute	Herba Solidaginis virgaureae
Ehrenpreis	Herba Veronicae off.
Krappwurz	Radix Curcumae tinctorum
Sarsaparillwurz	Radix Sarsaparillae
zu gleichen Teilen	

gemischt auf 50,0 oder 100,0 Gramm.

Gebrauchsanweisung:
Einen gehäuften Eßlöffel mit ¼ Liter kaltem Wasser zustellen, einmal aufkochen, 10 Minuten zugedeckt ziehen lassen, abseihen und abends 1 Tasse ohne Zucker trinken.
Diese angegebene Teemischung kann bei chronischer Nierenentzündung nur in jenen Fällen genommen werden, wenn die darin enthaltenen, auch geringen Mengen von Wacholderbeeren gut vertragen werden.

NIEREN- UND BLASENTEE

Rp.	Rp.
Ringelblume ohne Kelch	Flos Calendulae sine calycibus
Petersilienfrüchte	Fructus Petroselini
Zinnkraut	Herba Equiseti
Goldrute	Herba Solidaginis
Ehrenpreis	Herba Veronicae
Stiefmütterchen	Herba Violae tricoloris
Bärentraubenblätter	Folium Uvae ursi
zu gleichen Teilen auf	ää ad

50,0 oder 100,0 Gramm.

Gebrauchsanweisung:
Einen gehäuften Eßlöffel mit ¼ Liter siedendem Wasser überbrühen, kurz aufkochen, 10 Minuten zugedeckt ziehen lassen, abseihen und tagsüber schluckweise trinken.

RHEUMASALBE

Zusammensetzung:
Kampfer
Mentholöl
Terpentinöl
Eucalyptusöl je 1 Gramm
Methylsalicylat 3 Gramm
Arnikasalbe auf 100 Gramm

Gebrauchsanweisung:
Zwei- bis dreimal täglich, vor allem abends, auf die schmerzenden Stellen auflegen oder wenn möglich einreiben.

RHEUMA-KRÄUTEREINREIBUNG

Zusammensetzung:
Johanniskrauttinktur
Sumpfporsttinktur
Gartenrautentinktur
Arnikatinktur
Bilsenkrautöl
zu gleichen Teilen auf 100,0 Gramm.

Anwendung:
Zweimal täglich einreiben oder auch mit Leinen auflegen und warm umhüllen. Vor dem Gebrauch gut umschütteln.

RHEUMATEE

Der Rheumatee bewirkt eine bessere Ausleitung (Förderung der Harnausscheidung), außerdem beeinflußt er den Stoffwechsel und die Tätigkeit der Zellen selbst. Spezielle Kräutereinreibungen, auf die schmerzenden Stellen aufgetragen, fördern die Durchblutung und lindern so die Schmerzen.

Rp.	Rp.
Weidenrinde	Cortex Salicis
Birke	Folium Betulae
Sumpfporst	Herba Ledi palustris
Schafgarbe	Herba Millefolii
Raute	Herba Rutae
Goldrute	Herba Solidaginis virgaureae
Wiesengeißbart	Herba Spireae ulmariae
zu gleichen Teilen auf	ää ad

50,0 oder 100,0 Gramm.

Gebrauchsanweisung:
1 bis 2 Eßlöffel Rheumatee mit ¼ Liter kaltem Wasser zustellen, 10 Minuten ziehen lassen, abseihen und zweimal täglich 1 Tasse ohne Zucker trinken.

SCHLAFTEE

Teemischung zur Herbeiführung der Schlafbereitschaft:

Rp.	Rp.
Orangenblüte, unreif, offen	Flos Aurantii immaturi
Lavendel	Flos Lavendulae
Melisse	Folium Melissae
Johanniskraut	Herba Hyperici
Passionsblume	Herba Passiflorae
Ehrenpreis	Herba Veronicae
Hopfen	Strobuli Lupuli
zu gleichen Teilen auf	āā ad

50,0 oder 100,0 Gramm.

Gebrauchsanweisung:
1 bis 2 gehäufte Eßlöffel mit ¼ Liter siedendem Wasser überbrühen, einmal kurz aufkochen, 10 Minuten zugedeckt ziehen lassen, zweimal täglich oder nur abends 1 Tasse trinken. Honigzusatz ist möglich.

SCHWITZ- UND FIEBERTEE

Der Lindenblüten-Tee: Stammt von Flos Tiliae der Sommer- und Winterlinde.
Als Schwitztee nach Ausbruch der Krankheit: 2 gehäufte Teelöffel mit ¼ Liter kochendem Wasser übergießen, 10 Minuten zugedeckt ziehen lassen, Honigzusatz. Alle 3 bis 4 Stunden 1 Tasse sehr heiß trinken. Patienten einpacken und schwitzen lassen.

Der Fieber-Tee:

Rp.	Rp.
Orangenblüte, unreif, offen	Flos Aurantii immaturi
Ringelblume	Flos Calendulae
Holunder	Flos Sambuci
Fieberklee	Folium Menyanthis
Johanniskraut	Herba Hyperici
Schafgarbe	Herba Millefolii
Brunnenkresse	Herba Nasturtii
zu gleichen Teilen auf	āā ad

50,0 Gramm oder 100,0 Gramm

VENENTEE

Die Ursachen der so häufigen Venenerkrankungen sind vielfältig: Außer einer ererbten Veranlagung zu Krampfadern kann auch die abnormale, bewegungsarme Lebensweise und falsche Kleidungsgewohnheiten (etwa bei schwangeren Frauen!) dazu führen, daß oft schon in jungen Jahren Venenbeschwerden und in der weiteren Folge Krampfadern und Unterschenkelgeschwüre auftreten. Zur Pflege der Venen während einer Schwangerschaft und als Zusatzbehandlung bei Venenerkrankungen kann ein Venentee gute Dienste leisten. Wenn vom Arzt nicht schon empfohlen, können sowohl Arnika- oder -Ringelblumensalben als auch Beinwell- und Hamamelissalben bestens helfen.

Rp.	Rp.
Zauberstrauchrinde	Cortex Hamamelidis
Ringelblume ohne Kelch	Flos Calendulae sine calycibus
Rosmarin	Folium Rosmarini
Waldmeister	Herba Asperulae
Johanniskraut	Herba Hyperici
Honigklee	Herba Meliloti
Raute	Herba Rutae
zu gleichen Teilen auf	āā ad

50,0 oder 100,0 Gramm.

Gebrauchsanweisung:
Einen gehäuften Eßlöffel Tee mit ¼ Liter kaltem Wasser zustellen, kurz aufkochen, 10 Minuten zugedeckt ziehen lassen, abseihen und zweimal täglich 1 Tasse lauwarm trinken.

WASSERTREIBENDER TEE

Ist der Wasserhaushalt im menschlichen Organismus gestört und kommt es aus mehreren Ursachen zu Flüssigkeitsansammlungen sowie in der weiteren Folge zu Ödemen, kann ein wassertreibender

Tee empfohlen werden. Damit wird auf ärztliche Anordnung auch eine Herztherapie wirksam unterstützt.

Rp.	Rp.
Wacholderbeeren, gestoßen	Fructus Juniperi contussum
Petersilienfrüchte, gestoßen	Fructus Petroselini contussum
Ackerschachtelhalm	Herba Equiseti
Stiefmütterchen	Herba Violae tricoloris
Attich	Radix Ebuli
Liebstöckel	Radix Levistici
Süßholz	Radix Liquiritiae
Hauhechel	Radix Ononidis
zu gleichen Teilen auf	āā ad

50,0 oder 100,0 Gramm.

Gebrauchsanweisung:
Einen gehäuften Eßlöffel Kräutermischung mit ¼ Liter kaltem Wasser zustellen, einmal kräftig aufkochen, 10 Minuten zugedeckt ziehen lassen, abseihen und ein- bis zweimal täglich 1 Tasse warm trinken.

HARNTREIBENDER TEE »APONORM«

Rp.	Rp.
Wacholderbeeren gestoßen	Fructus Juniperi contussum
Liebstöckel	Radix Levistici
Süßholz	Radix Liquiritiae
Hauhechel	Radix Ononidis
zu gleichen Teilen auf	āā ad

100,0 Gramm.

Gebrauchsanweisung:
Ein schwach gehäufter Kaffeelöffel wird mit ¼ Liter heißem Wasser überbrüht, ¼ Stunde zugedeckt ziehen gelassen, abgeseiht und warm getrunken.

WINDTREIBENDER TEE

Auch bei sonst normaler Stuhltätigkeit kann es zu Blähungen im Verdauungstrakt kommen. Kümmel und Fenchel lösen die Gasbildung, und die übrigen verdauungsanregenden Kräuterdrogen kräftigen den Darmtrakt und bewirken eine geregelte Verdauung.

1. Rp.	1. Rp.
Kümmel, gestoßen	Fructus Carvi contussum
Fenchel, gestoßen, je 3,0 Gramm	Fructus Foeniculi contussum āā 3,0 Gramm
Kamille	Flos Chamomillae
Melisse	Folium Melissae
Pfefferminze	Folium Menthae piperitae
Benediktenkraut	Herba Cardui benedicti
Tausendguldenkraut	Herba Centaurii
Engelwurz	Radix Angelicae
Kalmuswurz je 6,3 Gramm	Radix Calami āā 6,3 Gramm

Gebrauchsanweisung:
Einen gehäuften Eßlöffel Kräutermischung mit ¼ Liter kaltem Wasser zustellen, kurz aufkochen, 10 Minuten zugedeckt ziehen lassen, abseihen und ein- bis zweimal täglich 1 Tasse ohne Zucker trinken.

Bei ungenügender Stuhlentleerung und damit verbundener Blähung kann mit einer abführenden Kräuterdroge kombiniert werden:

2. Rp.	2. Rp.
Kümmel, gestoßen	Fructus carvi contussum
Fenchel, gestoßen je 20,0 Gramm	Fructus Foeniculi contussum āā 20,0 Gramm
Pfefferminze	Folium Menthae piperitae
Sennesblätter je 30,0 Gramm	Folium Sennae āā 30,0 Gramm

Gebrauchsanweisung:
1 bis 2 Kaffeelöffel Tee mit ¼ Liter siedendem Wasser überbrühen, 10 Minuten zugedeckt ziehen lassen, abseihen, morgens und abends 1 Tasse trinken.

KRÄUTERSÄFTE UND ELIXIERE

Neben den zahlreichen Obstsorten (z.B. Äpfel, Birnen, Orangen, Zitronen und anderen Zitrusfrüchten) gibt es eine ganze Reihe von Früchten, Pflanzen, Knollen usw., welche sich alleine wegen ihres hohen Saftgehaltes zur Saftgewinnung eignen. Dazu verwenden wir einfache Hand- oder Siebpressen. Sofern die Gemüse- und Heilkräuter sich zur Saftpressung eignen, werden die frischen Pflanzen oder Teile davon vorerst gründlich gewaschen, allenfalls zerkleinert bzw. in einem geeigneten, nicht metallischen Gefäß zerquetscht oder zerstoßen und anschließend zur Saftgewinnung durch ein grobes Sieb oder ein Leinentuch gedrückt. Zur eigenen und häuslich rationellen Saftzubereitung eignen sich fallweise Küchenhandpressen, Mixgeräte mit Saftzubehörteilen oder am besten Saftzentrifugen. Auf jeden Fall soll das Obst-, Frucht-, Gemüse- oder Kräutergut möglichst schonend und vollständig ausgepreßt bzw. entsaftet werden. Knollen, Rüben, manche Wurzeln und Früchte können auch im Küchenmixer alleine mit dem eingesetzten Messerkreuz fein vermahlen und die flüssigen Pflanzenbestandteile mit dem Pflanzenmahlgut als »Cocktail« im Mixeraufsatz vermischt werden.

Ein Großteil der Gemüse- und Kräutersorten enthalten im frischen Zustand nur geringe Flüssigkeitsanteile, in denen die nützlichen Wirkstoffe gelöst sind oder sich bei der Saftgewinnung lösen. Also wird es notwendig sein, daß auch dieses gewaschene, zerkleinerte, allenfalls zerquetschte oder zerstoßene Entsaftungsgut mit kaltem, lauwarmem oder heißem Wasser aufgegossen wird. Harte oder gar holzige Pflanzenteile können auch kurze bzw. längere Zeit ausgezogen werden, um ein Saftprodukt zu gewinnen.

Wesentlich ist es, daß alle reinen und angesetzten Safterzeugnisse unverdünnt, ungesüßt und ohne Konservierungsmittel für den sofortigen Verbrauch bestimmt sind. Spezielle Pasteurisierungsverfahren machen viele Säftesorten in vollständig gefüllten, sauber gereinigten, vorsterilisierten und gut verschlossenen Flaschen für längere Zeit haltbar. Dies gilt auch für frisch zubereitete Säfte aus dem Reformhaus. Beim Offenstehenlassen der Säfte kommt es leicht zu Gärungen und Schimmelbildungen.

Der Fachhandel, die Apotheke, Drogerie und das Reformgeschäft bieten eine Vielzahl von Obst-, Gemüse- und Kräutersäften an. Diese Handelsprodukte sind mit einem Haltbarkeitsdatum versehen, bis zu welchem Zeitpunkt die noch nicht geöffnete Ware bezogen werden soll.

Seriöse Erzeugerfirmen räumen eine mehrwöchige Verwendungsfrist nach dem angegebenen Datum ein, um dem Käufer bei kurzzeitigem Aufbrauch ein hochwertiges Produkt zu gewährleisten. Alle Frischsaftzubereitungen, ob selbst hergestellt oder vom Fachhandel bezogen, sind Gesamtinhaltsprodukte für den jeweiligen Verwendungszweck. Ob für die diätetische Verwendung oder zur zusätzlichen Heilwirkung: Die Nähr- und Heilstoffe verbinden sich mit den frischen Pflanzensäften, den Faser- und Fruchtbestandteilen zu einer naturgerechten Gesamtwirkung, wie diese nach dem Trocknungsprozeß und der späteren Teezubereitung nicht so gut gewährleistet werden kann. Oft verändern sich bei der längeren Lagerung oder Trocknung auch die Inhaltsstoffe, wenn wir an die Flüchtigkeit der ätherischen Öle oder an die Wertminderung der Vitamine denken. Heute wissen wir auch, wie notwendig die Ballaststoffe sind, wenn diese in der frischen Fruchtzubereitung voll wirksam für die

Verdauungstätigkeit sein können. In vielen Fällen ist der Frischpflanzensaft der Teezubereitung vorzuziehen, wenn eine diätetische Umstimmung und keine zusätzliche Heilwirkung erwünscht ist. Fastenkuren mit Pflanzensäften machen diese medizinischen Wirkungen der Frischsäfte nutzbar. Es werden damit nicht nur die nötigen Vitamin-, Enzym- und Flüssigkeitsmengen dem Organismus zugeführt, sondern auch für die geordnete Darmtätigkeit bei der fehlenden Nahrungsmittelzufuhr gesorgt.

Die homöopathische Medizin macht sich ebenso die Frischpflanzenzubereitung nutzbar. Die pflanzlichen Essenzen werden als Grundstoffe für die potenzierte Arzneimittelherstellung meist aus dem Preßsaft der Heilpflanzen hergestellt. Damit wird die ganze natürliche Heilkraft der Pflanze im potenzierten Arzneimittel weitergegeben. Es ist erwiesen, daß beispielsweise die Arnika D3, D6 bei jeweils verminderter Wirkstoffmenge von 1/1000 bzw. 1 Millionstel usw. mit der höheren Potenzierung eine gesteigerte Naturkraft und stärkere Heilwirkung aufnimmt.

Die Pflanzensäfte werden im Normalfall unverdünnt, eßlöffelweise, in kleineren oder größeren Gläsern und als Erfrischungsgetränk auch mit Wasser verdünnt genommen. Für Fastenkuren wird 1 : 1 verdünnt, um dem Körper die nötige Flüssigkeitsmenge zuzuführen. Die Gemüsesäfte sind stark zu verdünnen, wenn der pure Geschmack zu streng ist. Solche Ausnahmen sind im anschließenden Säftekatalog angegeben.

Wegen des großen Umfangs der Saftzubereitungsmöglichkeiten kann vieles nur in Schlagworten gebracht werden. Folgende Früchte- und Gemüsesäfte sind Genußsäfte und haben nur eine geringe Heilwirkung. **Ananas, Apfel, Birne, Bohne (grün), Brombeere, Grapefruit, Gurke, Heidelbeere, Himbeere, Johannisbeere, Holunder, Kartoffel, Kirsche, Mangold, Melone, Pfirsich, Schwarzwurzel, Spinat, Stachelbeere, Tomate, Weintraube, Weißkohl (frisch), Zitrone.** Es mag Liebhaber geben, welche auch davon Saftkuren bevorzugen. Der Wert dieser Säfte ist unbestritten!

Mit heilender Wirkung nenne ich folgende Säfte:

Artischocke (Cynara scolymus). Die für Genußzwecke verwendeten Fruchtböden, mit den Blättern, den Hüllblättern der Blüten, allenfalls auch die Wurzeln können wegen der reichlichen Wirkstoffe zur reinen oder mit Wasser angesetzten Frischsaftzubereitung verwendet werden. Die Wirkungen sind gallenanregend, leberstärkend, blutfettmindernd und leicht entwässernd.

Baldrian (Valeriana officinalis). Die frische Wurzel kann zu einer Frischsaftzubereitung dann bevorzugt werden, wenn der scharfe Geschmack der Zubereitungen aus der getrockneten Wurzel stört. Auch bleiben einige Pflanzenfermente frisch erhalten. Die beruhigende und nervenstärkende Wirkung des Saftes ist milder.

Birke (Betula alba aut pendula). Die frischen, jungen und saftreichen Blätter für die Frühjahrskur! Das beim Trocknen flüchtige ätherische Öl wirkt zusätzlich zu den anderen Inhaltsstoffen entwässernd und säftereinigend. Der im Fachhandel erhältliche fertige Birkenblättersaft wird nach einem schonenden Verfahren hergestellt und gewährleistet die Haltbarkeit der sonst empfindlichen Inhaltsstoffe.

Bohnenschale (Phasaeolus sine semine). Die frischen Bohnenhülsen werden in Wasser eingeweicht und dann entsaftet. Aus den Erfahrungen der Volksmedizin soll dieser frische Saftauszug die Entwässerung fördern und die Blutzuckerwerte in geringem Maße senken. Zur alleinigen Diabetesbehandlung genügt dieses milde Naturprodukt auf keinen Fall und kann die ärztliche Behandlung nicht ersetzen.

Boretsch (Borago officinalis). Das frische Kraut aus dem Haus- und Gewürzgarten läßt sich mit etwas Wasser versetzt gut entsaften. Nach alter Überlieferung wirkt der Saft auf Herz und Kreislauf und auf das Nervensystem. Vorzüglich geeignet für die Frühjahrssaftkur.

Brennessel (Urtica dioica aut urens). Das erste, junge Brennesselkraut wird bald im Frühjahr mit Handschuhen gepflückt, je nach Größe der Blätter vor oder nach dem feinen Schneiden mit kaltem Wasser abgespült und nach Abgießen der säurehältigen Flüssigkeit mit neuem, etwas angewärmtem Wasser 12 Stunden unter mehrmaligem Durchkneten angesetzt. Dann wird abgepreßt bzw. entsaftet. Ein vorzügliches Hausmittel zur Frühjahrskur, bei Rheuma, zur Leber- sowie Gallenreinigung und für den ganzen Organismus kräftigend.

Brunnenkresse (Nasturtium officinalis). Die an Wasserläufen und feuchten Plätzen wachsenden Pflanzen werden vor der Blüte reichlich gepflückt, frisch entsaftet und für einen Jahresvorrat pasteurisiert. Die so haltbar gemachten Vitamine A, C, D, viele Mineral- und andere anregende Wirkstoffe wirken in ihrer Gesamtheit bei Schwächezuständen, Stoffwechselstörungen und zur Anregung für den ganzen Organismus.

Eisenkraut (Verbena officinalis). Das ganze, blühende Kraut wird kurz abgewaschen, zerkleinert, mit wenig Wasser aufgeweicht und alsbald abgepreßt bzw. entsaftet. Das organisch gebundene Eisen wirkt im Verein mit Bitter- und Gerbstoffen und einer Reihe von Nebeninhaltsstoffen deutlich blutbildend und appetitanregend. Ein vorzügliches Hausmittel für blasse und kränkliche Kinder.

Frühjahrskräuter (etwa Birke, Brennessel und Löwenzahn). Dazu können viele Garten- und Wildkräuter zu den genannten drei Hauptteilen zusätzlich genommen werden, was eben jeder für gut und nützlich findet, z. B. Boretsch, Brunnenkresse, Bärlauch, Gundelrebe, Liebstökkel, Kerbelkraut, Melisse, Portulak, Petersilie, Schlüsselblume, Veilchen, Primeln usw. Die Gewürzpflanzen und andere Heilpflanzen ergänzen die Frühjahrskräuter und lassen sich alle mitentsaften und nach dem Pasteurisieren als Frühjahrsvorrat für die Stoffwechselförderung bereithalten. Sie können auch als Ergänzung für die Speisenzubereitung verwendet werden.

Gemüse-Cocktail. Hiezu können passende Gruppen von Gemüse- und Würzpflanzen kombiniert und entsaftet werden und ergeben einen Gemüsetrank: Etwa Karotten – Rote Rüben (Bete) – Schwarzwurzeln oder Tomaten – Spargel – Kartoffeln oder Spinat – Kohlrabi – Kohlsprossen oder Rettich – Sellerie – Petersilie. Der hausfraulichen Erfindungsgabe sind dabei keine Grenzen gesetzt, auch die Beigabe von Würzmitteln, etwa Zitronensaft usw., ist möglich.

Hafer (Avena sativa). Grünes Haferkraut wird spätestens im Mai bis Juni geschnitten, gewaschen und klein zerteilt. Die wäßrige Mischung wird nach einigen Stunden abgepreßt, und der Saft enthält dann viele jener Stoffe, welche später im Haferkorn voll ausgebildet sind. Im Frühstadium des später so nützlichen Korns sind in der frischen Pflanze vorhanden: Die Vitamine der B-Gruppe, Vitamin E und K, Provitamin A, Phosphor, Eisen, Kobalt, Mangan, Zink, Aluminium, Kalium Kieselsäure und weitere Spurenelemente. Wirksam bei Schwächezuständen und Ernährungsstörungen.

Hopfen (Humulus lupulus). Der junge, wildwachsende Hopfen in Gebüschen und Wäldern nahe von Gewässern enthält etwas Flüssigkeit, welche sich auspressen oder besser zentrifugieren läßt.

Darin sind die Hauptwirkstoffe natürlich gelöst und wirken appetitanregend, beruhigend, leicht krampflösend, verdauungsfördernd und sogar etwas antiseptisch und schmerzstillend.

Huflattich (Tussilago farfara). Die frischen Blätter werden bald im Frühjahr geerntet, möglichst trocken von Staub und Erde gereinigt, fein zerschnitten und sogleich möglichst ohne oder nur mit ganz wenig Wasser ausgepreßt bzw. entsaftet. Dieses altbewährte Volksmittel gilt zur Blutreinigung und zur Stärkung von Lunge und Magen.

Johanniskraut (Hypericum perforatum). Der frische Saft, aus dem blühenden, gereinigten, zerschnittenen und allenfalls halb-halb eingeweichten Kraut gewonnen, gilt besonders wirksam bei depressiven Verstimmungszuständen von jungen Mädchen und Frauen im Klimakterium. Er wirkt mild und ist auch für Jugendliche vollkommen unschädlich.

Karotte, gelbe Rübe, Mohrrübe (Daucus sativus var. carota). Diese sehr alte Nutzpflanze wird gerne und leicht entsaftet. Sie ergibt im Küchenmixer eine ausgezeichnete Frischsaftzubereitung für die Säuglingsernährung bis zur Kost im Alter, als Vitamin A, B, D und E-Spender. Dazu kommen viele Spurenelemente, Pflanzeneiweiß und weitere wertvolle Inhaltsstoffe.

Knoblauch (Allium sativum). Die Vorzüge des Knoblauchsaftes werden durch die Geruchsbelästigung in der Atemluft und bei der Hautausdünstung eingeschränkt, doch gibt es heute industrielle und schonende Entsaftungsverfahren, welche diese Nachteile weitgehendst ausschalten und die erwünschten Wirksamkeiten vollständig erhalten. Im Haushalt kann man mit Milchzubereitungen oder durch Zugabe von Honig, Zucker oder Zitronensaft gute Zubereitungen erzielen, um die Vorzüge dieser bekannten Knolle zu nutzen. Ratsam bei Arteriosklerose, hohem Blutdruck, Leistungsabfall, als Wurmmittel und sogar bei Bronchialkatarrh und Keuchhusten der Kinder. Die Geruchsbelästigung der Außenstehenden kann vermieden werden, wenn man die Knoblauchkur entweder mit Gleichgesinnten vornimmt oder während dieser Zeit den Personenkontakt meidet!

Kürbis (Cucurbita pepo). Dieses wertvolle Küchengewächs und die bedeutende Nutzpflanze enthält u. a. viel Vitamin A, C, Pflanzenenzyme, Zucker und Spurenelemente. Der frisch gepreßte Saft kann im Geschmack durch Zugabe von Thymian und frischer Minze verbessert werden. Die Volksmedizin gibt entzündungshemmende und nierenreinigende Wirkungen an.

Löwenzahn (Taraxacum officinalis). Bald im Frühjahr und vor der Blüte wird das frische, zarte Kraut geerntet oder es werden nur die Blätter gesammelt. Wurzeln können zur Entsaftung mitverwendet werden. Die Pflanzenteile werden gewaschen, fein geschnitten, allenfalls mit etwas Wasser aufgeweicht und sofort abgepreßt bzw. entsaftet. Der Saft enthält Vitamine, Bitterstoffe, Pflanzenenzyme, Saponine, Gerbstoffe, Mineralien, Spurenelemente und zahlreiche Nebenwirkstoffe, welche die vielseitigen Wirksamkeiten ausmachen: Zur Bindegewebsstärkung, zur Rheumalinderung, Gallensteinauflösung und allgemein zur Frühjahrskur und Körpersäftereinigung.

Melisse (Melissa officinalis). Wenn die frischen Melissenblätter nach der Reinigung, dem Zerkleinern oder Zerquetschen nicht genügend Preßsaft ergeben, kann kurz eingeweicht werden und dann wird erst abgepreßt bzw. entsaftet. So wie die frischen Melissenblätter ein ganz ausgezeichnetes Gewürz sind, kann man auch mit dem frischen Melissensaft einen tonisierenden Effekt erzielen. Die Volksmedizin gibt eine nervenberuhigende Wirkung, Herzberuhigung und Galle-Leberförderung an.

Mistel (Viscum album). Auch die jungen Mistelblätter ergeben mit häuslichen Pressen und Entsaftern nur ein geringes Ergebnis. Brauchbare Produkte werden durch spezielle und schonend-industrielle Extraktionsverfahren erzielt. Wasserzugaben sind bei der Herstellung bei Fertigmitteln zu vermeiden, erst bei der Einnahme kann mit Wasser verdünnt werden. Der gekaufte Mistelsaft ist bis zur angegebenen Ablauffrist haltbar, nach Anbruch soll das Produkt innerhalb kurzer Zeit aufgebraucht werden. Die naturbelassenen Inhaltsstoffe wirken blutdrucksenkend und sind für die zusätzliche Herz- und Kreislaufbehandlung geeignet.

Petersilie (Petroselinum crispum). Der frische Preßsaft wird aus der ganzen Pflanze (also gereinigte Wurzel, Blätter und Stengel mitgeschnitten) hergestellt. Der abgepreßte Saft enthält als Wirkstoff der Blätter und des Krautes das ätherische Öl und als Wirkstoff der Wurzel die wertvollen Glykoside. Die Wirkung ist gut bei Blähungen, als Magenmittel, zur Entwässerung, bei Bleichsucht und zur Appetitanregung. Eisen, Kalzium, Phosphor und Vitamin A, C sind frisch voll wirksam. Das industrielle Safterzeugnis ist schonend eingedickt und läßt sich sowohl als Küchenwürze als auch als Heilmittel verwenden.

Pflaume, Zwetschke (Prunus domestica). Die Früchte dieses altbekannten Rosengewächses werden vornehmlich im getrockneten Zustand zur Saftgewinnung verwendet, weil die wirksamen Inhaltsstoffe erst nach der Trocknung voll ausgebildet sind und beim Wiedereinweichen erhalten bleiben. Dabei sind die so gelösten Zuckerarten, Fruchtsäuren, Pektine und weiteren Wirkstoffe gut bei Verdauungsschwäche. Die abführende Wirkung verursacht keinen Kaliumverlust. Dieses altbekannte Hausmittel wird von älteren Leuten gerne genommen. Eine Gewöhnung an dieses leichte Abführmittel ist nicht zu befürchten.

Rettich (Raphanus sativus). Der frische schwarze Rettich eignet sich vorzüglich zur Saftgewinnung. Dieses Produkt wird rein oder mit Zucker bzw. Honig genommen. Auch der auf einer nicht metallischen Raspel (Reibe) geriebene Rettich kann mit Zucker oder Honig vermischt verwendet werden. Die Senföle und anderen Inhaltsstoffe des frischen Rettichs wirken vornehmlich gallenfördernd, bakterizid und als Vitamin-C-Zufuhr. Wenn Rettichsaft mit Honig und Zucker ca. 10 Stunden steht, wirkt diese Mischung gut als Hustenmittel.

Rosmarin (Rosmarinus officinalis). Die bevorzugten Zubereitungen sind zwar der Rosmarintee oder der Rosmarinwein nach Sebastian Kneipp, doch gilt auch die Saftzubereitung als wertvolles Hausmittel: Die frischen, abgewaschenen Rosmarinblätter werden in einem Gefäß zerquetscht und nur mit wenig lauwarmem Wasser kurz aufgeweicht, sodann ausgepreßt oder entsaftet. Der natürliche Rosmarinsaft enthält einen Großteil der Wirkstoffe und gilt als mildes Herz- und Magenmittel für jene älteren Personen, welche den Alkohol im Rosmarinwein nicht vertragen.

Rote Rübe, Rote Bete (Beta vulgaris var. conditiva). Küchengewächs, Salatpflanze, diätetische Nutz- und Heilpflanze, das ist die Größe der oft sogar gelästerten roten Rübe! Sie enthält vor allem im frischen Zustand sehr wertvolle Wirkstoffe, und die frische Saftzubereitung wird deshalb bevorzugt, weil die nicht nutzbaren Rübenbestandteile in größerer Menge den Magen belasten können. Diese altbekannte Zuchtform der Rübengewächse enthält Zucker, Vitamin A, B1, B2, C, den Vitamin PP-Faktor, weiters Mineralsalze und wertvolle Spurenelemente wie Brom, Eisen, Kupfer, Lithium, Magnesium, Strontium und Rubidium sowie wesentliche Pflanzenfarbstoffe der Anthocyn- und Betacyan-Gruppe. Der frisch gepreßte Saft ist wirksam bei Blutarmut, bei Leber- und Nierenleiden sowie zur allgemeinen Kräftigung.

Die Gehirnfunktionen sollen angeregt werden.

Salbei (Salvia officinalis). Der einheimische Garten- oder Wiesensalbei eignet sich zur Saftzubereitung nur im aufgeweichten Zustand. Im Mittelmeergebiet gedeiht ein säftereiches Salbeigewächs mit entsaftbaren Blättern und Früchten und kann zur alleinigen Saftgewinnung verwendet werden. Dieses Produkt wird in der südländischen Volksmedizin zur Magen- und Nervenstärkung empfohlen.

Sanddorn (Hippophaë rhamnoides). Im Alpenvorland und an den Meeresdünen leuchten die meist orangeroten Sanddornfrüchte an dornenreichen Zweigen und Stämmen. Der Saft läßt sich von den frischen Früchten nach dem Zerquetschen leicht abpressen oder schleudern. Um den hohen Vitamin-C-Gehalt zu erhalten, soll der selbst zubereitete Saft nicht sterilisiert werden. Das Pasteurisieren bei Niedertemperaturen ist nur industriell möglich. Wer Wert auf die wenig empfindlichen Vitamine A, B-Gruppe, E, F, P sowie Mineralstoffe, Fruchtsäuren, Zukker, Flavonoide und Pflanzenfarbstoffe legt, kann den selbst erzeugten Saft kurz erhitzen. Von chemischen Konservierungsmitteln ist jedenfalls abzuraten. Das industriell-technische Saftgewinnungsverfahren geschieht ohne jeden Verlust des hohen, natürlichen Vitamin-C-Gehalts. Die geöffnete Flasche verlangt einen alsbaldigen Verbrauch. Bei fieberhaften Erkältungskrankheiten, in der Rekonvaleszenz und zur allgemeinen Kräftigung von jung und alt werden dreimal täglich ca. 2 Eßlöffel voll Saft auf ½ bis 1 Glas Wasser genommen.

Sauerkraut (Brassica oleracea var. capaitata). Seit altersher wird der Weißkohlkopf gehobelt, eingesäuert und zur Sauerkrauterzeugung verwendet. Das geschätzte Küchengemüse besitzt auch erstaunliche Heilkräfte. Von der Volksmedizin her ist der abgepreßte Sauerkrautsaft seit langer Zeit bekannt und geschätzt.

> **Kneippwort:** »Auch dieses bekannte Heilmittel möge hier seine wohlverdiente Stelle finden!«

Also: Jeden Morgen 1 Glas und das 2. Glas zwischen Mittag- und Abendessen. Im frischen Sauerkrautsaft ist die hauptsächlich wirksame Milchsäure enthalten und diese hilft im Verein mit den übrigen milden Krautwirkstoffen bei lästiger Stuhlverstopfung und besonders im Frühjahr zur Darmreinigung. Der schon von Sebastian Kneipp so sehr geschätzte Sauerkrautsaft ist heute auch im Fachhandel fertig zu bekommen.

Schafgarbe (Achillea millefolium). Die frische, im frühen Juni blühende Schafgarbe unserer Wiesen und Raine wird sofort nach dem Einsammeln klein geschnitten, in warmem Wasser eingeweicht und unter mehrmaligem Durchkneten nach einigen Stunden abgepreßt bzw. im Entsafter zubereitet. Der frische Saft wird mit 2 bis 3 Eßlöffeln Honigwasser vermengt und zur Anregung der Magen- und Gallentätigkeit getrunken. Die Volksmedizin gibt eine Nierenwirksamkeit und die allgemeine Beruhigung und Entspannung vor allem bei Frauen an. Fertige Schafgarbensäfte sind im Fachhandel, in Apotheken, Drogerien und im Reformhaus erhältlich.

Sellerie, Zeller (Apium graveolens var. dulce). Die im Gemüse- und Feldbau gezogene Küchenpflanze, die Sellerieknolle ist altbekannt. Mit den oberirdischen Pflanzenteilen kleingeschnitten, wird sie in der Handpresse oder im Entsafter ausgepreßt. Der frische Selleriesaft enthält Apiin, Vitamine, das ätherische Öl, die Bitterstoffe und Spurenelemente. Die Wirkung ist wassertreibend, in der Volksmedizin wird die Potenzsteigerung angegeben.

Schwedenkräuter. Darunter versteht man eine Vielzahl von einheimischen und ausländischen Heilkräutern und Kräuterzubereitungen, die allesamt in Alkohol (ca. 43 %), aber meistens mit Kornschnaps oder Weinbrand (bzw. Cognac) von mindestens 40 %, angesetzt werden. Das Ergebnis ist dann der sogenannte »Schwedenbitter«, das »Schwedenelixier«, der »Alte Schwede«, die »Tinctura ad longam vitam« oder wie diese Lebenselixiere sonst heißen mögen. Weil im Dreißigjährigen Krieg (1618 bis 1648) ein schwedischer Arzt und Feldscher diese seiner Meinung nach lebensverlängernden Kräuter mit offensichtlichem Erfolg für sich und seine Kriegsleute verwendet hat, – denn er starb im Alter von über 100 Jahren und nur deshalb so früh, weil er vom Pferd fiel! –, erhielt sich über die Jahrhunderte hin der Glaube über die lebensverlängernde alkoholische Zubereitung mit den sagenumwobenen sogenannten »Schwedenkräutern«.
Es gibt unzählige älteste, alte und neuere Vorschriften über die Zusammensetzung dieser Kräutermischung, und man kann die absonderlichsten Kräuter, Extrakte und Mineralien finden, welche alle für die erwünschten Wirkungen verantwortlich sein sollen. Die sogenannten »kleinen oder großen Schwedenbitter« unterscheiden sich nicht nur durch weniger oder mehr Kräuterbestandteile, sondern auch in der Qualität des alkoholischen Ansatzmittels, der fachgerechten Herstellungsweise und dem niederen oder hohen Preis! In den meisten auffindbaren Vorschriften kommen folgende Bestandteile zur Verwendung: Aloë, Myrrhe, Sennesblätter, Eber-, Angelika-, Zitwer-, Tormentill-, Rhabarber-, Enzian-, Kalmus- und Diptamwurzel, Campher, Muskat und manchmal auch der teure Safran und der Venetianische Theriak. Dieser letzte Bestandteil ist eine alte Arzneibuchzubereitung und besteht selbst wieder aus ca. 10 Bestandteilen. Die große Zahl der Bestandteile ergibt Gruppen von Wirksamkeiten, und es sind etwa folgende angegeben: Abführende, ausleitende, durchblutungsfördernde, anregende, wassertreibende, krampflösende, magenstärkende und allgemeine reinigende Wirkungen. Alle weiteren Heilanpreisungen sind unsinnig, sie reichen von Augenleiden, über Bauchtyphus, Bandscheibenschäden, Epilepsie, Eiterungen, Darmverschluß, Krüppelbildungen, Krebsleiden, Lähmungen bis zu Tobsucht, Herzversagen und gegen Warzen sowie bei Taubheit! Ein vollwertiger Schwedenbitter eignet sich wegen der hohen Harzgehalte auch nicht zum Auflegen auf Augen, Kopf und Gelenke.
Weil über Schwedenkräuter und Schwedenbitter so viele falsche Vorstellungen verbreitet wurden und damit falsche Hoffnungen auf unmögliche Heilwirkungen entstanden sind, muß man sich über die Richtigkeit der Schwedenkräuter, seine möglichen Wirkungen und Zusammensetzungen, in der Apotheke seines Vertrauens beraten lassen.

Spitzwegerich (Plantago lanceolate). Von den vielen einheimischen Wegericharten zeichnet sich der lanzettförmige, spitze Wegerich auch für die mögliche Saftzubereitung durch besondere Wirkungen aus. Die frischen, feingeschnittenen Blätter werden im Mörser zerrieben bzw. gequetscht und mit Wasser aufgekocht. Der Abguß kann mit Honig versetzt werden und ergibt bei Husten und Fieber ein vorzügliches Linderungsmittel. Davon kann vor allem Kindern stündlich 1 Teelöffel voll gegeben werden. Die bakterizide Wirkung ist auffallend.

Thymian (Thymus vulgaris). Der Garten- oder Feldthymian kann ebenso, wie vorher bei Spitzwegerich gesagt, als Saft zubereitet werden. Mit Honig vermengt für Kinder zur Hustenreizstillung, für Erwachsene der alleinige Saft bei Bronchialkatarrhen und zur Lungenkräftigung. Die Volksmedizin gibt die Verwendung als Kräftigungsmittel und bei Kopfschmerzen an.

Wacholder (Juniperus communis). Die frischen Wacholderbeeren werden in einem Gefäß zerquetscht, mit wenig Wasser kurz aufgekocht und der Saft abgepreßt. Er dient zur Frühjahrskur neben Brennessel-, Birken- oder Löwenzahnsaft, bei Rheuma und zur Entwässerung. Die Magenverträglichkeit wird durch Nachtrinken von warmer Milch erhöht. Obwohl die Saftzubereitung mild wirkt, ist nierenempfindlichen Personen die Verwendung nicht anzuraten, ebenso Schwangeren.

Weißdorn (Crataegus oxyacantha). Blüten, Blätter und Früchte können frisch oder bald nach dem Trocknen geschnitten, zerteilt und zerquetscht werden. Ansetzen mit warmem Wasser durch 12 Stunden, dann abpressen bzw. entsaften. Wirkt mit Honig vermischt durchblutungsfördernd und herzkräftigend. Die ärztliche Herztherapie wird mit der Saftzubereitung mild unterstützt und das Altersherz entlastet. Die industriellen Weißdornsäfte werden in einem schonenden Extraktions- und Pasteurisierungsverfahren hergestellt.

Wermut (Absinthium officinale). Die wäßrige Saftzubereitung und der Zusatz von geeigneten Aromastoffen nimmt dem sonst überaus bitteren Wermut den unangenehmen Geschmack. Wirkung bei Verdauungsschwäche, Appetitlosigkeit, Blähungen und Völlegefühl. Bei längerem Gebrauch Nebenwirkungen.

Zinnkraut (Equisetum arvense). Die unfruchtbaren, grünen Triebe des Ackerschachtelhalmes – nicht zu verwechseln mit dem einigermaßen giftigen Sumpfschachtelhalm (Equisetum palustris) – werden klein geschnitten, zerquetscht und in gleicher Menge mit kaltem Wasser 12 Stunden angesetzt. Der Abguß ergibt eine wirksame Frischsaftzubereitung bei Bindegewebsschwäche und zur allgemeinen Stoffwechselwirkung. Fertige Zinnkrautsäufte sind im Fachhandel, in Apotheken und Drogerien erhältlich.

Im Anschluß an das Kapitel Kräutersäfte noch einige Worte über die **Elixiere** (lat. Elixiria medicinalia, arabisch Al iksir, »das Wesentliche«).

Darin sind die für einen bestimmten Diät- oder Heilzweck wesentlichen, meist pflanzlichen Wirkstoffe enthalten. Die Zubereitung erfolgt meist mit Zugabe von ebensolchen Extrakten, ätherischen Ölen und Zuckerlösungen. Damit werden eine verbesserte Wirkung und ein angenehmer Geschmack erzielt. Neben den wenigstens 20 % Zucker enthaltenden Lösungen werden für Diabetiker zuckerarme oder zuckerfreie Elixiere hergestellt. Viele Elixiere enthalten bis zu 20 % Alkohol, um einerseits bei der Herstellung die alkohollöslichen Inhaltsstoffe zu extrahieren und andererseits das Produkt zu konservieren. Diabetiker dürfen die zuckersiruphältigen Elixiere nicht nehmen und müssen darauf achten, die möglichst zukkerfreien Elixiere zu beziehen. Der allenfalls geringe Alkoholgehalt kann unberücksichtig bleiben, weil die konzentriert zubereiteten Elixiere meist nur in geringer Kaffeelöffelmenge und wenigstens auf 1 Glas Wasser verdünnt genommen werden.

Nachfolgend einige **Elixiere:**

1. BIRKEN-ELIXIER, aus Birkenblätter-Extrakt, Zucker und Zitronensaft, verdünnt als erfrischendes Getränk, besonders im Frühjahr für Menschen ab der Lebensmitte.
2. SANDDORN-ELIXIER, aus voll ausgereiften Früchten mit viel Vitamin C, als Zuckerzubereitung oder auch zuckerfrei für Diabetiker.
3. SCHLEHEN-ELIXIER, aus frischen Schlehenfrüchten, Zucker und Zitronensaft, wohlschmeckend und vitaminreich, zur Mischung mit Sauermilchprodukten oder Wasser.

Darüberhinaus gibt es noch andere Elixiere, die je nach Bedarf in Apotheken erhältlich sind.

VITAMINE IM PFLANZENREICH

Vita (lat. Leben) und **Amine** (chemisch-organische Stickstoffverbindungen) hat man zuerst als lebensnotwendige Zusatzstoffe in bestimmten Getreidepflanzen und in der Hefe gefunden. Es war das Vitamin B1, das Aneurin, welches bei Fehlen im Organismus die früher gefürchtete Beriberi-Krankheit und andere Nerven- bzw. Organleiden auslöste.
So entstand der Name »VITAMINE« und er wurde später zur Namensgebung für alle jene Wirkstoffe, welche der menschliche Körper zur Aufrechterhaltung zahlreicher Lebensvorgänge unbedingt benötigt, aber selbst nicht bilden kann. Diese Nahrungsbestandteile in Lebensmitteln und Inhaltsstoffe von Heilpflanzen bedürfen gerade in der heutigen Zeit einer besonderen Aufmerksamkeit und deshalb soll in einem gesonderten Kapitel darüber gesprochen werden.

Die Wunderwelt der Pflanze bringt es fertig, in vielen ihrer Produkte neben den Nahrungs- bzw. Heilungsbestandteilen diese Vitaminstoffe aufzubauen, in den Pflanzenzellen meist gut geschützt und haltbar einzulagern und zusätzlich Mineralstoffe, Spurenelemente, pflanzliche Enzyme und andere Zellbestandteile bereitzuhalten. Damit wird die Verfügbarkeit der meistens empfindlichen Vitamine für die Aufnahme in den menschlichen Organismus bestens gewährleistet. Wir können deshalb in vielen Fällen die natürlichen Vitamine des Pflanzen- und Tierreiches bevorzugt verwenden, weil uns die Natur eine bessere Wirkung verspricht. Wir müssen aber bedenken, daß etwa bei den Nahrungsmitteln, Obst- und Früchtesorten sowie vielen Heilkräutern das starke Kochen den Vitamingehalt vermindert oder zerstört. Bestimmte Vitamine haben die Eigenschaft, daß sie sich nur in Fett oder Öl lösen und nur so im Körper aufgenommen werden können.
Wenn die Vitamine im Organismus fehlen, kommt es zu Mangelkrankheiten, welche allgemein als Avitaminosen bezeichnet werden.
Die vom Menschen benötigten Vitaminmengen sind abhängig von den Ernährungsgewohnheiten, den Lebensbedingungen, den Jahreszeiten, der gesundheitlichen Verfassung und vom Lebensalter.
Presse und Medien tun das Ihrige, um vermeintlich über die Vitamine aufzuklären. Unfachliche Falschmeldungen und Sensationsberichte sind nicht geeignet, in der Vitamin-Welt aufklärend zu wirken und vor allem die natürlichen, pflanzlichen Vitaminspender hervorzuheben! Wir sind gut beraten, wenn wir zu den natürlichen Stoffen zurückfinden und jene Pflanzen, Früchte und Heilkräuter bevorzugen, welche uns diese natürlichen Lebenskräfte bestens anbieten können. In der Tabelle ist alles angeführt, was Sie über Vitamine wissen sollten, der Vollständigkeit halber auch die Angaben in Lebensmitteln.

	Das Vitamin	Nahrungsmittel, in denen es enthalten ist	Wozu unser Körper das Vitamin braucht
Die Fettlöslichen	**Vitamin A (Retinol)**	Butter, Käse, Milch und Milchprodukte, Hühnereigelb, Aal, Thunfisch, Garnele, Leber, Kalbsniere. **Carotin*):** Margarine, Broccoli, Chicorée, Endivie, Grünkohl, Möhre, Petersilie, Porree, Spinat.	Vitamin A wird für Aufbau und Funktionserhaltung des Epithelgewebes (Haut, Schleimhäute, Hornhaut, Magen, Darm) benötigt. Beteiligt an Knochenwachstum, Sehprozeß, Schilddrüsentätigkeit.
	Vitamin D (Calciferol)	Butter, Käse, Milch, Sahne, einige Margarine-Sorten, Hühnereigelb, Hering, Lachs, Sardine, Thunfisch, Lebertran.	Vitamin D beeinflußt die Resorption von Kalzium und Phosphor, den Aufbau von Knochen und Zähnen. Es sorgt dafür, daß der Knochenbaustoff Kalzium aus der Nahrung ins Blut gelangt.
	Vitamin E (Tocopherol)	Margarine, Hühnereigelb, Grünkohl, Porree, Schwarzwurzel, Sojabohne, Spinat, Hering, Makrele, Roggen- und Weizenkeime, Leinsamen, Nüsse, pflanzliche Öle.	Vitamin E wird für die Resorption lebensnotwendiger Fette benötigt. Es bewahrt Vitamin A vor der Reaktion mit Sauerstoff im Körper, vor Oxidation. Andernfalls würde A an Wirkung verlieren.
	Vitamin K (Phyllochinon)	Milch, Artischocke, Blumenkohl, Broccoli, Chinakohl, Endivie, Feldsalat, Fenchel, Grünkohl, Mangold, Porree, Rosenkohl, Salat, Tomate, Rinder- und Schweineleber.	Vitamin K wird für die Gerinnung des Blutes, den ersten Schritt auf dem Weg zur Wundheilung, gebraucht. Bei diesem Prozeß sind vier Gerinnungsfaktoren von Vit. K abhängig, u. a. Prothrombin.
Die Wasserlöslichen	**Vitamin B_1 (Thiamin)**	Hühnereigelb, Bohne, Erbse, Kartoffel, Linse, Sojabohne, Spargel, Schweinefleisch, Corn-flakes, Vollkornmehl, Maiskörner, Roggen-, Weizenkeime und -körner, Nüsse, Hefe.	Vitamin B_1 ist sehr wichtig für die Umwandlung von Kohlenhydraten (Zucker, Stärke) in Energie und Brennstoffe. Spielt eine Rolle bei verschiedenen Funktionen von Nervenzellen und Muskeln.
	Vitamin B_2 (Riboflavin)	Milch und Milchprodukte, Käse, Hühnereigelb, Broccoli, Champignon, Grünkohl, Rosenkohl, Spinat, Hering, Seelachs, Leber, Niere, Kleieflocken, Knäcke-, Roggen- und Weizenvollkornbrot.	Vitamin B_2 arbeitet mit am Eiweiß-, Fett- und Kohlenhydratstoffwechsel, an der Gesunderhaltung des Gewebes, der Haut und der Augen. Den Augen hilft's, der Lichtempfindlichkeit vorzubeugen.
	Vitamin Niacin (Nicotinsäureamid)	Broccoli, Erbse, Grünkohl, Kartoffel, Rosenkohl, Sojabohne, Spargel, Aal, Forelle, Sardine, Scholle, Seelachs, Garnele, Muschel, Huhn, Kaninchen, Fleisch, Kleie, Eierteigwaren, Vollkornbrot, Hefe.	Vitamin Niacin ist am Eiweiß-, Fett- und Kohlenhydratstoffwechsel beteiligt. Zudem sorgt es mit für die Funktionstüchtigkeit des Verdauungskanals und des Nervensystems.
	Vitamin B_6 (Pyridoxin)	Milch und Milchprodukte, Hühnereigelb, Bohne, Erbse, Grünkohl, Kartoffel, Linse, Porree, Rosenkohl, Sojabohne, Spinat, Zuckermais, Banane, Seefisch, Leber, Niere, Fleisch, Vollkornbrot.	Vitamin B_6 hilft mit, den Eiweiß-, Fett- und Kohlenhydratstoffwechsel zu regulieren. B_6 ist auch wichtig für die Bildung roter Blutkörperchen und bestimmter Gewebshormone.
	Vitamin B_{12} (Cyano-Cobalamin)	Milch und Milchprodukte, Hühnereigelb, Alge, Sardine, Leber.	Vitamin B_{12} spielt eine wichtige Rolle bei der Bildung von roten Blutkörperchen im Knochenmark. B_{12} ist lebensnotwendig für die Funktionen aller Zellen, kindliches Wachstum und Nervensystem.
	Vitamin Pantothensäure	Milch und Milchprodukte, Hühnereigelb, Bohne, Broccoli, Champignon, Erbse, Kartoffel, Spinat, Lachs, Leber, Niere, Rind- und Schweinefleisch, Reis, Roggen- und Weizenkörner, Vollkornbrot.	Das Vitamin Pantothensäure beteiligt sich am Aufbau von Fettsäuren und Abbau von Eiweiß, Fetten und Kohlenhydraten. Arbeitet an der Bildung anderer Säuren und bestimmter Hormone mit.
	Vitamin Folsäure (Folacin)	Milch und Milchprodukte, Hühnereigelb, Blumenkohl, Broccoli, Chinakohl, Endivie, Grünkohl, Kohlrabi, Mangold, Rosenkohl, Salat, Spinat, Wirsing, Leber, Niere, Vollkornprodukte, Nüsse.	Die Folsäure spielt eine wichtige Rolle bei der Ausnutzung von Aminosäuren, beim normalen Stoffwechsel, dem Aufbau der roten Blutkörperchen, der Zellteilung und Zellneubildung.
	Vitamin Biotin (Vitamin H)	Milch und Milchprodukte, gekochtes Hühnereiweiß, Blumenkohl, Broccoli, Chinakohl, Endivie, Grünkohl, Kohlrabi, Mangold, Rosenkohl, Salat, Sauerampfer, Spinat, Wirsing, Leber, Niere.	Vitamin Biotin ist wichtig für den Stoffwechsel von Eiweiß, Fett und Kohlenhydraten. Es ist auch am Aufbau von Fettsäuren beteiligt.
	Vitamin C (Ascorbinsäure)	Blumenkohl, Broccoli, Grünkohl, Kartoffel, Kohlrabi, Meerrettich, Paprikaschote, Rosenkohl, Rotkohl, Spinat, Wirsing, Apfelsine, Erdbeere, Guave, Hagebutte, Kiwi, Zitrone, Leber, Hirn.	Vitamin C aktiviert den Stoffwechsel, eine große Anzahl von Geweben und die Bildung von Kollagen, das Zellen und Gewebe zusammenhält. Es bremst auch Oxidationsvorgänge im Organismus.
		*) Carotin ist ein Provitamin. Die verschiedenen Carotine werden erst in unserem Körper, und nur in Verbindung mit Fett, von der Darmschleimhaut in Vitamin A umgewandelt.	

Wieviel er täglich braucht	Welche Zeichen der Körper bei einem Vitaminmangel gibt	Was ein Zuviel – eine Überdosierung*) – verursacht
Frauen: 0,8 Milligramm Männer: bis 1 Milligramm	Verminderte Fähigkeit, in der Dämmerung sehen zu können. Nachtblindheit. Trockene, harte, rauhe oder schuppige Haut. Die Schleimhäute degenerieren.	Ein Zuviel an Vitamin A führt zu Stoffwechselstörungen – Folgen: Knochenveränderungen, Entzündungen und Blutungen in Geweben, Wachstumsstörungen, Hautschäden, Kopfschmerzen.
Erwachsener: 0,005 Milligramm Kleinkind: 0,01 Milligramm	Übermäßiges Schwitzen. Magen-Darm-Störungen. Weiche Knochen (Knochenentkalkung). Schlechte Zähne. Skelettdeformationen. Wachstumsstörungen. Bei schwerem Mangel: Rachitis.	Die Nieren werden geschädigt, da sie gezwungen sind, übermäßig große Mengen Kalzium auszuscheiden. Die überhöhte Verkalkung macht die Knochen brüchig.
12 Milligramm	Zu Mangelerscheinungen kann es nur bei krankhaften Störungen der Fettverdauung kommen. Ansonsten sind Mangelerscheinungen nicht nachgewiesen.	Ein Überschuß an Vitamin E wird im Fettgewebe gespeichert. Es kann unter Umständen zu Muskelschwäche und Beeinträchtigung der Blutgerinnung kommen.
0,7 bis 2,1 Milligramm	Verzögerung der Blutgerinnung. Ein Vitamin-K-Mangel stellt jedoch nur einen von vielen Gründen für eine Blutungsneigung dar.	Nebenwirkungen sind nicht bekannt.
Frauen: 1,2 Milligramm Männer:	Störungen des Kreislauf-, Nerven- und Verdauungssystems. Erschöpfung, Juckreiz, Muskelschwäche, Reizbarkeit, Schweißausbrüche, Konzentrationsprobleme. Bei schw. Mangel: Beriberi.	Meist wird ein Überschuß an Vitamin B_1 durch den Urin ausgeschieden.
Frauen: 1,5 Milligramm Männer:	Brennen und Jucken unter den Augenlidern. Schädigungen an Augen und Haut. Lichtempfindlichkeit. Tränenfluß. Rissige Schleimhäute. Narben in den Mundwinkeln. Brüchige Fingernägel.	Ein Zuviel an Vitamin B_2 wird durch Urin und Schweiß ausgeschieden.
Frauen: 15 Milligramm Männer: bis 18 Milligramm	Die dem Licht ausgesetzte Haut rötet sich und schwillt an, wird trocken und rissig. Verstopfung. Durchfälle. Händezittern. Bei schwerem Mangel: Schädigung des Zentralnervensystems.	Meist wird ein Überschuß an Vitamin Niacin durch den Urin ausgeschieden. Es können aber auch Nebenwirkungen (Blutandrang, Hitzegefühle) auftreten.
Frauen: 1,6 Milligramm Männer: bis 1,8 Milligramm	Erbrechen. Gewichtsverlust. Hautschäden. Mundreizungen. Störungen des Nervensystems. Übelkeit. Schwindel. Bei Säuglingen und Kleinkindern starke Krämpfe.	Ein Zuviel an Vitamin B_6 wird meist durch Urin ausgeschieden. Vereinzelt kann es zu Empfindungsstörungen auf der Haut und Lähmungserscheinungen kommen.
0,005 Milligramm	Blässe der Fingernägel und der Haut. Abgeschlagenheit. Schwindel. Taubheitsgefühl. Zungenbrennen. Schädigung der Magenschleimhaut. Bei schwerem Mangel: Anämie (Blutarmut).	Vitamin B_{12} kann in der Leber gespeichert werden.
8 Milligramm	Abgeschlagenheit. Kopfschmerzen. Muskelkrämpfe. Magen-, Darm- und Koordinationsstörungen. Mangelerscheinungen sind äußerst selten.	Ein Zuviel an Pantothensäure wird ausgeschieden.
0,16 Milligramm	Brennen und Entzündungen der Zunge. Magen-Darm-Störungen. Durchfall. Schleimhautveränderungen. Bei schwerem Mengel: Anämie (Blutarmut).	Ein Überschuß an Folsäure wird ausgeschieden. Nur geringe Mengen werden in der Leber gespeichert.
Menge ist nicht bekannt	Mangelerscheinungen sind äußerst selten.	Ein Zuviel an Vitamin Biotin wird ausgeschieden.
75 Milligramm	Abgespanntheit, Blutungen, Anfälligkeit für Infektionen (geringere Krankheitsresistenz). Verzögerte Wundheilung. Bei schwerem Mangel: Skorbut.	Ein Zuviel an Vitamin C wird meist mit dem Urin ausgeschieden. Es kann aber auch zur Bildung von Harnsteinen und Durchfall führen.
		*) Eine Überdosierung entsteht nicht durch Nahrungsmittel, sondern durch Vitaminpräparate, wenn sie in sehr großen Mengen (Megavitamine) eingenommen werden.

Tabelle: Marcel Putz. Aus: 3/87 »medizin heute«.

Wenn in der Tabelle nicht gesondert angegeben, sind Frischpflanzenzubereitungen, also Pflanzensäfte und Elixiere, weiters Frühlingskräuter und erntefrische Früchte zu bevorzugen. Bei konservierten Pflanzen und Früchten gilt die Faustregel: Je fester und trockener die Pflanze oder Frucht, desto haltbarer der Vitamingehalt. Der frische bzw. gut gelagerte Apfel ist vitaminreicher als das Apfelkompott oder Apfelmus. Oder: Die frische Brunnenkresse als Zusatz zum Frühlingssalat enthält in geringer Menge mehr Vitamin C als die reichliche Verwendung im Kochgemüse. Der Aufguß der spät geernteten, zerteilten Hagebuttenfrüchte enthält reichlich Vitamin C, wenn nicht aufgekocht und entweder jede Tasse frisch zubereitet bzw. nur die Tagesmenge in der Thermosflasche aufbewahrt wird.

Deshalb mögen wir uns der pflanzlichen Lebenskraft wieder im verstärkten Maße bedienen und für die Erhaltung der Gesundheit verwenden! Heute stehen uns viele Möglichkeiten offen, dem Organismus diese Vitamin-Zündfunken zuzuführen! Wir haben das ganze Jahr über einheimische und ausländische Früchte und Tiefkühlkost im Winter sowie passende Heilkräuter und notfalls auch Vitaminarzneimittel zur Hand, um alle Mangelerscheinungen und Krankheiten der Avitaminosen zu vermeiden. Die moderne Medizin hat für viele andere Erkrankungen und altersbedingte Störungen den Einsatz von Vitaminpräparaten gefunden, und der Arzt weiß diese Errungenschaften der Medizin wohl zu nutzen. Es bleiben uns viele Krankheiten erspart, wenn wir uns schon vorbeugend der vitaminhältigen Schätze der Natur bedienen und diese wohlweislich nutzen!

HEILKRÄUTER FÜR BADEZWECKE

Pfarrer Sebastian Kneipp gab schon frühzeitig wertvolle Hinweise, welche Kräuterzusätze zur Verstärkung der Wasseranwendungen genommen werden können und wie diese in der richtigen Menge und Zubereitungsart anzuwenden sind. Dazu eignen sich eine Reihe von Heilkräutern und deren Bestandteile, wie etwa die ätherischen Öle. An fertigen Bade-Extrakten und Salzen bietet der Fachhandel sehr gut verwendbare Erzeugnisse an. Diese Produkte ersparen die häusliche Einzelherstellung oder es gibt schonende technische Herstellungsmethoden, welche den Gehalt an wärmeempfindlichen Inhaltsstoffen gewährleisten.
Andererseits verlieren die im Fachhandel erhältlichen Fertigpräparate bei längerer Lagerung oft die Wirksamkeit und es ist die Frischzubereitung anzuraten. Bei manchen selbsthergestellten oder selbstzubereiteten Heilkräuterzubereitungen ist darauf zu achten, daß diese Mittel Rückstände in Badewannen und sonstigen Geschirren belassen, welche nur schwer gereinigt werden können. Natürliche Moor-Badezusätze, – wie diese Sebastian Kneipp wohl nicht gekannt hat –, sind heute auch deshalb beliebt, weil diese »wannenrein« und hautfreundlicher zuzubereiten und anzuwenden sind.

Nachfolgend sind einige Selbstzubereitungen mit den dazu nötigen Heilkräutermengen angegeben.

Die Eichenrinde (Cortex Quercus): Die Gerbstoffe dieser Baumrinde werden bei entzündlichen Erkrankungen sowie übermäßiger Schweißbildung als Auflage bzw. Waschung sehr geschätzt. Bei Hämorrhoiden sind folgende Sitzbäder anzuwenden: Es werden ca. 250 Gramm von der getrockneten und würfelig geschnittenen Rinde mit wenigen Litern Wasser in einem Nichtmetallgefäß aufgekocht und dem warmen Sitzbadewasser zugegeben. Die Badedauer soll 15 bis 20 Minuten sein, und es kann während dieser Zeit etwas heißes Wasser zur Erhaltung der Temperatur von etwas unter 35 Grad nachgefüllt werden. Es ist darauf zu achten, daß keine Metallgefäße bzw. schadhaften Badewannen verwendet werden.

Emaillierte Behältnisse sind sofort nach dem Baden mit herkömmlichen Reinigungsmittel ohne Scheuerzusätze zu behandeln.

Die Fichtennadeln oder andere Pinusarten bzw. deren Extrakte: Weil diese harten Nadeln, Reiser oder Zapfen schwer zu zerkleinern sind und beim Abkochen die wirksamen ätherischen Öle weitgehendst verloren gehen, sind davon die käuflichen Extrakte zu raten. Auch Ölzusätze können verwendet werden, jedoch nicht die reinen, meist wasserhellen ätherischen Öle, wie diese etwa zur Inhalation dienen. Die angegebenen Extrakte oder Badeöle werden als Badezusatz in der auf den Packungen angegebenen Menge zur Steigerung der Spannkraft und bei Ermüdungserscheinungen angeraten. Die Wassertemperatur soll nicht über das normale Warmbad von 35 bis 38 Grad hinausgehen.

Das Haferstroh (Stramentum Avenae): Das gehäckselte Stroh unseres Hafers enthält reichlich Kieselsäure und andere Wirkstoffe, welche bei rheumatischen Erkrankungen und Gelenksleiden gut helfen. Pfarrer Sebstian Kneipp kannte diese Wirkungen sehr wohl und empfahl die Dämpfe auch bei Nieren- und Steinleiden.

Es werden 1 kg Haferstroh mit einigen Litern Wasser ca. 1 Stunde aufgekocht, abgeseiht und dem Vollbad zugesetzt.

Heublumen (Flos Graminis): Damit werden die Blütenabfälle des richtig getrockneten gesamten Wiesenheus bezeichnet. Im Laufe der Heulagerung am Heuboden entwickeln sich in den Gräsern fermentative Wirkstoffe, welche sich durch den typischen Heugeruch bemerkbar machen. Diese und eine Unzahl von Inhaltsstoffen der vielen Gräser- und sonstigen Heubestandteile sind vorzüglich wirksam bei vielen Stoffwechselleiden und rheumatischen Erkrankungen. In der Heimat von Pfarrer Sebastian Kneipp, im bayrischen Allgäu, war die Badeverwendung der Heublumen immer schon bekannt. Der heute verwendete Heublumensack wurde erst später in die Kneipptherapie aufgenommen und für die lokale entzündungshemmende, auflösende und schmerzlindernde Organbehandlung geraten. Als Badezusatz für das Vollbad werden ca. 750 Gramm bis zu 1 kg getrocknete Heublumen, für das Halbbad ungefähr 500 Gramm, für das Sitzbad 250 Gramm und für das Fußbad etwa 3 bis 4 Handvoll mit einer entsprechenden Wassermenge gut aufgekocht, abgeseiht und dem Badewasser von ca. 35 bis 38 Grad zugesetzt. Hiebei sind auch ansteigende Bäder, also bei weiterer heißer Wasserzugabe bis zu 45 Grad möglich. Bedenken Sie bitte, daß solche verstärkten Wirkungen vor allem bei Voll-, Halb- oder Sitzbädern nur auf ärztliches Anraten zu verwenden sind. Die im Fachhandel erhältlichen fertigen Heublumenextrakte erleichtern die Badezubereitungen wesentlich, doch unterscheiden sich diese Produkte oft in der Güte. Es sollten die gekauften Heublumen keine Heubestandteile mit Stengeln und Blättern enthalten, sondern nur die Blüten- und Pollenbestandteile.

Bei vielen Erkrankungen und Behandlungsmöglichkeiten werden das Heublumenbad, der Heublumensack und die Heublumenauflage erwähnt. Diese Zubereitungen sind für den Hausgebrauch gedacht und werden in den Kneippkuranstalten oft als Grundlage anderer Anwendungen verordnet.

> **Kneippwort:** »Ein heilkräftiges Fußbad ist das Heublumenfußbad. Es wirkt auflösend, ausleitend und stärkend und dient sehr gut bei kranken Füßen, des weiteren bei Fußschweißen, bei offenen Schäden, bei Quetschungen aller Art, bei Geschwülsten, bei Fußgicht, bei Verknorpelungen und bei Fäulnis zwischen den Zehen, bei Nagelgeschwüren, bei Verletzungen durch zu enge Schuhe usw.«

Auch das Heublumen-Ganzbad war Sebastian Kneipp gut bekannt und er verwendete es erfolgreich bei rheumatischen Erkrankungen und organischen Störungen von Magen, Leber, Darm sowie für die Frauen- und Männergeschlechtsteile.

Wickel und Hemden mit Heublumenabsud wurden bei Rheumatismus und Gicht angewandt. Aber erst Dr. Baumgarten, der medizinische Berater von Sebastian Kneipp, hat den Heublumensack in die Kneipptherapie aufgenommen.

Heute wissen wir, daß die guten Heublumen, also die abgesiebten Spelzen und Blüten der fermentierten Heumahd, eine Unzahl von ätherischen Ölen, Gerbstoffen, Cumarinen, Vitaminen und Schleimen enthalten, welche für die vorzüglichen sowie umfassenden Wirkungen verantwortlich sind.

Weitere Zubereitungen:

Der Heublumensack:
Poröse Leinensäckchen, je nach Größe der Auflage abgemessen, werden mit Heublumen leicht gefüllt, zugenäht oder zugebunden und im Wasserdampf eines Dampftopfes gut aufgedämpft. Sehr warm, aber nicht zu heiß, wird der nun fast pralle Sack auf die kranke Körperstelle gelegt, darüber ein Zwischentuch ge-

bunden und mit einer Wolldecke eingepackt. Je nach Körperteil bleibt die Pakkung eine ¾ bis 1¾ Stunden, möglichst nicht bis zum vollständigen Auskühlen, am Körper. Dann soll etwa eine weitere halbe Stunde Bettruhe gehalten werden.

Die Heublumenauflagen:
Die mit warmem Heublumenabsud getränkten und nur leicht ausgedrückten Leinenauflagen haben sich für die empfindlichen Körperstellen, wie Augen, Mund, Nase usw. als geeignet erwiesen. Die Temperatur soll hiebei nur leicht warm sein.

Die Heublumen enthalten die konzentrierte Kraft einer großen Zahl oft unterschiedlicher Wiesenpflanzen, welche sonst in der Pflanzenheilkunde einzeln oft nur wenig oder gar nicht bekannt sind. Die Vielfalt der »kleinen Wirkstoffe« macht es aus, daß wir von Pfarrer Kneipp wieder auf die Vorzüge der vielen Anwendungsmöglichkeiten aufmerksam gemacht wurden und hier der Heublumensack in der modernen Kneipptherapie ein Hauptmittel geworden ist.

Die Kalmuswurzel (Radix Calami): Die sonst als Magenmittel verwendete bittere Wurzel wirkt als Abkochung für Bäder bei Gicht- und Rheumaerkrankungen. Für 1 Vollbad werden 250 Gramm getrocknete und geschnittene Wurzeln mit ca. 1 Liter kaltem Wasser zugestellt, gut aufgekocht, abgeseiht und dem Badewasser zugesetzt. Vom fertigen Kalmusextrakt werden 2 bis 3 Eßlöffel voll für 1 Bad genommen.

Die Kamille (Flos Chamomillae vulgaris): Für Badezwecke wird die preisgünstige Badekamille genommen und zwar 500 Gramm für 1 Voll-, 250 Gramm für ein Halb- und 150 Gramm für 1 Sitzbad. Die jeweilige Menge wird in einem Kochgefäß mit Deckel kalt angesetzt und aufgekocht.

Die abgegossene bzw. abgeseihte Menge wird dem nicht zu heißen Badewasser zugegeben. Diese Badeanwendung ist hochwirksam bei entzündlichen Erkrankungen der Haut, also auch zur Abheilung von leichten bis mittleren Verbrennungen und für die lokale Anwendung bei Entzündungen und Wunden im After- bzw. Genitalbereich. Statt der Kamillenabkochung kann auch ein in Apotheken erhältlicher Kamillenextrakt in der dabei angegebenen Menge dem Badewasser zugefügt werden.

Die Kleie (Furfur Tritici, von Triticum sativum, Weizenkleie): Die Kleiebestandteile des Weizens werden mit Mengen bis zu 1,5 kg dem Vollbad zugesetzt, – für das Teilbad dementsprechend weniger –, womit bei empfindlicher Haut die Reizwirkung des Wassers gemildert bzw. aufgehoben wird. Der Fachhandel bietet spezielle lösliche Kleiebademittel an, welche sich auch in der Kosmetik sehr gut verwenden lassen. Für die Kinderpflege gibt es besonders milde und fein zubereitete Kinder-Kleiebadezubereitungen zur Pflege der empfindlichen Kinderhaut. Diese Kleiemittel sind fallweise mit zusätzlichen hautfreundlichen ätherischen Ölen, Gerbstoffen und Molkeprodukten im Fachhandel erhältlich und eignen sich für jung und alt zur Pflege der durch Umwelteinflüsse und chemische Produkte geschädigten Haut.

Das Senfmehl (Semen Sinapis pulvis, Semen Erucae pulvis): In diesen fein gemahlenen Samen des weißen Senfs ist das stark hautreizende Senföl enthalten. Es werden 2 bis 3 Eßlöffel Senfmehl für 1 Arm- oder Fußbad aufgekocht und das ergibt eine gute Wirkung bei allen rheumatischen Erkrankungen. Das Mehl wird mit kaltem Wasser zu einem Brei angerührt, auf ca. 50 Grad erhitzt und der Brei dem Badewasser zugesetzt. Nach der Anwendung wird gut abgewaschen und die deutlich gerötete Haut bewirkt eine tiefgreifende Schmerzlinderung. Schleimhäute oder offene Hautstellen dürfen mit dem Senfmehlbadewasser nicht in Berührung kommen.

Die Walnußblätter (Folium Juglandis): Man rechnet bis zu 1 kg frische Nußblätter oder auch die grünen Schalen der Walnüsse für 1 Vollbad. Diese in einem alten, nichtmetallischen Gefäß durch eine ¾ Stunde abgekochte Menge wird dem Vollbad zugesetzt, für ein Teilbad ist dementsprechend weniger zu nehmen. Die Volksmedizin kennt diese Badeanwendung als einfaches Mittel bei Hautleiden, Frostbeulen und Geschwüren. Es ist darauf zu achten, daß die Koch- und Badegefäße nicht aus Metall sein dürfen, auch von Stoffen läßt sich der Walnußfarbstoff schwer entfernen. Nach dem Baden ist mit warmen Wasser gut abzuwaschen.

Das Zinnkraut (Herba Equiseti): Das Pfarrer Kneipp wohlbekannte und geschätzte Zinnkraut, der Ackerschachtelhalm, wird im getrockneten und fein geschnittenen Zustand mit einer Menge von 250 Gramm in wenigen Litern Wasser gut aufgekocht, abgeseiht und dem Sitzbad zugesetzt. Die Wirkungen bei Entzündungen des Unterleibes, bei Stoffwechselleiden und Gewebsschwächen sind längst bekannt und als Heileinwirkung erwiesen. Dieses Heilkraut verdankt dem hohen Kieselsäuregehalt und der guten Verträglichkeit der Nebenwirkstoffe die ausgezeichnete Wirkung. Die zusätzliche Anwendung zur ärztlichen Therapie kann die Behandlungsdauer der oft langwierigen Erkrankungen der Gewebe, Organe und Muskeln wesentlich abkürzen.

Die ätherischen Öle in Kräuterbädern: Die medizinische Wirkung mancher ätherischer Öle verdient es, darüber etwas zu sagen.

Das Lavendelbad (von Flos Lavandulae) wirkt erfrischend und kräftigend.

Das Melissenbad (von Flos Melissae) dient der Entspannung und Nervenberuhigung.

Das Rosmarinbad (von Folium Rosmarini) regt Kreislauf und Haut an.

Alle drei Sorten sind jeweils mit ca. 50 Gramm und 1 Liter siedendem Wasser zu überbrühen. 10 bis 15 Minuten zugedeckt ziehen lassen, abseihen und dem ca. 38 Grad warmen Badewasser zufügen. Beim Rosmarinbad wäre zu bedenken, daß es bevorzugt am Morgen genommen werden soll. Am Abend angewendet, könnte die Nachtruhe beeinträchtigt sein. Von diesen drei Sorten gibt es auch fertige Bademittel im Fachhandel, welche die hocharomatischen Öle und andere natürliche Zusatzstoffe enthalten. Billige Produkte enthalten oft chemische Ersatzstoffe und andere hautunverträgliche Mittel. Der versierte Fachhändler wird jenes gute Bademittel raten können, welches nur Naturstoffe enthält und für die gewünschte Anwendung den besten Erfolg verspricht.

Die Heilkräuterwirkstoffe können bei richtiger Anwendung über die Haut, als größtes und großflächiges menschliches Organ, optimal aufgenommen werden. Die gewünschten Heilungen erfolgen ohne Umwege über den Verdauungstrakt (etwa mittels Teeanwendungen!), und der Zugang zu den Organen, Gelenken und Nerven ist schonend und mild. Es sollte der Mühe wert sein, sich im Fall des Falles dieser Badeheilwirkung zu erinnern!

DIESE HEIL-PFLANZEN HELFEN BEI . . .

Die folgende Zusammenstellung ermöglicht dem Leser, zu bestimmten Erkrankungen Heilkräutertips zu finden.
Lesen Sie auf der angegebenen Seite nach (f bedeutet: der Text geht auch auf der nächsten Seite weiter), um das Wichtigste über Wirkung und Anwendung der bestimmten Arzneipflanze zu erfahren.

SACHWORT-VERZEICHNIS

LITERATURANGABEN:

Österreichisches Arzneibuch Amtliche Ausgaben, Band 1, 2, Verlag der Österreichischen Staatsdruckerei, Wien.

Europäisches Arzneibuch Band 1, 2, 3, Verlag der Österreichischen Staatsdruckerei, Wien.

Österreichische Arzneitaxe 1987, Verlag der Österreichischen Staatsdruckerei, Wien.

Bankhofer Das große Buch der Lebenselixiere, Kremayr & Scheriau, Wien.

Baumgarten Sebastian Kneipp, Biographische Studie, Becker, Berlin.

Berger / Brauner Synonyma-Lexikon der Heil- und Nutzpflanzen, Österreich. Apothekerverlag, Wien.

Böhmig Das große Buch der natürlichen Heilkunde, Orac-Verlag, Wien.

Braun Heilpflanzen-Lexikon für Ärzte und Apotheker, Fischer-Verlag, Stuttgart – New York.

Brauner Heilkräuter helfen heilen, Verlag des Österreichischen Kneippbundes, Leoben.

Brauner Gesundheitsvorsorge mit Hausverstand, Verlag des Österreichischen Kneippbundes, Leoben

Brüggemann Kneipp-Therapie, Springer-Verlag, Berlin – Heidelberg, New York.

Cervenka et altera Unsere Natur, Prisma-Verlag, Gütersloh.

Das Beste Bewußt ernähren, gesund leben, Das Beste Verlag Ges. m. b. H., Zürich, Stuttgart, Wien.

Das Beste Geheimnisse und Heilkräfte der Pflanzen, Das Beste Verlag Ges. m. b. H., Zürich, Stuttgart, Wien.

Ebert Arznei- und Gewürzpflanzen, Wissenschaftl. Verlags-Ges. – Stuttgart.

Fischer-Kartnig Drogenanalyse, Springer-Verlag, Berlin – Heidelberg – New York.

Gäbler Arzneipflanzen in Medizin und Pharmazie, Müller-Steinicke-Verlag, München.

Garland Kräuter und Gewürze, BLV-Verlags-Gesellschaft, München.

Hager Handbuch der Pharmazeutischen Praxis, Springer-Verlag, Berlin – Heidelberg – New York.

Hoppe Drogenkunde, Band 1 und 2, de Gruyter-Verlag, Berlin – New York

Kaiser Das große Kneippbuch, Ehrenwirth-Verlag, München.

Kneipp Meine Wasserkur, Ehrenwirth-Verlag, München.

Kneipp Mein Testament, Ehrenwirth-Verlag, München.

Kneipp So sollt Ihr leben! Ehrenwirth-Verlag, München.

Kneipp Ratgeber für Gesunde und Kranke, Auer-Verlag, Donaiwörth.

Leibold Das große Hausbuch der Naturheilkunde, Falken-Verlag, Niederhausen.

Neuthaler Das neue Kräuterbuch, Andreas-Verlag, Salzburg.

Pahlow Das große Buch der Heilkräuter, Gräfe/Unzer-Verlag, München.

Pahlow Heilpflanzen in der Apotheke, Gräfe/Unzer-Verlag, München.

Pahlow Heilpflanzen heute, Gräfe/Unzer-Verlag, München.

Pahlow Meine Heilpflanzentees, Gräfe/Unzer-Verlag, München.

Römpp Chemie-Lexikon, Band 1–5, Franck'sche Verlagshandlung, Stuttgart.

Scheibenpflug/ Wallnöfer Köstlich und gesund, Andreas-Verlag, Salzburg.

Sighartner Natürlich leben, natürlich heilen, Stocker-Verlag, Graz.

Strasburger Lehrbuch der Botanik, Fischer-Verlag, Stuttgart.

Thoms Handbuch der praktischen und wissenschaftlichen Pharmazie, Urban & Schwarzenberg, Berlin, Wien.

Weiss Lehrbuch der Phytotherapie, Hippokrates-Verlag, Stuttgart.

Weiss Moderne Pflanzenheilkunde, Kneipp-Verlag, Bad Wörishofen.

Wichtl Teedrogen, Wissenschaftl. Verlags-Ges., Stuttgart.

Willfort Gesund durch Heilkräuter, Traun-Verlag, Linz

Withalm Naturgemäßes Volksheilbuch, Stocker-Verlag, Graz.

Zander Handwörterbuch der Pflanzennamen, Ulmer-Verlag, Stuttgart.

Zepernik Lexikon der offizinellen Arzneipflanzen, de Gruyter-Verlag, Berlin, Ney York.